PLANTES MÉDICINALES

Dix trésors pour votre santé

Yvan Avramov

Photographies : Yvan Avramov
Mise en page : Auto-édition Karenine

Dépôt légal décembre 2023.
ISBN : 978-2-9590477-0-1

Avertissement :

Si l'auteur apporte dans cet ouvrage des éléments en faveur d'un recours à la phytothérapie, l'autodiagnostic et l'automédication comportent des risques. Les informations et les appréciations fournies dans ce livre ne vous dispensent pas de consulter un professionnel de santé.

Préface

Ce n'est pas un nouvel ouvrage ordinaire sur les plantes médicinales, mais la présentation d'une dizaine de plantes fondamentales, incontournables de la thérapeutique avec une approche basée sur des indications thérapeutiques précises et des mécanismes d'action soutenus par des références bibliographiques internationales.

Yvan Avramov nous présente ici une approche originale sur la connaissance de certaines plantes emblématiques des pharmacopées orientales et bien connues également des pharmacopées européennes, comme le curcuma, le gingembre, l'armoise annuelle, l'aloès et d'autres plantes européennes comme l'olivier, l'épine-vinette, la rhodiole rose, les algues brunes et la spiruline, ainsi qu'un produit de la ruche, la propolis.

Cette présentation originale repose sur des données scientifiques datant d'une dizaine d'années : certaines plantes médicinales renferment des substances qui sont des bio-amplificatrices. Elles facilitent ou modifient l'absorption intestinale de certains phyto-nutriments ou de substances à effets thérapeutiques.

Ces travaux récents étaient déjà pressentis et formulés dans la médecine ayurvédique qui proposait alors des remèdes composés en ajoutant certaines plantes qui facilitaient l'absorption de molécules thérapeutiques d'autres plantes.

L'exemple du curcuma associé au poivre vient à l'esprit de tous, car on sait que la pipéridine contenue dans les grains de poivre facilite l'absorption intestinale de la curcumine, un des principes actifs du curcuma, augmentant ainsi sa biodisponibilité. En effet, de nombreuses molécules thérapeutiques de plantes passent difficilement la barrière intestinale et leur biodisponibilité dans le sang est réduite. Le gingembre, le curcuma et l'aloès jouent également un rôle de bio-amplificateur.

Les plantes présentées apportent un éclairage sur les usages anciens, historiques, ainsi que sur les propriétés récentes démontrées. Chaque plante dispose d'une bibliographie permettant d'aller plus loin dans la compréhension de leur effet thérapeutique.

L'aloès, plante incontournable, est cultivé partout dans le monde de la Chine à l'Amérique en passant par l'Afrique, car le gel de ses feuilles charnues, appliqué en automédication, est le premier secours pour faciliter la cicatrisation cutanée.

L'histoire passionnante de la découverte de l'armoise annuelle nous est contée : elle représente, certes, un intérêt thérapeutique mondial majeur dans la lutte contre le paludisme, mais possède d'autres propriétés à découvrir.

Le gingembre, aromate et médicament, est bien connu pour son action anti-nauséeuse, mais est également intéressant dans les atteintes ulcéreuses de l'estomac.

L'épine-vinette, renfermant de la berbérine, a des propriétés originales qui devraient susciter de nouveaux intérêts thérapeutiques comme la lutte contre la stéatose, mais les interactions médicamenteuses sont nombreuses.

Une plante incontournable, l'olivier, avec son huile d'olive garante de bonne santé et sa feuille qui est riche en hydroxytyrosol, c'est un polyphénol anti-oxydant aux propriétés étonnantes.

La rhodiole rose est dite adaptogène, car elle permet de mieux résister au stress de l'environnement et révèle également un effet neuro-protecteur.

Les algues brunes avec leur action immuno-modulatrices et anti-oxydantes et la spiruline et l'algue klamath montrent leur intérêt dans les maladies métaboliques et la nutrition.

La propolis, riche en résine végétale, se révèle intéressante à la fois en traitement préventif vis-à-vis de pathologies hivernales, mais également en curatif avec des effets antimicrobiens.

Un livre intéressant à découvrir avec en plus une approche historique consistante.

Jacques Fleurentin
Docteur en Pharmacie
Président de la Société Française d'Ethnopharmacologie

Introduction

Les vertus thérapeutiques de plusieurs plantes sont connues depuis la Préhistoire. Il a été confirmé la consommation de végétaux cuits par l'homme de Neandertal, mais aussi l'utilisation de plantes aux vertus thérapeutiques par ce dernier. L'homme a appris à ses dépens à discerner la plante comestible de la plante toxique et les premiers « sorciers » — le terme « chaman » serait peut-être plus approprié ? — cherchaient à apaiser les souffrances humaines avec les plantes. Depuis la plus haute Antiquité en Chine, en Égypte, en Mésopotamie et en Inde, nous sont parvenus les usages médicinaux de nombreuses plantes.

Cette transmission des effets des produits naturels, comme les plantes, sur le cours des maladies, s'est faite de façon empirique des uns aux autres dans une même famille ou tribu, de tribu à tribu, de parent à enfant, de civilisation à civilisation jusqu'à nos jours. Cette connaissance des vertus des plantes n'a fait que grandir au cours des temps et de l'expérience humaine dans ce domaine. C'est ce que l'on qualifie actuellement d' « usage ou indication thérapeutique traditionnelle » de telle ou telle plante.

Mais le monde scientifique actuel ne se satisfait pas des usages thérapeutiques des plantes obtenus par empirisme et intuition, il lui faut une preuve d'efficacité. Celle-ci deviendra le concept central de la phytothérapie moderne et s'appelle le « principe actif ». Les progrès de la chimie d'extraction, puis de la chimie de synthèse, vont permettre l'obtention des principes actifs à l'état pur et de les tester. Ces principes actifs de plantes vont être passés au crible de l'évaluation afin d'en vérifier le bien-fondé. Études sur culture cellulaire, mais aussi *in vivo* et in *vitro* chez l'animal puis sur l'homme : essais cliniques randomisés et contrôlés, en « double aveugle » (patients et soignants ne savent pas à qui on donne le médicament ou le placebo), mais malheureusement pour peu de plantes médicinales. Le principe actif devient « roi » même si les plantes médicinales ne disparaissent pas pour autant, elles deviennent une simple matière première...

C'est à la croisée de ces deux chemins — intuition de l'usage traditionnel et réalité de l'efficacité de certains principes actifs — que j'ai voulu placer le contenu de ce livre. Ma formation scientifique me pousse à croire que les investigations scientifiques, basées sur la chimie des principes actifs, ne peuvent pas être éludées (en gardant à l'esprit le grand nombre d'études scientifiques dévoyées ou inexploitables : conflits d'intérêts de nombreux auteurs ; administration de doses aux animaux inatteignables chez l'homme sans parler du respect de l'animal et de la vie ; études *in vitro* non reproductibles *in vivo,* etc.). Et mon expérience de « terrain », depuis plus de trente ans pour accompagner certains patients atteints de maladies graves, me conforte dans un raisonnement intuitif. La plante ne se résume pas à un seul degré de réalité qui est le principe actif, elle doit être envisagée dans une globalité qui correspond au *totum* de la plante pour certains ou encore à sa quintessence, en quelque sorte l'équivalent de l'esprit humain chez le végétal... Contrairement aux idées préconçues, les propriétés les plus évidentes ne sont pas toujours les plus fondées d'un point de vue scientifique. Ce sont toutes ces raisons qui m'ont amené à présenter ces dix espèces et surtout à valider ce titre quelque peu racoleur : *Dix trésors pour votre santé*. Parfois décriées — comme le curcuma ou la berbérine actuellement —, mais tellement efficaces pour celui qui sait éviter les pièges de la désinformation et du risque d'interactions. Mais il faut toujours rester prudent et je n'ai jamais vu une plante très efficace, d'un point de vue thérapeutique, qui ne nécessite pas des règles d'emploi (précautions, dosages, effets secondaires...). Ainsi, pour chaque espèce présentée, j'ai fait le choix de développer une partie du texte à destination des lecteurs «avertis» ayant une bonne connaissance scientifique dans ce domaine, mais aussi de rechercher toutes les précautions et interactions possibles avec d'autres plantes ou médicaments. Il se peut que certains passages du livre paraissent ardus, mais je crois que la culture scientifique des lecteurs s'est considérablement améliorée (merci internet!) permettant une meilleure compréhension du langage des spécialistes.

Sommaire

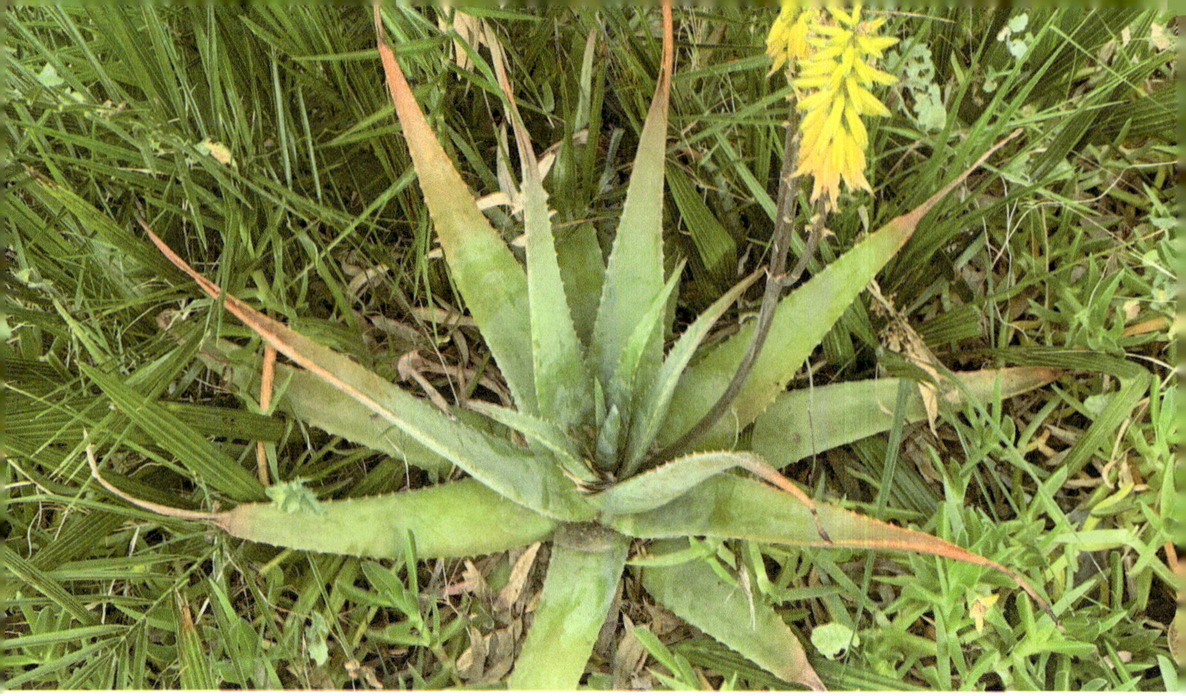

Aloe vera

Une véritable pharmacie à lui tout seul ?

De nos jours, les industries alimentaire, pharmaceutique et cosmétique sont à la recherche de nouvelles sources de composés naturels ayant des propriétés intéressantes. Il y a, un peu partout, beaucoup de plantes aux propriétés remarquables, mais l'Aloès ou Aloès vrai est certainement la plante la plus utilisée au monde. Depuis les temps bibliques, cet aloès est utilisé pour son action purgative, cicatrisante cutanée et dans les soins de beauté.

L'Aloès vrai, en latin *Aloe vera* (L.) Burm ou *Aloe barbadensis Miller*, est une plante succulente, vivace, à feuilles charnues et évoquant un cactus, originaire d'Afrique du Sud. De nombreuses études ont établi que ses feuilles avaient de multiples propriétés notamment **anti-cancer, anti-oxydante, anti-inflammatoire, immuno-modulatrice, hépato-protectrice, anti-ulcère et anti-diabétique[1].** Il y a de nombreux documents scientifiques qui rapportent son intérêt en dermatologie, pour soigner les effets secondaires des radiothérapies et en gastroentérologie et gynécologie comme bactéricide, virucide et antifongique. Ses vertus sont connues depuis l'Antiquité et expliquent ses nombreux noms vernaculaires, aussi beaux que poétiques : « Plante miracle » (Européens) ; «Lys du désert » (Africains) ; « Bâton du ciel » (Indiens) ; « Plante de l'immortalité » (Égyptiens), « Docteur aloès » (Américains) et « Plante divine » (Russes).

La chimie de l'*Aloe vera* est très complexe quand on sait, par exemple, que le gel issu des feuilles contient plus de 200 composés bioactifs[2] ! En fait, l'activité biologique des extraits de feuilles d'Aloès est certainement due à une action synergique de tous ses composés plutôt qu'à un seul élément.

Les produits dérivés d'*Aloe vera* se retrouvent un peu partout – produits alimentaires comme les boissons, laits, glaces, gelées, compléments alimentaires, mais aussi produits cosmétiques comme les crèmes, savons, shampoings, lotions, etc. – gonflant le chiffre d'affaires d'une industrie toujours plus inventive. Comme vous allez le constater en lisant les pages qui suivent, il est très important de distinguer le « suc » d'Aloès qui s'écoule spontanément d'une blessure de la feuille et se transforme en séchant en une masse brune (riche en dérivés hydroxy-anthracéniques) et le « gel » d'Aloès (assez transparent) qui est constitué essentiellement des mucilages des grosses cellules centrales dans la feuille. Le suc et le gel ont donc des compositions très différentes et ils sont recommandés pour soigner des maladies très différentes. Le suc se montre irritant pour la peau, laxatif voire toxique.

L'*Aloe vera* posséderait donc des vertus exceptionnelles, mais toutes ces vertus sont-elles légendaires (folkloriques) ou confirmées ? Notre Aloès mérite-t-il réellement le nom de « Plante miracle » ? Et qu'en est-il de son innocuité ou de sa toxicité ?

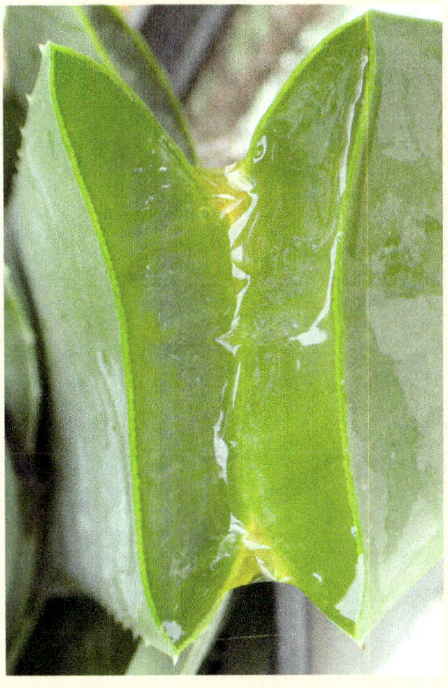

Étymologie

Les mots *aloe* et Aloès dérivent certainement d'un ancien mot arabe, « alloeh », qui signifie « substance amère brillante », tandis que *vera* a une origine latine et dérive du latin *verus*, « vrai, authentique ».

L'*Aloe vera* (L.) Burm, ainsi nommé et décrit par Linné, est également connu sous le nom d'*Aloe barbadensis Miller* (Aloès des Barbades) ou *Aloe vulgaris Lamark*. Aujourd'hui, le nom officiel retenu est celui d'*Aloe barbadensis Miller*, mais *Aloe vera* reste l'appellation courante que j'utiliserai dans ce chapitre.

Distribution du genre Aloe dans le monde et classification[3,4]

Le genre Aloe comprend environ 400-420 espèces, la majorité d'entre elles (plus ou moins 350) se situe en Afrique et est concentrée dans le sud et l'est africains ainsi qu'à Madagascar. Avec environ 140 taxons d'Aloès, l'Afrique du Sud a le plus grand nombre d'espèces d'aloès de toute l'Afrique. Les Aloès se retrouvent aussi sur différentes îles de l'Océan indien comme les îles Mascareignes (Maurice et Réunion), les Comores, les Seychelles, Pemba et Socotra.

Le cosmopolite *Aloe vera*, que l'on pense originaire d'Arabie Saoudite ou du Yémen, a été échangé pour l'exsudat (liquide suintant d'un végétal) de ses feuilles depuis le IVème siècle avant J.-C., aboutissant à une migration de l'espèce le long des voies commerciales depuis la péninsule arabique jusqu'à la Méditerranée, le subcontinent indien, les Amériques et les Caraïbes, où il a été naturalisé.

Selon la classification à laquelle on se réfère, le genre *Aloe* appartient à la famille des *Aloeaceae* (classification de Cronquist, 1981) ou dernièrement aux *Asphodelaceae* (APG IV).

Les principaux Aloès

Parmi toutes les espèces, seules quelques-unes sont utilisées pour leurs propriétés thérapeutiques. Il n'y a qu'une seule drogue reconnue par les différentes pharmacopées, il s'agit du suc provenant de deux espèces : l'*Aloe vera* (L.) Burm. (Aloès vrai) à fleurs jaunes et l'*Aloe ferox Miller* (Aloès du Cap) à fleurs rouges. Ces deux plantes dominent le marché commercial de l'Aloès, mais depuis quelques années, l'*Aloe arborescens Miller* (Aloès candélabre) suscite de plus en plus d'intérêts. C'est cette dernière espèce que les scientifiques soviétiques ont le plus étudiée et son usage est reconnu officiellement en Russie.

Citons encore deux Aloès fréquemment utilisés : *Aloe succotrina ou socotrin* (il provient de Socotra) et l'*Aloe saponaria.*

Une brève histoire

On peut retrouver des traces de l'utilisation de l'Aloès, depuis plus de cinq mille ans, dans des régions du monde souvent éloignées les unes des autres telles que le sud de l'Europe, l'Asie, le nord de l'Afrique, l'Amérique et l'Extrême Orient. S'il est souvent fait mention de l'« *Aloe vera* » dans ces écrits, il faut savoir que plusieurs espèces d'aloès étaient utilisées, et, suite à des confusions, parfois dénommées à tort *Aloe vera*.

Parmi les utilisations les plus anciennes, citons celles retrouvées dans les civilisations chinoise et sumérienne. Dans le *Pen T'sao* (qui signifie « origine des herbes »), le plus ancien traité de pharmacopée chinoise remontant à l'empereur Shen Nong (2700 ans avant J.-C.), l'*Aloe vera* est classé parmi les plantes aux vertus thérapeutiques majeures. Les médecins chinois l'utilisaient déjà pour traiter les brûlures et les affections de la peau ! Une autre trace, très ancienne, d'utilisation thérapeutique a été trouvée sur des tablettes d'argile sumériennes, gravées en caractères cunéiformes, datant de 2100 ans avant J.-C.

Les Égyptiens de l'Antiquité utilisaient aussi l'Aloès pour ses propriétés thérapeutiques et cosmétiques : le *Livre égyptien des remèdes* ou *Papyrus Ebers* (1550 avant J.-C.) recense une douzaine de formules dans lesquelles l'Aloès joue un rôle fondamental. La civilisation mésopotamienne cite aussi l'Aloès qui est également mentionné dans la Bible, dans plusieurs livres sacrés. Par la suite, ce sont les Arabes qui ont largement contribué à la diffusion de l'Aloès dans de nombreux pays du Moyen-Orient et d'Asie. En effet, ils ont été parmi les premiers à commercialiser des extraits résineux d'Aloès qu'ils utilisaient eux-mêmes comme laxatifs. La civilisation arabe, 600 ans avant J.-C., fut l'une des premières à décrire deux sucs différents et à développer un processus de séparation du gel et de la sève : à l'aide de leurs pieds nus, les Arabes écrasaient les feuilles d'*Aloe vera* et plaçaient la pâte, ainsi obtenue, dans des sacs en peau de chèvre. Ensuite, ces sacs étaient placés en plein soleil pour que le contenu soit complètement desséché puis il était réduit en poudre[5].

Le monde gréco-romain n'échappe pas à l'attrait de l'Aloès qui était connu des Grecs dès le IVème siècle avant J.-C. Alexandre le Grand aurait guéri d'une blessure par flèche grâce à cette plante, et, influencé par Aristote, aurait conquis l'île de Socotra afin de s'approprier les nombreuses plantations d'Aloès qui lui permettaient de soigner ses guerriers blessés. Dioscoride, un médecin grec et botaniste de l'Antiquité au service de l'armée de Rome, a décrit les propriétés de la plante dans son traité *De Materia Medica*.

L'*Aloe vera* ne pénètre vraiment en Europe que vers 1000-1300 après J.-C. Pendant les croisades, l'« Elixir de Jérusalem », composé d'un mélange de vin de palme, de pulpe d'Aloès et de chanvre, était une boisson très prisée des Templiers, qui reconnaissaient en elle leur secret de longévité. L'Aloès s'adapte aux pays chauds du sud de l'Europe et, vers 1400-1500, gagne le nouveau monde avec les conquérants espagnols.

Ce n'est qu'au XVIIème siècle que les Anglais en transporteront d'Afrique du nord vers la Barbade, ce qui lui vaudra son appellation consacrée par Miller d'Aloès de la Barbade (*Aloe barbadensis Miller*)[6]. À partir de XIXème siècle et jusqu'à il y a peu de temps, l'Aloès n'est guère connu dans les pays civilisés que sous la forme de laxatif, de vermifuge et d'une teinture au goût très amer.

Dans la seconde moitié du XVIIème siècle, la science découvre cette plante prodigieuse et tout l'intérêt des recherches, effectuées depuis, consiste à séparer le « grain de l'ivraie », c'est-à-dire clarifier les choses en séparant les vertus réelles de la fiction.

Les parties de la plante qui sont utilisées

Ce sont les feuilles qui sont utilisées à des fins médicales, les fleurs et racines ne présentent pas, à ce jour, d'intérêt médical. Il faut compter environ trois ans pour pouvoir récolter les plantes d'*Aloe vera* afin qu'elles aient une taille adéquate. En revanche, les feuilles peuvent être récoltées pendant environ sept ans.

Ces feuilles, épaisses et elliptiques, présentent, en coupe transversale, trois types de tissus que l'on peut distinguer, à l'œil nu, de l'extérieur vers l'intérieur (figure 1) :

- Une cuticule épaisse (vert uniforme) de protection.
- Une zone sous-épidermique (vert non uniforme) dans laquelle circule une **sève (ou suc)** rouge brunâtre tirant sur le jaune à l'air libre, très amère et appelée le « sang » de l'Aloès. Elle s'écoule de la feuille quand on la coupe et contient les substances laxatives (anthraquinones).
- La pulpe (incolore) très épaisse qui contient le fameux **gel** formé essentiellement d'eau (99%) et de nombreuses substances aux propriétés médicinales.

Extractions et préparations possibles à base de feuilles d'Aloès

Les feuilles d'*Aloe vera*, qui se conservent deux à trois mois à température ambiante ou au frais, peuvent être utilisées pour extraire du jus afin de réaliser par exemple des cocktails de fruits. Elles permettent également d'extraire soi-même le gel. Cependant, afin d'éviter la présence de molécules indésirables et toxiques (comme l'aloïne, l'émodine, etc.), je vous recommande de bien respecter le mode préparatoire (voir « Précautions d'emploi »).

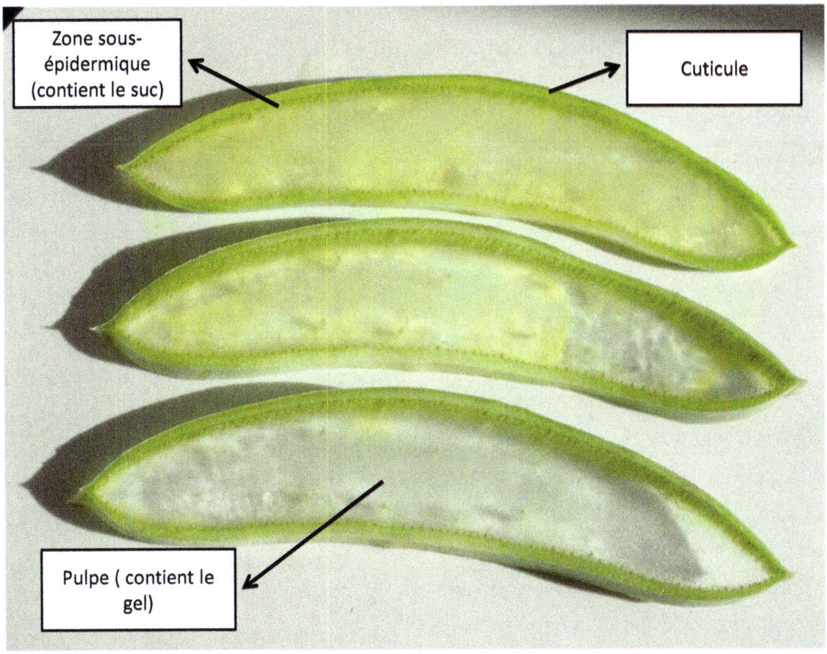

Figure 1 : coupe transversale d'une feuille d'aloès

1 Le jus

Traditionnellement, pour préparer le jus, les parties non désirées de la feuille (la base et l'extrémité, la marge des feuilles avec les épines) sont enlevées et le filet, qui reste, est lavé. Ce dernier est ensuite passé dans un « pulpeur » (extracteur) qui extrait le jus sous température réfrigérée pour éviter la perte d'activité des molécules sensibles.

Il existe une méthode de préparation alternative, qui conserve la feuille complète et qui est broyée en une espèce de boue qui présente la consistance d'une soupe. On ajoute ensuite à cette soupe des enzymes qui vont libérer les constituants cellulaires. Après une filtration grossière, le liquide qui en résulte est passé dans un pulpeur et soumis à une deuxième filtration pour enlever l'aloïne, l'émodine, les restes de feuilles et les impuretés. Cette méthode est remarquable, car le jus obtenu contient trois fois plus de composés bioactifs que le jus obtenu par la méthode traditionnelle.

Si vous achetez du jus dans le commerce, il est fondamental de vérifier sur l'étiquette que les composés toxiques (notamment aloïne et émodine) ont été enlevés !

2 Ne pas confondre le suc et le gel d'Aloès

Voyons ici leur composition, leur intérêt et leur toxicité. Après la récolte des feuilles, il faut distinguer l'extraction du suc de celle du gel, qui donne lieu à la réalisation de produits aux usages complètement différents.

- **Le suc :**

Le suc ou sève d'*Aloe vera* est aussi appelé « latex », « suc d'Aloe » ou « Aloe simple ». Cette sève renferme 20 à 40% de dérivés anthracéniques appelés aussi anthraquinones (aloïne, aloe-émodine, etc.) qui ont un effet laxatif, mais à faible concentration ont bien d'autres propriétés : antibactérienne, antivirale, antifongique, analgésique, etc. Attention, à doses élevées ces molécules se montrent toxiques. Le suc contient environ 80 composés différents. Le suc était récolté autrefois en coupant les feuilles transversalement près de la tige et en les plaçant de telle sorte que le suc s'écoule dans des pots, vases, ou autres récipients.

Le suc peut ensuite être séché, concentré et solidifié sous forme d'une masse résineuse compacte brun foncé et il prend alors le nom de « drogue » ou « aloe » connu pour ses effets laxatifs et cathartiques, c'est-à-dire qui purgent le corps et le nettoient de ses toxines. Cette forme séchée du suc, sous forme de poudre ou de teinture, permet la fabrication de spécialités pharmaceutiques. C'est cette teinture d'Aloès, très amère, qui était employée pour badigeonner les pouces ou l'extrémité des doigts des enfants afin qu'ils ne sucent pas leurs pouces ou qu'ils ne se rongent pas les ongles.

MISE EN GARDE

Du fait de ses propriétés fortement laxatives, de ses effets secondaires potentiels (douleurs abdominales, troubles rénaux, perte du potassium...) et des études de toxicité qui ont démontré des effets génotoxiques (qui provoquent des lésions dans l'ADN) et mutagènes (qui provoquent des mutations) – attribués à l'aloïne et l'aloe-émodine – il est préférable de ne pas consommer le suc ou la drogue par voie orale sur une longue période ou de façon répétée. Je ne m'étendrai donc pas davantage sur ces deux préparations et leur intérêt en santé humaine.

- **La pulpe ou gel :**

La pulpe fraîche d'Aloès, une fois à l'air libre, est très sensible à l'oxydation et se dégrade rapidement. Jusqu'à ces dernières décennies, l'usage de l'*Aloe vera* se limitait donc aux seules personnes ayant cette plante à portée de main.

La mise au point d'un procédé naturel de stabilisation, à froid, de la pulpe fraîche, par le pharmacien Bill Coats à la fin des années 60, a permis la mise en place de méthodes industrielles d'exploitation et d'extraction pour une commercialisation à grande échelle.

La pulpe d'*Aloe vera* est composée d'environ 98,5 % d'eau alors que le gel seul comporte 99,5 % d'eau. La différence, soit 0,5-1,5%, représente la matière solide et est composée d'environ 55% de polysaccharides, 17% de glucides, 16% de minéraux et oligo-éléments, 7% de protéines, 4% de lipides et 1% de composés phénoliques[7,8] ainsi que des enzymes et des vitamines. On dénombre environ 75 molécules actives. Les propriétés thérapeutiques du gel seraient liées au fait que les composants agissent en synergie, plutôt que chacun agissant séparément.

Parmi tous ces composés, il faut citer :

- les polysaccharides : ils confèrent au gel de nombreuses propriétés telles qu'un effet cicatrisant, hypoglycémiant, immuno-modulateur, antifongique et anti-inflammatoire. Un de ces polysaccharides, l'acémannan (environ 5% du poids sec du gel), joue un rôle fondamental du fait de ses propriétés antivirale, anti-tumorale et stimulante du système immunitaire[9,10].
- la richesse en vitamines[11]: A, C , E , B1, B2, B3, B6, B9 et B12.
- de nombreuses enzymes[12]: amylase et lipase sont les plus abondantes, mais aussi catalase, cellulase, phosphatases alcalines et acides, bradykinase, peroxydase et carboxypeptidase. Le gel contient aussi de la glutathion peroxydase ainsi que plusieurs isoenzymes de la superoxyde dismutase (SOD).
- des minéraux et oligoéléments : sodium, potassium, calcium, magnésium, manganèse, chlore, phosphore, lithium, cuivre, fer, zinc et chrome.
- 18 des 22 acides aminés présents dans notre organisme, dont 7 acides aminés essentiels.
- des glycoprotéines dont une – l'alprogène – réduit la libération d'histamine et la sécrétion de leucotriènes tandis que d'autres – alolectine A et B – sont hémagglutinantes (agglutination des globules rouges).
- des stérols (cholestérol, β-sitostérol, lupéol et campstérol), des triglycérides et des phospholipides.
- autres constituants : acide salicylique, acides organiques, saponines, lignines...
- et quid des anthraquinones dans le gel ?

Le gel d'Aloès ne devrait pas contenir d'aloïne et de dérivés anthracéniques, puisque ces derniers se retrouvent exclusivement dans la sous cuticule de la feuille d'Aloès. Cependant, certains auteurs[13] stipulent la présence de traces d'anthraquinones, dont les plus importants sont l'aloïne A et B, alors que d'autres n'en font pas mention[14]. Ceci s'explique par la méthode d'extraction du gel : pour garantir une méthode d'extraction qui soit sûre, d'un point de vue sanitaire, il ne faut ni racler la couche externe de la feuille ni la presser. Cette minutie est impérative pour éviter que les anthraquinones ne contaminent le gel. D'ailleurs, je reviendrai un peu plus loin dans le texte sur les précautions à prendre en cas d'utilisation de la feuille fraîche d'Aloès afin d'éviter cette contamination par le suc.

Je vais maintenant aborder dans ce chapitre la partie thérapeutique, c'est-à-dire les

Propriétés thérapeutiques du gel d'*Aloe vera*

« Quatre végétaux sont indispensables à la vie de l'Homme : le blé, la vigne, l'olivier et l'Aloès. Le premier te nourrit, le second te réjouit, le troisième t'harmonise et le quatrième te guérit ».

Christophe Colomb, Journal de bord.

propriétés médicinales du gel d'Aloès, mais il faut avouer que, pour ce travail bibliographique, un certain flou entoure les recherches scientifiques publiées : les articles que j'ai consultés font parfois référence à des extraits mal définis quant à leur obtention et/ou composition, les auteurs se contentant de rapporter les propriétés de l'« *Aloe vera* » sans définir exactement quelle partie de la plante ou quel extrait est utilisé. Ceci dit, les résultats débouchent sur des conclusions convergentes pour un certain nombre de propriétés allouées à cette plante.

Le gel, quand il est pur et qu'il n'a pas subi de modification industrielle, peut être employé en usage topique et par voie orale.

1 Utilisation par voie externe (peau, muqueuses)

1-1. *Propriétés cicatrisantes dans certaines affections dermatologiques*

◆ **Le gel d'*Aloe vera* possède des propriétés cicatrisantes dans diverses affections dermatologiques comme les brûlures et différentes plaies :**

- plaie cutanée professionnelle comme les dermatites ;
- plaie chirurgicale notamment en chirurgie parodontale (chirurgie du tissu de soutien des dents comme gencives et os) ;
- plaie de post-hémorroïdectomie (intervention chirurgicale qui consiste à retirer les hémorroïdes) ;
- plaie ischémique (comme chez le diabétique) ;
- plaie ulcéreuse des jambes.

Les activités immuno-modulatrice, anti-oxydante et anti-inflammatoire du gel seraient les mécanismes principaux par lesquels il exercerait son effet réparateur de la peau[15,16]. À ces trois activités s'ajoutent les propriétés anti-infectieuses du gel d'*Aloe vera* qui est capable d'inhiber la croissance des bactéries Gram +.

POUR LECTEUR AVERTI

L'*Aloe vera* a un effet direct sur le processus de cicatrisation, dans son ensemble, qui se manifeste par une réduction de la surface de la plaie et une augmentation de la synthèse de collagène. Le mannose 6-phosphate, présent dans le gel, jouerait un rôle important[17]. Les polysaccharides, tel que le mannose 6-phosphate, stimulent la prolifération des fibroblastes et la production d'hydroxyproline et d'acide hyaluronique dans les fibroblastes, ce qui joue un rôle très important dans le processus d'épithélialisation et de remodelage de la matrice extracellulaire lors de la cicatrisation.

L'acémannan, un autre polysaccharide, augmenterait l'activité des globules blancs dans le processus de guérison des plaies. Cette molécule stimule aussi la cicatrisation en induisant[18] une prolifération cellulaire et en stimulant la production du facteur de croissance de l'endothélium vasculaire (VEGF) et de collagène de type I. Les prostaglandines, la carboxypeptidase ainsi que la bradykinase permettraient de diminuer l'inflammation et la douleur.

De même, les acides aminés et les minéraux et oligo-éléments sont essentiels lors du processus de cicatrisation.

La synergie d'action de tous ces composés donne au gel le pouvoir de prévenir la formation de cicatrices, à la suite de plaies cutanées, par stimulation de la production de cellules et stimulation du processus de régénération des couches profondes de la peau[19].

Plusieurs études ont été faites avec le gel d'*Aloe vera* versus sulfadiazine argentique (agent anti-infectieux utilisé pour contrôler l'infection des plaies) et pansement de gaze imprégné de vaseline[20,21]. Toutes ces études démontrent, bien que la différence soit faiblement significative, que l'*Aloe vera* est plus efficace que le sulfadiazine argentique et les pansements vaselinés dans le traitement des brûlures aux premier et second degrés avec un temps de guérison réduit.

Une méta-analyse, reprenant 4 études avec un total de 371 patients, a démontré un avantage statistiquement significatif concernant l'*Aloe vera* dans le traitement des brûlures. En comparaison avec des traitements conventionnels, le temps moyen de cicatrisation est diminué d'environ 9 jours. Bien que les données ne soient pas assez homogènes pour établir un protocole de traitement efficace, les auteurs concluent tout de même à l'efficacité de cette plante dans l'accélération de la cicatrisation des brûlures aux premier et second degrés[22].

◆ **Érythème fessier, dermite séborrhéique et herpès génital :**

Plusieurs essais cliniques ont démontré l'intérêt et l'efficacité d'une crème (le gel n'a pas été testé) à base d'extrait d'*Aloe vera* pour calmer l'érythème fessier[23], diminuer les rougeurs et le prurit de dermite séborrhéique[24] et favoriser la guérison des lésions causées par un herpès génital[25].

◇ Selon plusieurs études, le gel d'*Aloe vera* n'apporterait pas de bénéfice dans le traitement et la prévention **des dermatites provoquées par la radiothérapie** (rayon X)[26], une seule étude a démontré un intérêt du gel après 4 semaines de traitement[27]. De même, le gel n'a pas démontré de réels bénéfices dans le traitement du **psoriasis** par rapport aux traitements classiques[28], mais il permet toutefois de diminuer l'emploi de crèmes corticoïdes au long cours.

1-2. Propriétés thérapeutiques vis-à-vis des maladies parodontales

- Le gel d'*Aloe vera* représente une alternative dans le traitement des **aphtes** : il diminue la taille des lésions, la douleur et le temps de guérison[29].
- Le gel est aussi intéressant dans le traitement du **lichen plan buccal**, maladie rare qui se manifeste par des éruptions au niveau de la bouche. Le gel permet d'améliorer les symptômes après 4 à 8 semaines d'application[30].

- Dans le cas des **ulcérations buccales dues à la radio- ou chimiothérapie** (mucite), les résultats des études sont divergents[5]. Toutefois, en attendant de nouvelles recherches, le gel d'*Aloe vera* semble intéressant pour deux raisons : il permet de diminuer le nombre de bains de bouche médicamenteux et permet aussi de réduire la candidose buccale (effet fréquent de la radiothérapie).

1-3. *Propriétés hydratantes et anti-radicalaires*

Le gel d'*Aloe vera* a une action hydratante du derme : il forme, à la surface de la peau, une pellicule constituée à 99% d'eau. De plus, son pH naturel (pH = 4,5) est très proche de celui de la peau. L'action hydratante est aussi due à certains de ses composants, car même l'emploi de gel d'*Aloe vera* lyophilisé, dans des cosmétiques, augmente l'hydratation[31].

L'*Aloe vera* possède une activité anti-oxydante qui s'exerce soit de façon directe en piégeant les radicaux libres, soit de façon indirecte, en augmentant les niveaux des enzymes anti-oxydantes. La présence de glutathion peroxydase ainsi que de plusieurs isoenzymes de la superoxyde dismutase (SOD) et polysaccharides (présents en grande quantité dans le gel) semble être responsable de cette activité anti-oxydante.

Le gel peut donc être utilisé pour ses **propriétés « anti-âge »** : il améliore l'aspect des rides et l'élasticité de la peau par augmentation de la production de collagène[32].

2 Utilisation du gel d'*Aloe vera* par voie orale

2-1. *Propriétés gastro-intestinales*

Bien que le suc d'Aloès soit le plus efficace et le plus connu pour stimuler le transit intestinal, une série d'études faites chez l'homme confirme l'effet tonique du gel d'Aloès sur le transit intestinal. De plus, il exerce un bénéfice sur la flore intestinale, par réduction du pH et du nombre de levures, diminution de la putréfaction intestinale et augmentation de la digestion des protéines[33].

Des souches de Lactobacillus brevis ont été isolées d'un gel d'*Aloe vera* fermenté et ont la capacité d'inhiber la croissance de nombreux entéro-pathogènes dangereux, sans pour autant perturber la flore commensale normale de l'intestin. Elles ont un effet probiotique et sont d'ailleurs nommées POAL en anglais pour « probiotics originating aloe leaf ».

Il a aussi été démontré – expériences sur modèle animal – que les phytostérols, contenus dans le gel d'*Aloe vera*, étaient capables de réduire l'accumulation de gras viscéral et la taille de polypes intestinaux ainsi que d'influencer le métabolisme du glucose et des lipides[34].

Le gel est aussi capable d'augmenter l'absorption de drogues à faible biodisponibilité, ceci a été prouvé, par exemple, pour la vitamine C et la vitamine E. Il peut donc aussi modifier l'absorption de certains médicaments, ce phénomène est à garder à l'esprit chez les personnes poly-médicamentées.

2-2. *Propriétés anti-ulcéreuses gastriques*

Le gel d'*Aloe vera* a le potentiel de prévenir et diminuer les ulcères gastriques grâce à différents mécanismes associant ses propriétés anti-inflammatoires, son effet cicatrisant, sa capacité à augmenter la sécrétion du mucus et réduire la sécrétion d'acide (effet antihistaminique H2)[35].

2-3. *Propriétés antiinfectieuses*

2-3-1. *Propriétés antibactériennes*

Le gel possède des propriétés anti-infectieuses sur de nombreuses souches de bactéries et les chercheurs Pandey et Mishra ont établi la sensibilité des bactéries Gram + et Gram – vis-à-vis d'un extrait de gel d'Aloès[36].

Les polysaccharides, contenus dans le gel, ont une action antibactérienne directe, via la stimulation des leucocytes phagocytaires qui peuvent détruire les bactéries. *Aloe vera* contient aussi du pyrocatéchol connu pour son effet toxique sur les micro-organismes. Une étude récente a démontré que le gel exerce une activité antibactérienne contre des souches sensibles et résistantes d'Helicobacter pylori (qui peut être responsable de l'ulcère gastrique) et qu'il modifie le phénomène de résistance d'H. Pylori. Le gel peut être considéré comme un nouvel agent naturel efficace, en association aux antibiotiques, dans le traitement de l'infection gastrique à H. Pylori.

2-3-2. *Propriétés antifongiques*

Si l'activité du gel sur les levures et moisissures a moins retenu l'attention des scientifiques, son action sur certaines souches de candida doit être connue et permettre d'associer le gel aux thérapies de lutte contre les candidoses de plus en plus fréquentes.

POUR LECTEUR AVERTI

En effet, une protéine de 14 kDa a été isolée du gel d'*Aloe vera* et purifiée. Cette protéine exerce une activité antifongique prouvée sur Candida paraprilosis, Candida krusei et Candida albicans[37].

De même, un extrait glycolique de feuilles fraîches d'*Aloe vera* a inhibé, *in vitro,* la croissance de Candida albicans et a diminué la formation des tubes germinatifs, caractéristiques de l'espèce et nécessaires à sa virulence.

2-4. *Propriétés immuno-stimulante et anti-inflammatoire*

De nombreuses études ont démontré que les polysaccharides contenus dans le gel présentent une activité immuno-modulatrice via l'activation des macrophages.

Ceci pourrait expliquer la capacité du gel d'*Aloe vera* à diminuer les processus inflammatoires accompagnant une brûlure ou sa capacité à soulager l'inflammation dans les maladies inflammatoires de l'intestin.

POUR LECTEUR AVERTI

Parmi ceux-ci, l'acémannan semble être le composé immuno-modulateur majeur, mais les lectines et l'aléoride (polysaccharide de haut poids moléculaire), composants du gel, auraient également un rôle dans la stimulation du système immunitaire. Le gel a ainsi une forte activité immuno-modulatrice en régulant à la baisse la production des cytokines inflammatoires induites par les lipopolysaccharides et l'expression de NLRP3 (protéine activatrice de l'inflammasome) dans les macrophages humains[38].

2-5. *Propriétés antidiabétique et anti-cholestérol*

Différentes études ont été effectuées afin de déterminer l'activité hypoglycémiante d'*Aloe vera*, que ce soit en utilisant des composés du gel ou de la cuticule. L'*Aloe vera* a été testé à la fois sur le diabète de type 1 et de type 2. Le diabète de type 1 est lié à une production insuffisante d'insuline (diabète insulino-dépendant) et touche souvent des sujets jeunes. Le diabète de type 2, le plus courant, résulte d'une mauvaise utilisation de l'hormone par l'organisme – on parle d'insulino-résistance – et touche souvent les sujets obèses après la quarantaine.

Le gel d'*Aloe vera* s'avère être un remède traditionnel utilisé depuis longtemps contre le diabète dans plusieurs régions du monde. Il y a un certain nombre de preuves, rapportées à la fois chez l'homme et chez l'animal, qui montrent la capacité du gel et de la pulpe à diminuer l'hyperglycémie chronique notamment en cas de diabète de type 2. Le gel diminue les niveaux de glucose sanguin sans perturber les taux lipidiques sanguins ou les fonctions rénale et hépatique.

Déjà, dans les années 80, un essai clinique, mené sur plus de 5000 patients diabétiques, avait démontré la réduction de la glycémie dans plus de 90% des cas en donnant 100 g de pulpe par jour associées à une diète. Ces résultats – baisse légère de la glycémie mais aussi du cholestérol et des triglycérides – ont été confirmés par des essais plus récents.

L'administration du gel, en fait plus exactement de polysaccharides contenus dans le gel, à raison de 3 fois par jour pendant 12 semaines, a même permis de diminuer à nouveau la concentration de glucose sanguin à jeun chez des patients diabétiques non contrôlés avec leurs médicaments (metformine et glibenclamide)[39,40]. Le gel semble donc être un bon moyen de potentialiser l'effet des médicaments antidiabétiques chez les patients qui ne répondent plus au traitement. Il est permis de penser que la baisse du glucose passe par une augmentation du métabolisme de celui-ci et par le fait que le gel d'Aloès réduit le stress oxydatif mais augmente le statut antioxydant.

Le gel d'Aloès semble d'autant plus intéressant que plusieurs études ont rapporté sa capacité à améliorer le syndrome métabolique chez des obèses pré-diabétiques et des patients diabétiques non traités[41] en réduisant le poids et la masse graisseuse corporels, le glucose sanguin à jeun et le taux d'insuline sérique à jeun.

Le gel a donc un effet hypoglycémiant et il diminue les triglycérides sanguins. Si de nombreuses études montrent qu'il réduit aussi faiblement le cholestérol total, les LDL et VLDL, ces résultats concernant le cholestérol sont parfois contradictoires. Ceci peut s'expliquer par le mode de préparation des extraits utilisés qui, selon le cas, peut causer des modifications irréversibles des molécules originales comme par exemple celles des polysaccharides et autres composés fortement dégradés par la chaleur et la déshydratation. Toutefois, la présence, dans le gel, de stérols végétaux – structurellement similaires au cholestérol et connus pour réduire les taux de cholestérol sérique – mais aussi de fibres et de polysaccharides inhibiteurs de l'oxydation des LDL, semble jouer en faveur d'une activité anti-hyperlipidémique.

2-6. *Propriétés anti-cancer*

Les glycoprotéines et polysaccharides présents dans l'Aloès, notamment dans le gel, en font un agent potentiellement chimio-préventif de différents types de cancers[33]. Ces molécules stimulent le système immunitaire pour combattre différents types de cancers[42].

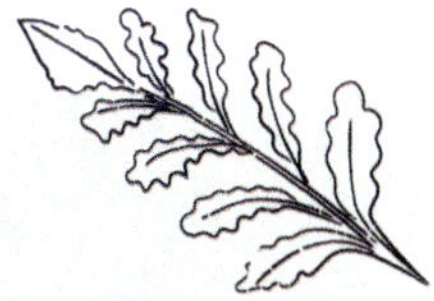

POUR LECTEUR AVERTI

L'effet anti-génotoxique et chimio-préventif passerait par la capacité de certaines molécules, comme l'acémannan, à inhiber de façon dose-dépendante les adduits d'ADN (produits de réaction entre une molécule chimique et l'ADN, pouvant être mutagènes et cancérogènes). De plus, il a été démontré, chez l'animal, que l'acémannan possédait une activité anti-tumorale en stimulant les macrophages et qu'il potentialisait l'effet des médicaments anticancéreux. Ces molécules n'ont pas encore été testées chez l'homme.

Précautions d'emploi, interactions médicamenteuses et contre-indications

De très nombreux compléments alimentaires contenant de l'*Aloe vera* sont actuellement disponibles en pharmacie, parapharmacie, magasins bio et sur internet sans toutefois indiquer la composition exacte, la partie de plante utilisée ou la provenance de la plante. Or, des constituants comme les anthraquinones, en particulier l'aloe-émodine et son précurseur l'aloïne, représentent les substances toxiques de la plante. Elles sont très irritantes et provoquent par voie orale des désordres intestinaux tels que des crampes, diarrhées et nausées. De plus, des activités mutagènes (qui provoquent des mutations) et génotoxiques (qui provoquent des lésions dans l'ADN) ont été retrouvées pour ces molécules.

Pour ces raisons, il est préférable :

- **Pour la sève (ou suc ou latex) et les extraits de feuille entière** : il vaut mieux éviter de les employer par voie orale si l'on n'est pas suivi par un médecin ou un thérapeute compétent.

- **Pour la consommation de feuilles fraîches** : il existe des risques qui sont à

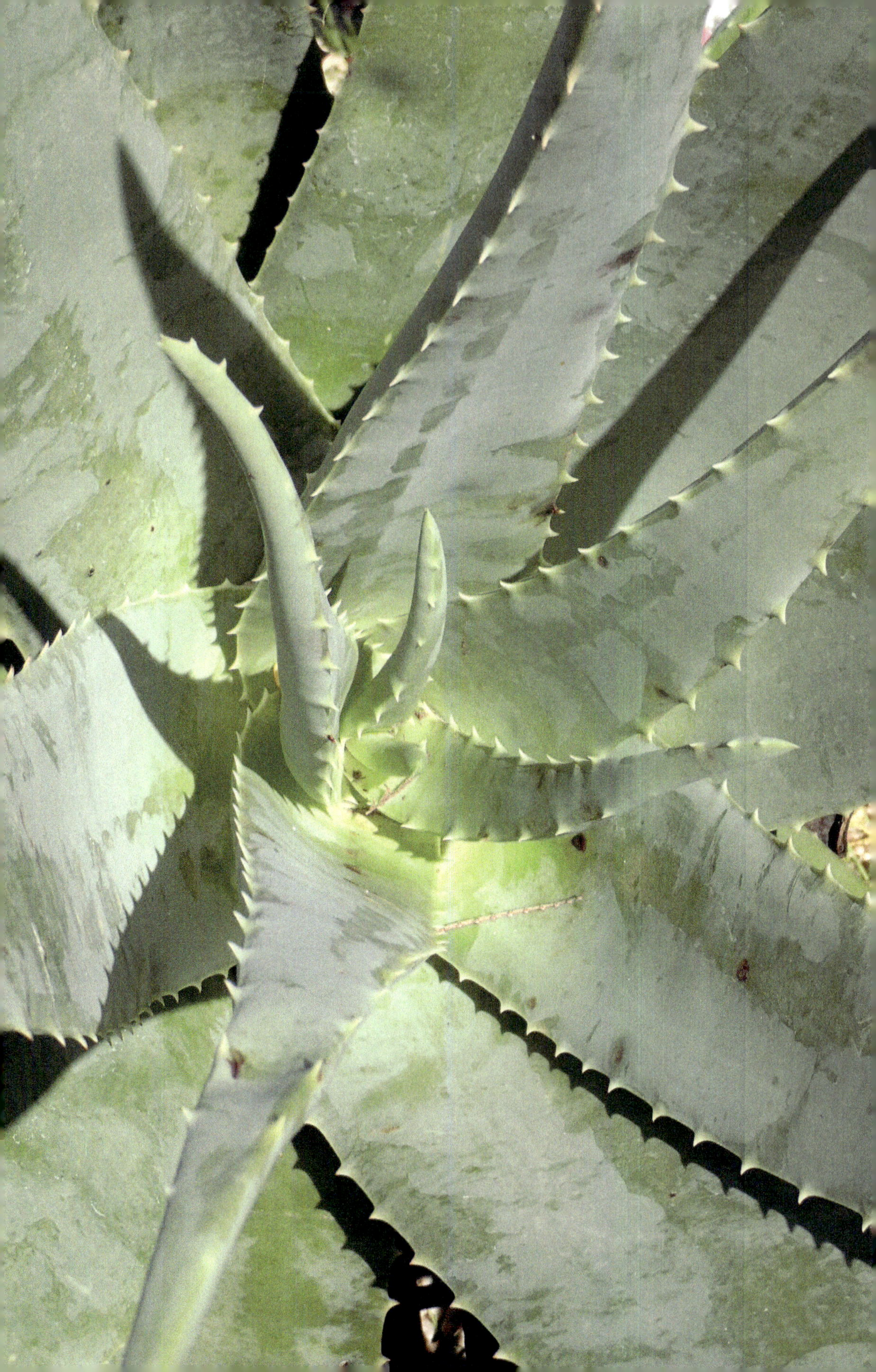

l'origine du communiqué de presse du 2 août 2018 émis par la DGCCRF et la DGS, qui recommandent « d'éliminer la partie externe et toute présence de latex des feuilles d'*Aloe vera* pour ne consommer que le gel situé au centre de la feuille ». Par précaution, la DGCCRF et la DGS recommandent également « d'éviter la consommation de feuilles fraîches d'*Aloe vera*, y compris du gel, par les enfants, les femmes enceintes et allaitantes et les personnes fragiles. »

- Pour éliminer le latex, il suffit de couper la feuille en deux sur la longueur – ensuite lavez-vous les mains et la feuille à l'eau claire – prélevez délicatement la pulpe à l'aide d'une cuillère afin de ne pas la contaminer avec le suc. Une autre méthode d'extraction du gel, assez simple, consiste à congeler une feuille d'Aloès : il suffit alors d'ôter la partie verte externe pour ne garder que le cœur transparent, c'est-à-dire la pulpe.

- **Pour le gel** : le gel, quand il ne contient aucune trace d'anthraquinones (latex ou suc), est dénué de toute toxicité mais comme il a une action laxative, il est à proscrire pendant la grossesse. Il peut cependant avoir des interactions avec d'autres médicaments :

  - **Précaution chez les patients sous anticoagulants ou présentant des troubles de la coagulation sanguine** : le gel d'*aloe vera* peut augmenter le risque hémorragique par diminution de la synthèse des prostaglandines pro-coagulantes[43].

  - **Précaution avec les médicaments antidiabétiques** : le gel peut faire baisser la glycémie et augmenter l'effet de ces médicaments.

  - **Des interactions** ont également été rapportées avec **l'hydrocortisone** et les **radiations UV**.

Méthodes d'utilisation du gel d'*Aloe vera* à la maison

1 Pour une utilisation orale

Réalisation d'un jus ou solution à boire

Mettez de la pulpe translucide (obtenue avec toutes les précautions mentionnées au paragraphe précédent) dans un mixeur ou un extracteur de jus. Vous pouvez rajouter du miel ou du sirop d'agave. Mixez pour obtenir un jus liquide. Conservez au réfrigérateur dans une bouteille opaque (à l'abri de la lumière) et consommez de préférence dans les 8 jours qui suivent la réalisation de cette préparation (jusqu'à 15-20 jours si vous rajoutez un alcool à 40° comme du rhum, whisky...).

Conseil d'utilisation : consommez 1 à 2 cuillères à soupe (dans un jus de fruit si vous le souhaitez) une à deux fois par jour en dehors des repas en cure de 3 mois (avec 1 semaine de pause toutes les 3 semaines).

Ce jus nature peut aussi être utilisé pur en bain de bouche – que l'on garde quelques minutes en bouche – pour tous les soins bucco-dentaires (irritation de la muqueuse, saignements des gencives, mucite suite à une radiothérapie ou une chimiothérapie, etc.)

2 Par voie locale sur la peau

Le gel peut être frotté délicatement sur la peau ou appliqué en cataplasme pour soulager les éraflures, eczéma, mycose, coupure, coup de soleil, irritations, rougeurs, gerçures, sècheresse intime externe, etc.

En conclusion, le gel et la pulpe d'*Aloe vera* exercent des effets positifs et peuvent être conseillés dans les domaines suivants...

En rapport avec leurs activités gastro-intestinales :

- rééquilibrer la flore intestinale
- constipation
- ulcère gastrique et brûlures d'estomac
- maladies inflammatoires intestinales – rectocolite hémorragique (ingestion de 100 ml de gel d'*Aloe vera* 2 fois par jour pendant 4 semaines).

En rapport avec leurs activités métaboliques :

- diabète de type 2, insulino-résistance et syndrome métabolique en association avec un régime adapté et/ou un traitement antidiabétique suivi par un médecin.
- réduire le taux de cholestérol, triglycérides sanguins ainsi qu'un rééquilibrage en faveur du cholestérol HDL (dit « bon cholestérol »).

En rapport avec leurs propriétés antimicrobiennes :

- Traitement adjuvant de candida albicans
- Traitement adjuvant d'Helicobacter pylori

Soins de bouche : Aphtes, mucite, lichen plan buccal, gingivites, maladies parodontales...

Soins de peau :

- brûlures au 1er et 2nd degrés et coup de soleil
- plaies chirurgicales post-opératoires (ablation des hémorroïdes, chirurgie parodontale) ; escarres et autres plaies ischémiques (chez le diabétique et l'hypertendu)
- ulcères de jambes
- dermatite de contact
- dermite séborrhéique
- érythème fessier
- herpès génital
- gerçures, crevasses, engelures
- psoriasis (pour améliorer la qualité de vie en assouplissant et hydratant)
- hydratation et activité « antiâge »

Depuis plus de cinq mille ans, l'Aloe vera est utilisé pour ses vertus cicatrisantes et hydratantes. On sait maintenant qu'il renferme de nombreux composés qui agissent seuls ou en synergie. Le suc, appelé aussi latex, présente de nombreuses propriétés, mais aussi une toxicité liée à ses composés anthracéniques. Le gel est beaucoup plus sûr d'emploi, surtout par voie orale, et surtout s'il est obtenu de façon domestique. En effet, de très nombreux produits sont commercialisés actuellement à base de jus, de gel, de feuille entière, etc. mais aucun dosage des dérivés anthracéniques n'est exigé. Comment alors se fier à ces produits et être sûr de leur innocuité ? L'Aloe vera est une plante aux bienfaits nombreux et de plus en plus scientifiquement prouvés, mais qui n'est pas dépourvue de toxicité pour le profane. Je confirme que cette plante et son gel méritent de rejoindre la pharmacie familiale, mais je pense qu'il faut se méfier de ceux qui en font une plante « miracle » qui guérit tout, surtout quand ils conseillent d'utiliser la feuille entière sans précaution.

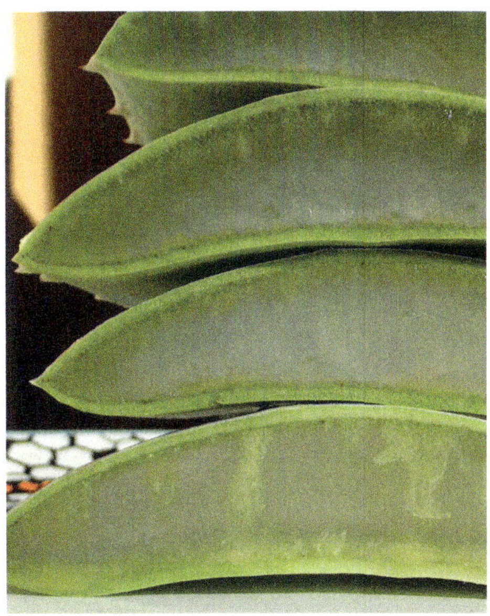

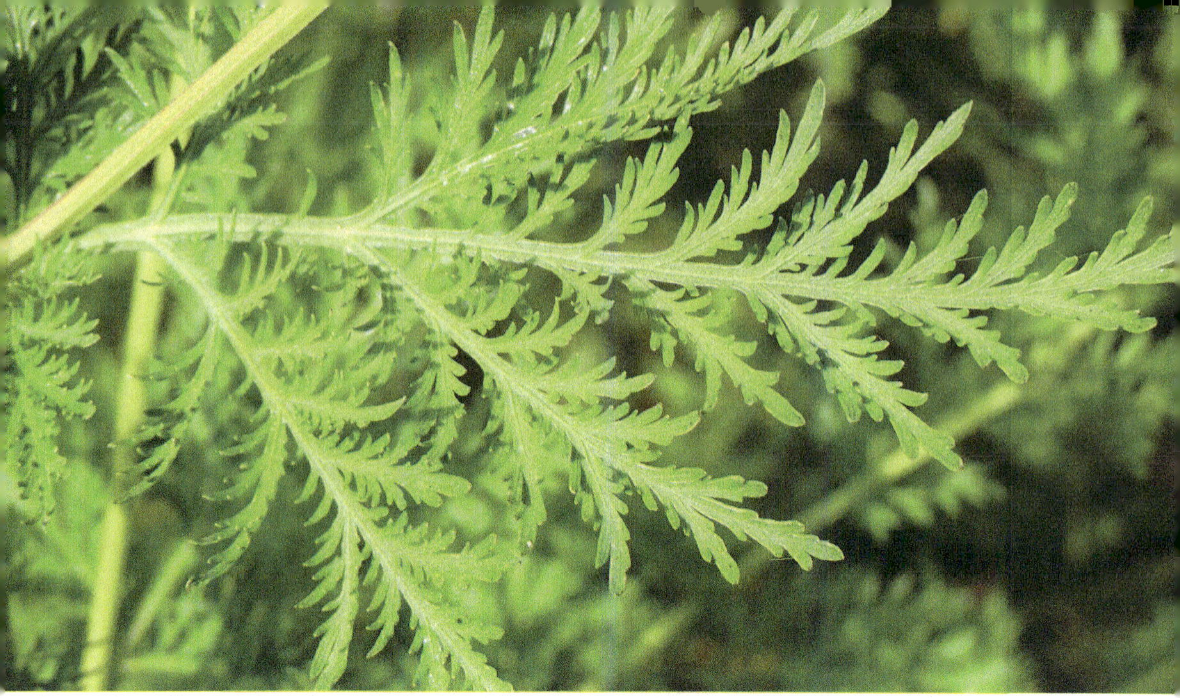

Armoise annuelle

ou Qinghao (*Artemisia annua*)

Plus de deux mille ans d'utilisation en Chine !

Il en va des relations avec les plantes comme des relations avec les êtres humains, certaines sont de belles histoires « coup de foudre » et d'autres passent inaperçues, car nous les pensons sans intérêt jusqu'au jour où...

Je connais l'armoise annuelle depuis plus de trente ans, je la croise épisodiquement lors de mes sorties botaniques. Dans ma région méditerranéenne, elle est assez rare au regard de ses cousines comme l'armoise vulgaire. Je l'ai toujours trouvée belle, elle dégage une sensation de fragilité avec ses feuilles fines comme des parchemins et son odeur aromatique est suave au froissement. Je n'ai jamais utilisé ni porté un regard de phytothérapeute sur les armoises, certainement, et de façon inconsciente, à cause de toutes les légendes et précautions qui les entourent (*Artemisia* est le nom grec et latin de ces plantes, dédiées à *Artémis*, déesse de la chasse, mais aussi des femmes en couches). Mais ceci était vrai avant, avant qu'on ne découvre ses **propriétés bénéfiques contre le paludisme (ou malaria), ses propriétés anti-cancéreuses, antivirales, antibiotiques légères, antifongiques,**

immuno-modulatrices, anti-schistosomiales (= anti-bilharziens, les schistosomes sont des vers parasites de l'homme)… Elle fait désormais partie des plantes majeures de mon arsenal phytothérapique et je la cultive même dans mon jardin où elle donne des pieds magnifiques pouvant atteindre deux mètres de hauteur !

Cette belle armoise a des propriétés remarquables, même avec une simple infusion – contrairement à ce qu'on veut nous faire croire, il n'est pas nécessaire d'utiliser uniquement son principe actif, l'artémisinine ou Qinghaosu, à forte dose – mais encore faut-il savoir faire cette infusion. Tu Youyou (prix Nobel de médecine en 2015 pour ses recherches sur l'artémisinine) s'est aperçue rapidement que la température de l'eau jouait un rôle fondamental dans l'extraction des principes actifs et dans l'efficacité antipaludique de l'infusion. Une eau bouillante n'est pas la solution idéale pour extraire les principes actifs qui ont un effet antipaludique…

Connue depuis plus de deux mille ans en Chine, redécouverte grâce à la pharmacopée chinoise au cœur de la révolution culturelle de Mao, mondialement célèbre pour l'activité antipaludique de son principe actif, l'artémisinine (aujourd'hui à l'origine de très nombreux travaux et publications internationales sur cette molécule), la belle armoise, simple végétal, n'a pas eu droit aux mêmes honneurs et n'a pas éveillé le même intérêt que son principe actif. Il faut dire qu'en infusion, son goût est assez prononcé, que sa concentration en principes actifs fluctue en fonction de nombreux facteurs, qu'elle est plus efficace fraîche que sèche, etc. Une plante est extrêmement complexe à étudier, elle attire peu de financements et surtout, si j'ose le rappeler, elle est difficilement brevetable contrairement aux pilules ou autres médicaments susceptibles de rapporter des millions aux laboratoires.

Voici donc l'histoire d'une simple, pas si simple à raconter.

Une brève histoire du Qinghaosu

Si on se penche sur l'utilisation médicale de notre belle armoise, il faut alors remonter à la nuit des temps. Il semblerait que les Chinois aient utilisé, dès 200 ans avant J.-C., les propriétés fébrifuges de deux armoises : *Artemisia annua* et *Artemisia apicea*[1]. Ces deux plantes, initialement, avaient le même nom, Qinghao, soit littéralement l'herbe (hao) bleu-vert (qing) que l'on retrouve cité au cours des siècles, et ce, sans faire une quelconque distinction entre les deux espèces.

Un premier manuscrit, datant de 168 avant J.-C., trouvé dans une tombe, explique l'utilisation du Qinghao pour traiter une cinquantaine de maladies. Mais ce n'est qu'en 340 de notre ère que l'on trouve dans Le traité des prescriptions d'urgence de Ge Hong, la prescription d'une macération dans de l'eau du Qinghao pour soigner les fièvres intermittentes. En 1596, on la retrouve dans le Compendium des traitements de Li Shizhen qui va attribuer à chacune de ces deux espèces un nom : l'herbe bleu-vert soit le

Qinghao et l'herbe jaune pâle soit le *Huang Hua Hao* (les deux armoises ont des feuilles bleu-vert qui, pour l'une, conservent sa teinte à l'automne – *Artemisia apicea* – tandis que l'autre – *Artemisia annua* - voit ses feuilles jaunir). Beaucoup plus près de nous, en 1798, le Wen Bing Tiao Bian cite une décoction avec du Qinghao pour combattre le paludisme. Par la suite, les techniques modernes de la science ont révélé des concentrations en artémisinine ou Qinghaosu (su signifie principe actif en chinois) supérieures chez *A. annua*, ce qui a abouti à l'acceptation de cette plante sous le terme générique de Qinghao.

Le Qinghao est donc consacré au traitement de la fièvre et des symptômes de la malaria depuis plus de deux mille ans en Chine.

Quelques mots sur le paludisme (malaria) pour comprendre ce qui suit

Le paludisme est une maladie infectieuse, géolocalisée aux zones tropicales et subtropicales, potentiellement mortelle, causée par des parasites du genre *Plasmodium* – en français, on les nomme plasmodies – transmis à l'Homme par la piqûre de moustiques femelles infestées du genre *Anopheles*. Leur cycle de développement nécessite deux hôtes : la phase asexuée se déroule chez l'Homme, hôte intermédiaire ou réservoir, alors que la phase sexuée a lieu chez la femelle moustique du genre *Anopheles*, hôte définitif. Une fois injectés à l'homme par la piqûre du moustique, les parasites se développent dans le foie puis passent dans le sang et envahissent les globules rouges où ils entraînent une destruction d'un grand nombre de globules rouges de façon périodique.

Le paludisme est une affection fébrile aiguë qui ressemble à un symptôme pseudo-grippal, mais peut rapidement évoluer vers une forme plus sévère potentiellement mortelle.

Le fardeau que représente cette maladie parasitaire reste très élevé avec environ 214 millions de nouveaux cas en 2015 et un tribut inacceptable de plus de 438 000 morts en 2014 dont plus de 300 000 sont des enfants de moins de 5 ans.

(Re)découverte du Qinghao et du qinghaosu (artémisinine)

Après l'échec des tentatives internationales d'éradiquer la malaria dans les années 1950, la maladie redémarra de plus belle du fait de l'émergence de parasites résistants (*Plasmodium falciparum*) aux traitements antipaludiques existants à l'époque, comme la chloroquine.

En réponse au besoin urgent de nouvelles molécules antipaludiques, notamment dans le contexte de la guerre du Vietnam, le gouvernement chinois lança le 23 mai 1967 un programme de recherche secret : le projet 523. Les scientifiques de toute la Chine furent sommés de trouver des remèdes efficaces contre le paludisme, grâce à la chimie pharmaceutique moderne, mais aussi dans la pharmacopée traditionnelle chinoise. L'institut dans lequel travaillait le professeur Tu Youyou, aujourd'hui lauréate du prix Nobel de Médecine, passa au crible plus de 2000 herbes couramment utilisées dans la pharmacopée traditionnelle chinoise pour le traitement des accès fébriles et identifia 640 cibles ayant une possible activité antipaludique. L'idée d'utiliser des plantes pour traiter le paludisme n'était alors pas nouvelle, puisque la quinine, extraite du quinquina, était utilisée à cet effet depuis le XVIIème siècle. Plus de 380 extraits obtenus à partir de 200 plantes chinoises furent testés sur un modèle de souris contaminées par la malaria. Le point culminant de ces recherches arriva avec la découverte d'un extrait d'*Artemisia annua* montrant un degré prometteur d'inhibition de la croissance du parasite. Mais cette observation n'était pas reproductible avec les tests en laboratoire et semblait contradictoire avec ce qui existait dans la littérature de l'époque.

Pour obtenir une explication[2], il fut décidé de rechercher tout ce qui avait été écrit sur cette plante. La référence faite, sur la façon d'utiliser la plante, dans *Le traité des prescriptions d'urgence* de Ge Hong alerta les chercheurs : «immergez une poignée de Qinghao avec deux litres d'eau, broyez les feuilles, essorez le jus et tout boire». Tu Youyou commente la suite : «*cette phrase m'a donné l'idée que la chaleur, que nous avions appliquée pour l'extraction conventionnelle, avait pu détruire les composés actifs, et qu'une extraction à basse température semblait nécessaire pour préserver l'activité antipaludique. En effet, nous avons obtenu une bien meilleure activité après passage à une extraction par basse température*». Le mode opératoire de Ge Hong, à basse température et avec la plante fraîche, a trouvé plus tard sa justification scientifique : l'émulsion, ainsi obtenue, présente, entre autres, une concentration supérieure en artémisinine.

Le 4 octobre 1971, l'équipe de Tu Youyou a obtenu un extrait neutre, non toxique, qui était efficace à 100 % sur des souris infestées. Cette avancée représentait une percée vers la découverte de son principe actif. L'extrait donnant par la suite des résultats cliniques probants, le principe actif de l'armoise est enfin isolé, purifié et nommé en 1972 : c'est l'artémisinine ou Qinghaosu. Viendra ensuite la découverte de la dihydroartémisinine qui se révèlera bien plus efficace sur les plasmodies que le composant naturel, l'artémisinine. D'autres dérivés de l'artémisinine vont ensuite être synthétisés en Chine, mais toutes ces découvertes n'auront pas d'écho dans le monde occidental du fait, d'une part, du contexte d'extrême méfiance à l'égard de Mao et, d'autre part, de l'existence de traitements efficaces déjà disponibles.

Il faudra attendre les années 1980 avec l'aggravation des résistances aux traitements classiques et la tenue, en 1981, du quatrième meeting du groupe de travail scientifique sur la chimiothérapie anti-malaria à Beijing, pour que notre – maintenant célèbre – armoise suscite une réponse enthousiasmante de la part du monde scientifique.

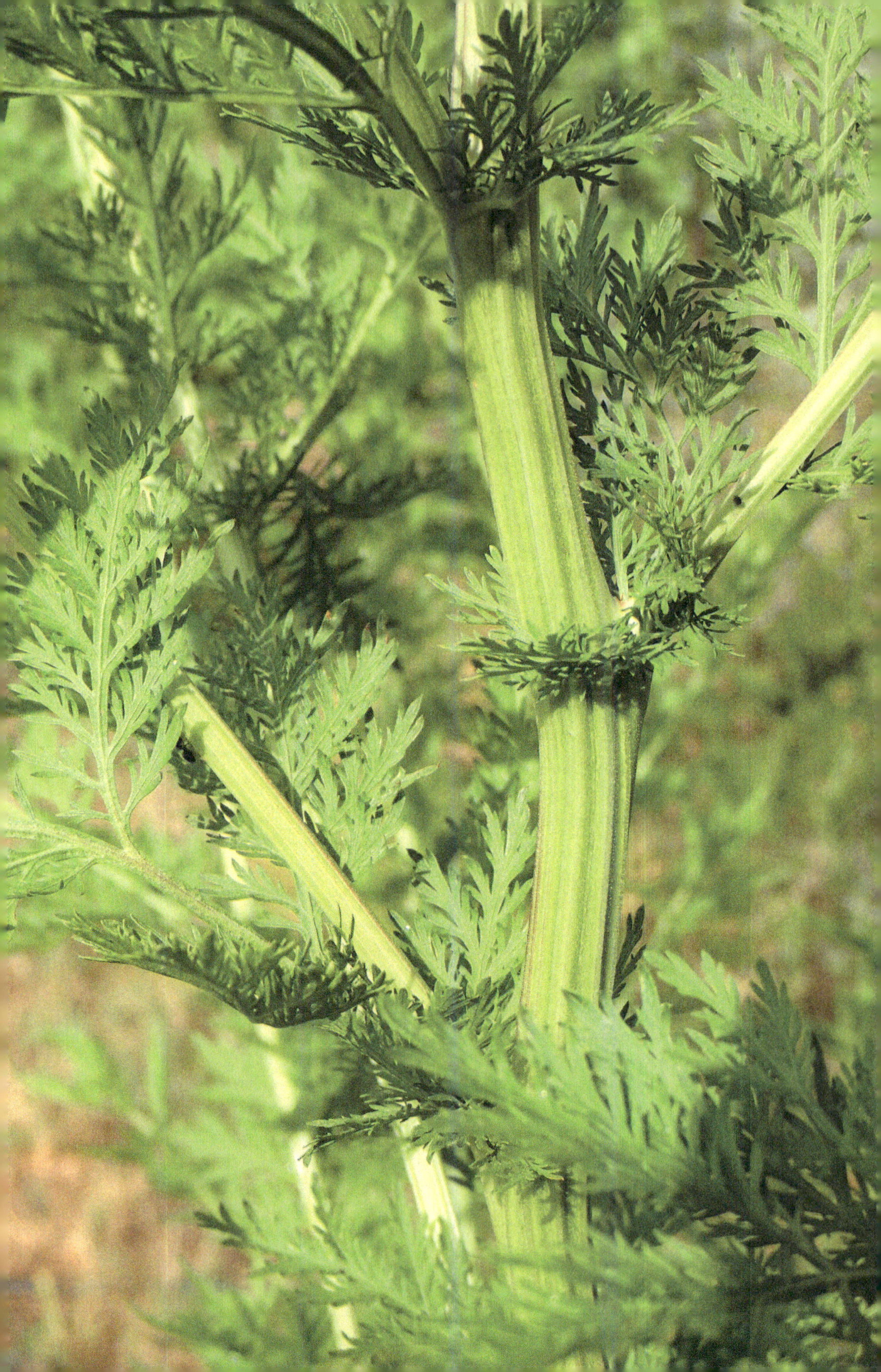

De l'artémisinine aux nouveaux médicaments

Depuis 1990, l'artémisinine est produite par hémisynthèse à partir de l'acide artémisinique présent abondamment dans la plante. L'artémisinine a ensuite été testée par voie orale, musculaire et rectale (voie la plus efficace) et il a été constaté que le délai de disparition du parasite dans le sang est meilleur avec cette molécule que dans le cas de la chloroquine.

En fait, comme l'explique J-M Pelt[3], l'artémisinine possède trois avantages par rapport aux traitements classiques de la malaria : elle agit plus rapidement pour abaisser la fièvre et faire disparaître le parasite dans le sang ; elle est au moins aussi efficace que la quinine dans les formes graves ; enfin, elle est très efficace contre les formes de plasmodium résistantes à la méfloquine, à la quinine et à la chloroquine. Mais l'artémisinine présente un inconvénient majeur, le nombre important de rechutes observé suite à son emploi. C'est pour cette raison qu'ont été ensuite synthétisés des dérivés de l'artémisinine, en premier lieu la dyhydroartémisinine (DHA) plus stable et dix fois plus efficace puis l'arthemether, l'artesunate, l'artééther...

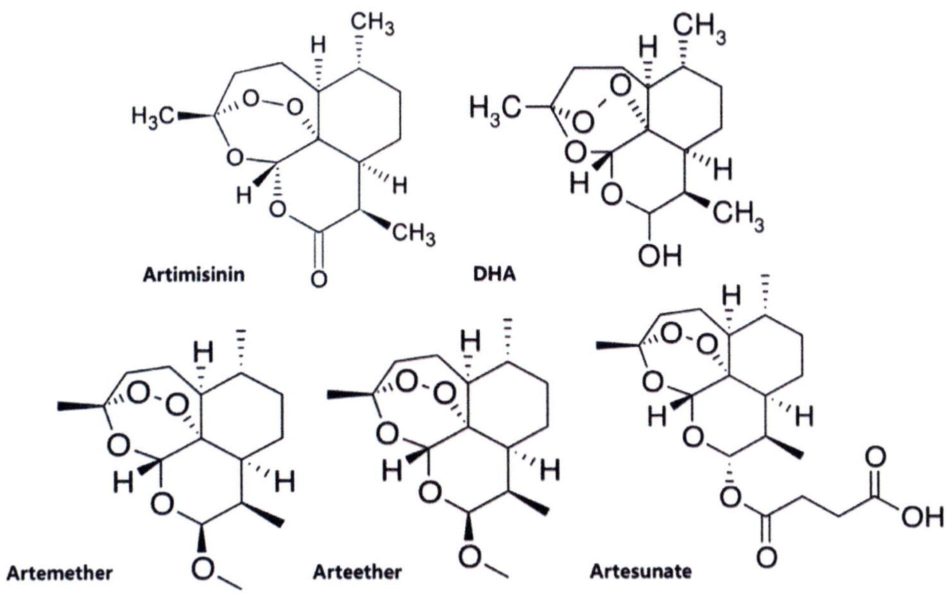

Structures chimiques des artémisinines (source : Bing-Wen Lu et Li-Ke Xie[60], 2019)

Ces nouveaux médicaments antipaludiques se montrèrent rapidement efficaces[4] et bien tolérés, mais, en monothérapie, nécessitaient une durée de traitement de 5 à 7 jours. La combinaison à d'autres molécules anti-paludéennes, éliminées plus lentement, se montra plus efficace et, éventuellement, permit de passer à un traitement de 3 jours.

L'utilisation depuis toutes ces années, dans le traitement du paludisme, de combinaisons thérapeutiques associant un dérivé de l'artémisinine avec une molécule partenaire (dénommées ACTs pour *Artemisinin-based Combination Therapies*), a permis une diminution notable de la mortalité dans les régions tropicales et subtropicales.

Résistance du parasite aux artémisinines : le combat de David contre Goliath

Malheureusement, les premiers signes confirmés de résistance[5] aux médicaments dérivés de l'artémisinine sont apparus dès 2006 le long de la frontière thaïlando-cambodgienne, le Cambodge étant le premier pays à avoir adopté les ACTs comme traitement de première ligne dans leur politique nationale (artésunate / méfloquine et dihydroartémisinine / pipéraquine). Cette résistance du plasmodium aux artémisinines s'est déjà étendue à plusieurs pays du Sud-est Asiatique. L'émergence et la diffusion de parasites résistants aux ACTs fait craindre une diffusion de ces parasites aux multiples résistances en Afrique subsaharienne, continent le plus touché par le paludisme (80 % des morts, dus au paludisme, sont concentrés dans 15 pays, essentiellement en Afrique[6]). L'explication donnée à cette résistance est l'utilisation des dérivés de l'artémisinine ou de la plante en monothérapie (c'est-à-dire sans être associés à un autre médicament antipaludéen).

Cette crainte de résistances aux dérivés de l'artémisinine, soulevée par leur utilisation en monothérapie, a conduit l'OMS à mettre en demeure les firmes pharmaceutiques produisant ce type de médicament de cesser leur fabrication ou de s'engager à l'interrompre dans un avenir proche, mais aussi d'émettre un avis défavorable[7] à l'utilisation des «formes non pharmaceutiques d'*Artemisa annua*», notamment de la plante sous quelque forme que ce soit. Les arguments avancés, justifiant cette décision, sont : un contenu dans la plante en artémisinine inconstant et fluctuant; les patients traités pour la malaria avec l'armoise annuelle reçoivent des doses insuffisantes et enfin un taux de recrudescence de la maladie inacceptable chez ces patients. L'OMS recommande donc uniquement l'emploi des 5 ACTs listés dans son guide de traitement de la malaria en 2010[8]. Ce qui représente quand même 337 millions de doses de traitement utilisées en 2014[6].

Mais cette décision de l'OMS ne fait pas l'unanimité. D'une part, parce que nombreux sont ceux qui lui reprochent d'être financée par de grandes fondations et les grands laboratoires pharmaceutiques (dans les années 1970, elle était financée à 80 % par les contributions de ses États membres et à 20 % par des donateurs privés, aujourd'hui cette proportion est inversée[9]), d'où un manque d'indépendance ; d'autre part, parce que l'armoise annuelle pourrait être cultivée partout dans le monde où les gens en ont le plus besoin et à moindre coût.

Les arguments mis en avant pour l'emploi de la plante « armoise annuelle » (tisane ou préparations magistrales en gélules, comprimés...)

Si certains arguments de l'OMS semblent recevables, ce qui suit semble aussi très logique :

- le coût des médicaments dérivés de l'artémisinine est prohibitif pour ceux-là mêmes qui souffrent du principal fardeau du paludisme, c'est-à-dire les pauvres.

- en Afrique, 80 % des populations ont recours à la médecine traditionnelle, notamment les plantes médicinales.

- si peu d'études cliniques ont été réalisées avec *Artemisia annua* (car notre médecine est fondée, le plus souvent, sur le dépôt de Brevet), certaines, aux normes de l'OMS, ont démontré l'efficacité d'*Artemisia annua* et d'*Artemisia afra* sur le paludisme, la bilharziose, la tuberculose et l'ulcère de Buruli :

◇ En 2015 au Bénin, Zime-Diawara et al. réalisèrent une étude clinique[10] sur 108 patients qui reçurent pendant 7 jours 1 litre de tisane d'*Artemisia annua* dosée à 12 g/L. Résultat : 100 % des patients ont vu leur parasitémie s'annuler à la 36ème heure, avec une excellente tolérance clinique.

◇ En avril 2017, Pamela Weather[11] et son équipe ont guéri 18 cas en 5 jours de malaria sévère résistante aux ACT en République démocratique du Congo. Les patients ont pris une dose de 0,5 g de feuilles séchées d'*Artemisia annua*, 2 fois par jour pendant 5 jours.

◇ En 2018, essai clinique[12] bilharziose randomisé en double aveugle sur 800 patients : efficacité curative de l'*Artemisia annua* ou *afra* versus *Prazicantel* sur la schistosomiase au Maniema, Congo (RDC). Sous *Artemisia*, le taux de guérison parasitaire est de 90 %. Il est de 65 % sous Prazicantel.

◇ Essai clinique[13] paludisme randomisé en double aveugle sur 957 patients : efficacité des tisanes d'*Artemisia annua* ou *afra* comparée à la combinaison ACT (Artesunate-Amodiaquine/ASAQ) dans le traitement du paludisme simple à *Plasmodium falciparum* dans la zone de santé de Kalima, Maniema, Congo (RDC). Sous *Artemisia*, le taux de guérison parasitaire est de 99,5 %. Il est de 79,5 % sous ACT.

Cette consommation traditionnelle constitue un grand espoir pour permettre aux populations les plus défavorisées d'accéder à un traitement curatif antipaludique à la fois efficace et bon marché.

Quoi qu'il en soit, et ceci peut éclairer les résultats variables obtenus parfois avec la plante entière, il très important de garder à l'esprit les recommandations suivantes[14]

si vous voulez utiliser la plante avec un maximum d'efficacité :

- la plante fraîche a la plus forte activité.

- les parties aériennes, incluant les fleurs, ont les plus fortes teneurs en artémisinine (celle-ci peut varier de 0,01 à 1,4 % du poids sec !). Les feuilles supérieures (de 0 à 50 cm du sommet de la plante) et les fleurs sont les plus riches. Le meilleur moment pour récolter est l'automne, avant la formation des graines.

- une fois la plante infusée, les concentrations de l'artémisinine sont stables plus de 24 heures même conservée à température ambiante (contrairement à ce que certains disent, je pense qu'il est quand même préférable de ne pas utiliser cette infusion plusieurs jours d'affilée, mais de la consommer au cours des 24 heures qui suivent sa préparation).

- fraîche ou sèche, elle ne doit jamais être bouillie.

- les corps gras augmentent l'extraction des principes actifs. De nombreux principes actifs, incluant l'artémisinine, ne sont pas très solubles dans l'eau. Cependant, ils sont très solubles dans les corps gras et l'alcool.

- bien que toujours active pour les parasites sanguins, la plante séchée perd une grande partie de son pouvoir antioxydant.

- le dosage et la durée d'utilisation sont cruciaux.

Les textes traditionnels chinois recommandent, depuis des milliers d'années, la préparation avec la plante fraîche, infusée dans une eau à température ambiante puis broyée et pressée afin de recueillir aussi le jus de la plante. Ceci fournit « l'infusion » la plus puissante !

À NOTER

La chimie de l'armoise annuelle est très complexe, la plante entière renferme une quantité énorme de constituants (certainement plus de 200), composés qui agissent en synergie avec l'artémisinine et, cerise sur le gâteau, augmentent sa biodisponibilité. L'artémisinine est considérée comme la molécule anti-malariale dans la plante, mais de nombreux autres composés, comme les flavonoïdes (quercétine apigénine, lutéoline et kampférol) également présents dans l'armoise annuelle, ont une efficacité à la fois individuelle et synergique contre *Plasmodium falciparum in vitro*[15]. La présence de ces flavonoïdes diminuerait d'un facteur 3

à 5 la quantité nécessaire d'artémisinine pour détruire le parasite. Il est évident aussi que l'artémisinine est absorbée plus vite quand elle est prise sous forme de thé/infusion que sous forme d'artémisinine pure en comprimés[16]. De plus, il existe une autre preuve de l'efficacité des autres molécules contenues dans les armoises : *Artemisia afra*, une autre armoise, qui contient des traces d'artémisinine et aucun dérivé détectable, montre cependant la même efficacité qu'*Artemisia annua* chez les patients traités contre le paludisme.

Si depuis 2001, le traitement le plus efficace recommandé par l'OMS est une polythérapie à base d'artémisinine (ACTs), l'utilisation du « totum » de la plante (infusion, thé, gélules...) représente au même titre une polythérapie à elle seule pour beaucoup d'autres auteurs[17] (qui d'ailleurs qualifient ces traitements de pACT pour *plant-based artemisinin combination therapy*) à condition de respecter certaines recommandations et durée d'utilisation.

Vous l'aurez compris, l'armoise annuelle constitue en elle-même une thérapie combinée qui, à travers certains jeux moléculaires dans la plante, améliore la biodisponibilité de l'artémisinine et en potentialise son efficacité.

Mécanisme d'action antipaludique (et anti-cancer) de l'artémisinine : tout passe par le fer de l'hème ?

L'artémisinine et l'ensemble de ses dérivés semi-synthétiques sont ce que l'on appelle des prodrogues : ce sont des composés pharmacologiques inactifs qui, une fois administrés, sont métabolisés en un métabolite secondaire actif, la dihydroartémisinine (DHA).

Le mécanisme d'action biochimique semble se dérouler en deux temps, faisant intervenir le pont endoperoxyde (en rouge sur le schéma suivant) qui caractérise toutes les molécules dérivées de l'artémisinine.

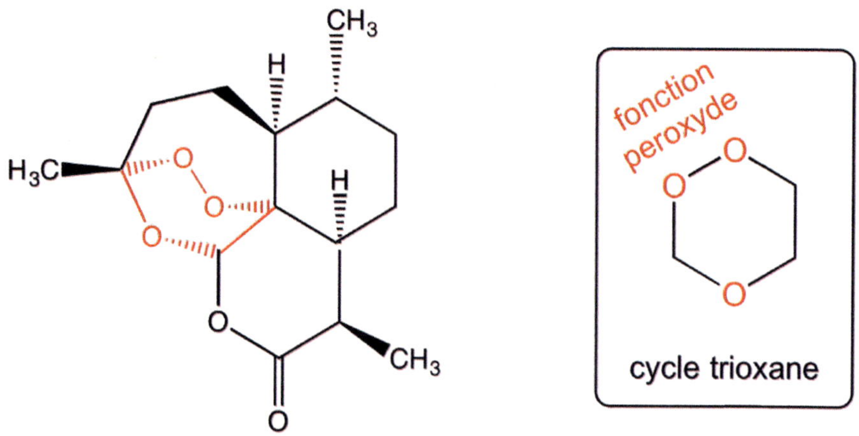

Fonction peroxyde de l'artémisinine (source : Anne ROBERT[20], 2020)

POUR LECTEUR AVERTI

Quand un moustique parasité pique un humain, il lui injecte le parasite (plasmodies) dans le sang. Une fois qu'il a colonisé les globules rouges, ce parasite va «digérer» l'hémoglobine afin d'en obtenir des acides aminés indispensables à sa survie. Cependant, il ne métabolise pas l'hème de l'hémoglobine (l'hème est une partie de l'hémoglobine formé d'une structure aromatique et d'un atome de fer). Au cours de ce processus métabolique, il libère de l'hème. Cet hème – avec son fer – était au cœur de l'hémoglobine pour transporter l'oxygène. Une fois sorti de la protéine, l'hème est dévoyé : son fer réagit, il réduit le dioxygène O2 en un processus toxique pour toute cellule vivante que l'on nomme stress oxydant. Le *Plasmodium* doit alors échapper à la toxicité d'un déchet qu'il a lui-même généré. Il va l'inactiver en le polymérisant en un complexe d'hémozoïne, non toxique pour lui.

En présence d'artémisinine, dans un premier temps, les hèmes accumulés chez le parasite vont rompre la liaison endoperoxyde de l'artémisinine. Cette rupture va mener, dans un second temps, à la formation d'espèces réactives de l'oxygène, comme des radicaux hydroxyles ou des anions superoxydes, qui vont détruire la membrane de la vacuole digestive du parasite, entraînant la mort du parasite par stress oxydatif[18,19]. Une autre activation se produirait dans les mitochondries entraînant des cassures des membranes mitochondriales. Tout ce que je viens de dire est détaillé de façon remarquable dans un article d'Anne Robert disponible sur le net[20].

Du coup, faut-il supplémenter en fer ?

Il paraît tout à fait logique de se poser cette question, car dans la théorie ceci devrait potentialiser l'activité de la plante et des artémisinines. Cette pratique, théoriquement, ferait stocker du fer par les plasmodies (et les cellules cancéreuses, voir texte ci-après), et il suffirait ensuite de donner la plante ou l'artémisinine pour les détruire. Mais il n'y a aucune étude à ce sujet et le fer ne pourrait-il pas stimuler les plasmodies et les cellules cancéreuses ? Certains chercheurs et médecins préconisent donc de faire une analyse de sang avec dosage du fer avant de mettre en place un traitement par *artemisia*. S'il y a un déficit en fer, on supplémente avec du fer, sinon ce n'est pas nécessaire. Ceci me semble logique, mais je n'ai trouvé aucun protocole validé à ce sujet.

À côté de cette action antipaludique, ces vingt dernières années ont vu de nombreuses études prouver la capacité de l'artémisinine, et de ses dérivés, à inhiber la croissance et la prolifération de cellules cancéreuses. Ces molécules sont capables de s'attaquer de façon sélective aux cellules cancéreuses. Cette spécificité est liée aux caractéristiques de ces cellules cancéreuses comme un métabolisme élevé, une concentration en fer et transferrine élevée et une sensibilité aux espèces réactives de l'oxygène[21,22]. Le fer est à nouveau au cœur de ce mécanisme d'action...

Activité anticancéreuse : du paludisme au cancer

L'idée d'utiliser l'artémisinine et ses dérivés contre le cancer repose sur un postulat simple : les cellules cancéreuses, tout comme le plasmodium, sont beaucoup plus riches en fer que ne le sont les cellules saines. Comme pour le plasmodium, les besoins de la cellule cancéreuse sont accrus à cause de son métabolisme, notamment ceux en fer, car la cellule cancéreuse présente une réplication beaucoup plus rapide et intense qu'une cellule saine. Même si elle en renferme moins que notre plasmodium, elle concentre de façon plus intense le fer qu'une cellule saine, ses besoins en fer sont plus élevés et il y a une surexpression des récepteurs à transferrine, ce qui la rend plus sensible à la cytotoxicité de l'artémisinine[22, 23-25].

D'ailleurs, afin de prouver le rôle du fer intracellulaire dans la toxicité sur des cellules néoplasiques, des études[26] ont confirmé qu'une augmentation de la concentration en fer intracellulaire pouvait augmenter la cytotoxicité de l'artémisinine par 100 si ces cellules cancéreuses étaient « chargées » en fer ou holotransferrine (fer lié à la transferrine).

In vitro, l'artémisinine peut provoquer la mort cellulaire par accumulation au niveau des lysosomes et des mitochondries.

POUR LECTEUR AVERTI

Mais cette activité anticancéreuse pourrait être la somme de plusieurs mécanismes d'action, des études *in vitro* et *in vivo* ont proposé plusieurs de ces mécanismes comme : 1/ un stress oxydatif, 2/ une induction de l'apoptose[27], 3/ une inhibition de l'angiogenèse[28,29], 4/ un arrêt du cycle cellulaire à G0/G1[30].

Pour déterminer l'efficacité de l'artémisinine et de ses dérivés contre les cellules cancéreuses, plusieurs études (cliniques) ont été conduites avec des cultures cellulaires néoplasiques, des animaux et des humains.

Le National Cancer Institute des États-Unis a conduit une étude sur 55 lignées cellulaires cancéreuses pour évaluer leur réponse à un traitement *in vitro* avec de l'artésunate. Dans cette étude[31], plusieurs cellules cancéreuses ont été sensibles au composé, notamment des cellules de mélanome, de cancers du sein, de la prostate, des ovaires, du colon, des reins et du système nerveux comme le glioblastome et le neuroblastome.

Peu d'études cliniques sont disponibles et le nombre de patients inclus est assez faible. Ces études cliniques concernent des patients avec cancer du sein, cancer du col utérin, carcinome hépatocellulaire, carcinome des poumons non à petites cellules et cancer laryngé à cellules squameuses, tous traités par un dérivé d'artémisinine[32-34].

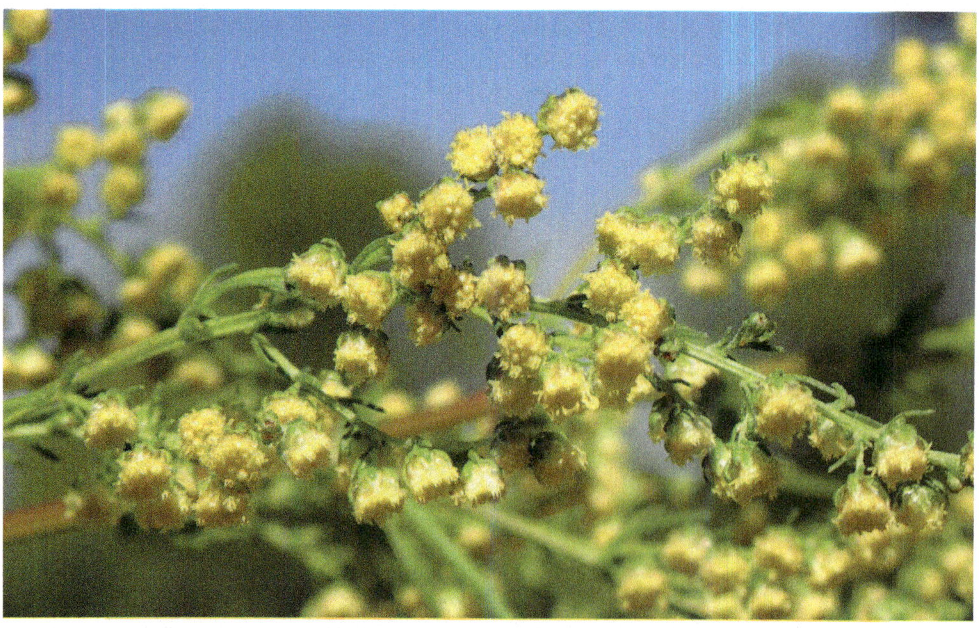

POUR LECTEUR AVERTI

L'étude de Zhang et al. s'est faite avec 121 patients ayant un cancer pulmonaire non à petites cellules. Un groupe a reçu le traitement conventionnel avec vinorelbine et cisplatine, le second groupe ce même traitement, mais en rajoutant de l'artesunate en intraveineux pendant 8 jours. Ils ont observé une meilleure amélioration de la maladie dans le groupe recevant l'artémisinine (88,2 %) comparé au groupe n'ayant reçu que le traitement conventionnel (72,7 %).

Jansen et al. ont étudié les effets de la dehydroartémisinine sur le carcinome du col de l'utérus chez 10 femmes. Après 3 semaines de traitement, la grande majorité des femmes avait une amélioration des signes et des symptômes de ce carcinome, incluant les douleurs et les pertes vaginales. De plus, ces patientes avaient une diminution de l'expression du récepteur à l'EGF (facteur de croissance épidermique surexprimé dans les cellules cancéreuses) et de l'antigène Ki-67 (marqueur de prolifération). Après achèvement du traitement de 4 semaines, seulement six patientes ont eu une rechute au cours des six mois qui ont suivi et deux patientes sont décédées. Les quatre autres patientes ayant rechuté ont subi le même traitement à nouveau pendant 4 semaines. Six mois après arrêt complet du traitement, toutes ces patientes étaient en rémission.

L'artémisinine et ses dérivés agissent en synergie avec d'autres chimiothérapies anti-cancéreuses sans trop d'effets secondaires, ceci a été testé avec la gemcitabine[35], le cyclophosphamide[36], le lenalinomide[37] et la vincristine[38].

La plante entière *Artemisia annua* a également des propriétés anti-cancéreuses. L'extrait de feuilles séchées d'*Artemisia* a été comparé[39] à l'artésunate pour tester son activité sur le cancer du poumon non à petites cellules (CPNPC) qui est un sous-type majeur de cancer du poumon de mauvais pronostic. Trois lignées cellulaires CPNPC ont été utilisées, une lignée de fibroblastes humains non cancéreux et des modèles murins de xénogreffe pour comparer l'efficacité de l'artémisinine délivrée par voie orale via les extraits de feuilles séchées d'*Artemisia* et l'artésunate. L'extrait de feuilles séchées d'*Artemisia* et l'artésunate ont tous deux supprimé la viabilité des cellules cancéreuses sans inhibition des cellules non cancéreuses. Chez les animaux xénogreffés, les feuilles séchées d'*Artemisia* ont inhibé la croissance relative de la tumeur de 50 %. Il s'agit de la première étude démontrant l'efficacité des feuilles séchées d'*Artemisia* et les différences mécanistiques entre l'extrait de feuilles séchées d'*Artemisia* et l'artésunate, par rapport aux cellules du cancer du poumon non à petites cellules (CPNPC).

De plus, et ceci est important par rapport aux monothérapies, il semblerait que l'artémisinine ne soit pas la molécule anti-cancéreuse la plus importante de cette plante médicinale. En effet, l'armoise annuelle contient de nombreuses autres molécules biologiques permettant de penser qu'elle pourrait être à l'origine de nouvelles molécules anti-cancéreuses. Une préparation de la plante entière, ne contenant pas d'artémisinine, a exercé une activité anti-cancéreuse[40] sur des cellules de cancer du sein dit « triple négatif », qui est un des cancers les plus compliqués à soigner. Cet extrait d'*artemisia* a inhibé la viabilité de cellules cancéreuses du sein, du pancréas, de la prostate et du poumon non à petites cellules. Trois des cinq principaux constituants identifiés dans l'extrait (arteannuine B, casticine et chrysosplenol) agissent en synergie pour exercer cet effet inhibiteur sur la croissance de la tumeur.

Effets immuno-régulateurs et maladies auto-immunes

Ce sont des observations d'effets immuno-suppresseurs chez des patients traités avec l'artémisinine contre le paludisme qui ont attiré l'attention des chercheurs sur l'intérêt potentiel de cette plante, et de ses molécules, les artémisinines, pour soigner des maladies auto-immunes.

POUR LECTEUR AVERTI

Les artémisinines ont des effets immuno-régulateurs, sur différentes composantes du système immunitaire, en affectant les réponses de nombreuses cellules immunitaires. Elles diminuent, voire suppriment, la sécrétion de cytokines et de leurs voies de signalisation; elles induisent une diminution des neutrophiles; elles réduisent les réponses fonctionnelles des macrophages et inhibent le maintien et la prolifération des lymphocytes[41]. Ainsi, ces artémisinines affectent les voies de signalisation en cascade notamment celles des TLR, PLCc, PKC, Akt, MAPK, Wnt, STATs, NF-jB, and Nrf2/ARE.

Au cours de ces dernières années, des études ont été faites sur le lupus érythémateux systémique[42], appelé aussi lupus érythémateux disséminé (il peut toucher de nombreuses parties du corps, dont les articulations, la peau, les reins, le cœur, etc.), qui est une maladie caractérisée par la production d'auto-anticorps dirigés en particulier contre ses propres cellules. Ces études ont démontré que les artémisinines peuvent réguler le système immunitaire de différentes façons pour réduire la production d'auto-anticorps, permettant ainsi une protection des organes cibles. Par exemple, en cas d'atteinte du rein (néphropathie lupique), les artémisinines pourraient améliorer de façon significative les lésions rénales (amélioration de l'état clinique chez des patients atteints de néphropathie lupique traités pendant trois ans avec l'artémisinine[43]).

La pharmacopée chinoise contemporaine recommande d'ailleurs *Artemisia annua* dans le traitement du lupus érythémateux sous forme de comprimés de miel et de feuilles d'armoise réduites en poudre.

Activité antivirale

L'artémisinine et ses dérivés semi-synthétiques exercent un effet inhibiteur sur les virus herpétiques humains type 6A[44] et herpès simplex (HSV-1 et HSV-2), le cytomégalovirus humain[45], le virus d'Epstein-Barr[44] (responsable entre autres de la mononucléose infectieuse) et ils sont efficaces sur les virus de l'hépatite B et C[47,48]. La remarque faite au paragraphe suivant s'applique également ici.

L'armoise annuelle a été largement utilisée en Chine au moment de l'épidémie de coronavirus (SARS-Cov-1) en 2003 et 85 % des cas de Covid-19 ont reçu un traitement à base de plantes pour compléter le traitement allopathique. Le coronavirus du syndrome respiratoire aigu sévère (SARS-Cov-1) est très proche génétiquement du coronavirus qui nous a frappés en 2020 (le SARS-Cov-2). Or, testée *in vitro*, cette plante est active sur le coronavirus responsable du SARS et, parmi 200 plantes investiguées, l'activité antivirale de *Artemisia annua* était la deuxième la plus puissante sur le SARS-Cov-1, après celle de la plante Lycoris radiata[49] ! L'activité antivirale serait due à la synergie d'action, entre autres, de l'artémisinine, de la quércetine et de la lutéoline[50]. La plante ouvre donc des pistes de recherche intéressantes qui méritent d'être validées par des études à plus long terme et des essais cliniques que beaucoup de gens demandent depuis des mois (voire des années).

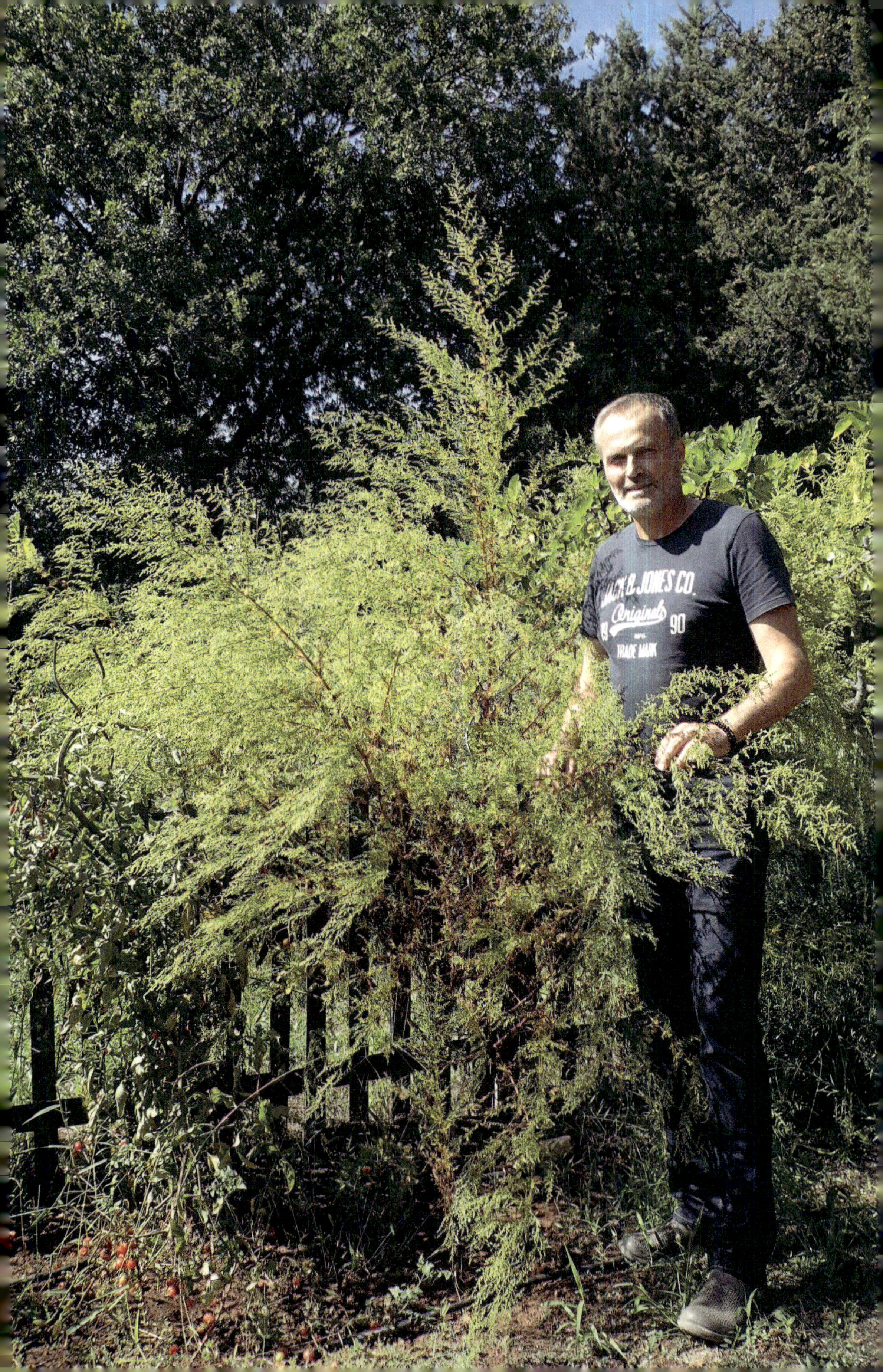
ACK & JONES CO.
Originals
19
90
TRADE MARK

Activités antibactérienne et antifongique

De nombreuses études donnent des activités antibactériennes et/ou antifongiques pour cette plante à partir de différents extraits (méthanol, hexane... et surtout huile essentielle). Il faut être très prudent ici et ne pas extrapoler les indications cliniques de la plante à partir de son activité antibactérienne *in vitro* comme ceci est souvent fait, d'autant plus que de nombreux résultats sont liés à l'huile essentielle contenue dans la plante. Or, ces huiles essentielles ne se distribuent pas suffisamment dans la circulation sanguine pour avoir une efficacité systémique.

Remarque : *Artemisia annua* aura donc un rôle antibactérien et/ou antifongique à jouer, soit par voie interne au niveau du tractus gastro-intestinal (préparation sans chauffer la plante), soit par voie externe en fumigations (infections pulmonaires), applications locales (infections cutanées ou des phanères) et bains de bouche (infections bucco-dentaires). L'efficacité antibactérienne et antifongique systémique ne peut pas être comparée aux activités systémiques antiparasitaire (paludisme et autres cités ci-après) et anti-cancéreuse qui sont bien réelles et représentent la force majeure de cette plante.

Les extraits d'*Artemisia annua* ont une activité antimicrobienne sur divers agents pathogènes dont *Bacillus subtilis, Candida krusei, Enterococcus hirae, Enterococcus faecalis, Escherichia coli, Haemophilus influenzae, Pseudomonas aeruginosa, Saccharomyces cerevisiae,* et *Staphylococcus aureus*[51,52]. Certains extraits ont également montré une activité contre des germes responsables de maladies parodontiques : *Aggregatibacter actinomycetemcomitans, Fusobacterium nucleatum subsp. animalis, Fusobacterium nucleatum subsp. polymorphum,* et *Prevotella intermedia*[53].

L'Artémisinine a montré un effet additif ou synergique, en combinaison à l'itraconazole, contre des champignons comme *Aspergillus fumigatus*[54], de même qu'une action modérée contre *Fusarium oxysporum*[55]. Parmi les dérivés de l'artémisinine testés pour leur activité fongicide, l'anhydrodihydroartémisinine et l'arthééter étaient les plus actifs contre *Cryptococcus neoformans*[56], leur activité dépassait celle de l'amphotericine B.

Les artémisinines présentent des propriétés neuroprotectrices et pourraient être des candidates pour le traitement des maladies

Activité neuroprotectrice[57]

neurodégénératives. Il faut dire que ces molécules passent bien de la circulation sanguine au système nerveux central : ce sont de petites molécules lipophiles qui passent la barrière hémato-encéphalique et se retrouvent dans le cerveau qu'elles protègent du stress oxydatif[58]. Elles exercent à ce niveau une triple action à la fois anti-oxydante, anti-inflammatoire et de réduction des protéines béta amyloïdes, suggérant qu'elles pourraient être employées pour traiter les maladies neurodégénératives. J'emploie le conditionnel, car ceci supposerait l'emploi de la plante ou des artémisinines au long cours avec tous les effets indésirables connus, et, bien que très surprenant, le risque d'une neurotoxicité (voir chapitre «effets indésirables et contre-indications»). À l'heure actuelle, les effets positifs ou négatifs des artémisinines sur la neuro-dégénérescence doivent être évalués et des tests d'utilisation au long cours doivent être menés pour trouver la dose efficace et les molécules dénuées d'effets indésirables.

Au-delà de leur effet antipaludique, les artémisinines possèdent des caractéristiques

Autres activités des artémisinines[59] et de certains dérivés

structurales et chimiques uniques. Les chercheurs ont également effectué d'autres recherches pharmacologiques qui ont permis de démontrer pour ces molécules :

un effet **anti-inflammatoire**; un effet **anti-bilharzien** (les artémisinines peuvent détruire des parasites comme les shistosomes pendant toute la durée de leur administration); un effet sur le traitement de la **toxoplasmose** (il existe un potentiel thérapeutique qui demande à être précisé) ; un effet de **protection hépatique** (augmentation des réserves de glutathion hépatique); un effet **anti-arythmique** (par inhibition du courant potassium); effet **anti-asthmatique** et **contraceptif** de l'artésunate (d'où les contre-indications chez la femme enceinte).

Effets indésirables et contre-indications

- Stephan Harrod BUHNER dit qu'environ 25 % des personnes utilisant l'armoise annuelle comme antipaludique font état de l'apparition de nausées, mais sans aller jusqu'aux vomissements. Elle peut aussi être responsable de vertiges, acouphènes, prurit et légères douleurs abdominales. De nombreux autres auteurs parlent seulement de 5 % de personnes ayant des effets secondaires dans le cadre d'un traitement du paludisme.
- Les effets indésirables sont beaucoup plus prononcés avec les artémisinines (médicaments) et les plus couramment rencontrés consistent en des céphalées, des nausées et vomissements, perte d'appétit, des vertiges,

des douleurs abdominales, parfois des diarrhées... Cependant, tous ces symptômes sont communs chez les patients atteints de paludisme et ils disparaissent avec un traitement approprié. Environ 4 % des gens, qui les utilisent, ont ces symptômes.

Même si les cas sont rares (entre 0,5 et 1,5 % des cas traités), **des doses élevées (500 mg/jour d'artémisinine pendant 3 jours), ont pu engendrer une inflammation hépatique, des troubles cardiaques (bradycardie sinusale, extrasystoles,...) transitoires, une neutropénie, une baisse du taux de réticulocytes,** etc. D'où l'intérêt de bien vérifier pour chaque médicament les effets indésirables majeurs recensés et **les contre-indications comme parfois les antécédents de trouble du rythme cardiaque, de bradycardie, d'antécédent de QT long, etc.**

Les effets indésirables cités peuvent apparaître en cas d'utilisation « appropriée » : l'artémisinine est sûre d'emploi à des doses de 500 à 1200 mg/jour pendant 7 jours par exemple.

◆ **Il n'est pas recommandé d'utiliser les artémisinines au long cours à cause des risques significatifs de neurotoxicité[60] et d'une baisse de leur biodisponibilité.**

Il est souvent fait état d'une neurotoxicité des artémisinines avec comme recommandation de ne pas faire de traitement au long cours. En fait, cette neurotoxicité dépend de la molécule utilisée et surtout de la voie d'administration, la voie injectable étant la plus à risque et surtout avec les forts dosages. Cette neurotoxicité est souvent retrouvée chez les animaux qui semblent plus sensibles, mais, en fait, la différence de neurotoxicité entre les animaux et les humains est liée à la hausse relative des doses et une période d'administration plus longue lors des expérimentations animales. Les effets toxiques de l'artémisinine peuvent être causés par une longue exposition aux médicaments, plutôt que déterminés par la concentration maximale du médicament. Ceci veut dire que c'est la durée qui peut entraîner cette neurotoxicité et non pas des cures courtes même à doses élevées. Tu Youyou, prix Nobel de médecine, spécifie[59] même que « *lorsqu'elle est administrée par voie orale, même des concentrations élevées d'artémisinine ne peuvent pas avoir les conséquences susmentionnées* ».

De plus, il y a une diminution de la biodisponibilité chez l'homme des artémisinines après des doses répétées par voie orale. Ceci semble lié à une augmentation de l'activité hépatocellulaire et Buhner rapporte qu'à J7, l'artémisinine n'est plus présente dans le sang qu'à 24 % de son niveau de J1 en donnant quotidiennement la même dose !

◆ **La plante et les artémisinines sont à utiliser avec prudence pendant la grossesse, surtout pendant le premier trimestre** (d'ailleurs de nombreuses spécialités à base d'artémisinine ou de ses dérivés sont contre-indiquées chez la femme enceinte). Les études chez l'animal montrent une embryotoxicité significative et recommandent donc de **ne pas les utiliser chez la femme enceinte au cours des trois premiers mois de grossesse**. Au cours de cette période, les artémisinines ne doivent être utilisées que si ces molécules constituent le seul traitement accessible, surtout en cas d'accès pernicieux à même de compromettre la survie de la patiente et du fœtus ; elles présentent par ailleurs un moindre risque d'hypoglycémie que la quinine.

- **Il semble aussi contre-indiqué d'utiliser des antioxydants** avec l'infusion ou le thé d'armoise annuelle ou l'artémisinine. En effet, le mécanisme d'action étant basé sur un stress oxydatif par réaction avec le fer, toute substance protégeant des dommages radicalaires pourrait contrarier son efficacité.

Interactions avec d'autres plantes ou médicaments

L'artémisinine peut accélérer l'élimination de l'oméprazole.

Pour les autres médicaments dérivés de l'artémisinine, il faut consulter leurs fiches techniques respectives, car ces molécules interagissent notamment avec le cytochrome P450. Il existe donc des interactions avec les inducteurs/inhibiteurs enzymatiques du cytochrome P450 (jus de pamplemousse...).

Préparations pour traiter le paludisme et autres maladies...

1 À base d'*Artemisia annua*

Infusion de plante sèche

Les dosages varient entre 5 g et 12 g de plante sèche par litre d'eau. Les essais cliniques réalisés par Mueller et al. (2004), avec 5 g/L, ont montré que le traitement avec la tisane d'*Artemisia annua* conduisait à un taux de guérison de 77 %. Les essais d'autres études[10] avec 12 g/L ont donné de meilleurs résultats : taux de guérison de 100 %. Si vous n'avez rien pour peser, vous pouvez mettre deux poignées de plante sèche (environ 9-10 g), mais le poids est très fluctuant selon le mode de préparation et la façon dont la plante a été broyée (finement, gros morceaux, présence des fleurs ou non...). Je vous recommande donc de peser la plante.

Verser donc 1 litre d'eau bouillante sur 5 ou 12 g de plante sèche, bien mélanger, couvrir immédiatement et laisser infuser 20 minutes. Filtrer et boire 250 ml toutes les 3 heures (car l'artémisinine par voie orale est absorbée rapidement, et atteint sa concentration plasmatique maximale en 1-2 heures avec une biodisponibilité d'environ 30 %). Cure de 7 jours, ni plus ni moins. On peut renouveler 15 jours après comme le recommande Buhner.

Macération de plante fraîche

C'est la forme d'utilisation la plus ancienne dont j'ai déjà parlé.

Mettre une grosse poignée de plante fraîche finement coupée dans 1 litre d'eau froide, mixer au Blender et laisser macérer plusieurs heures, voire toute une nuit, bien presser pour extraire tout le jus, filtrer et boire cette préparation dans la journée. Cure de 7 jours.

Méthode Buhner : placer 100 g de plante fraîche (feuilles et fleurs) finement coupée dans un récipient et verser 500 ml d'eau chaude (non bouillante !) dessus. Couvrez et laissez macérer 12 heures. Ensuite bien presser pour extraire tout le jus et boire cette préparation dans la journée. Cure de 7 jours à répéter 15 jours plus tard.

Jus de plante fraîche selon Buhner

À l'aide d'un extracteur de jus. Boire une cuillère à soupe du jus par jour dans un verre d'eau (ou dilué dans ½ litre d'eau à boire dans la journée, ce qui me paraît meilleur pour maintenir un taux sanguin suffisant en principes actifs).

Buhner dit que le jus frais est 6 à 17 fois plus puissant que l'artémisinine pure. Je n'ai rien retrouvé à ce sujet.

Mon alcoolature

On parle d'alcoolature quand on utilise la plante fraîche (et de teinture pour la plante sèche) macérée dans l'alcool. C'est une forme d'utilisation que je recommande : elle est facile à préparer, facile à transporter, d'un emploi pratique et elle se conserve des années en flacon opaque ! De plus, l'artémisinine n'est pas soluble dans l'eau, assez soluble dans les lipides et bien soluble dans l'éthanol, donc...

Coupez très finement la plante fraîche et mettez-la immédiatement à macérer dans deux fois son poids en alcool (si possible à 90° ou 96°) en ajoutant au mélange soit une cuillère à soupe de poudre de réglisse, soit du gingembre (un morceau de racine, équivalent à un pouce, coupé en petits morceaux ou broyé). Le gingembre ou la réglisse jouent un rôle très important dans mes préparations (voir pourquoi au chapitre « Notion de bio-amplificateur »). Si vous n'avez pas d'alcool à 96°, utilisez un alcool à 40° ou 55-60° en mettant 1 dose de plante pour 1 dose d'alcool. Par exemple 200 g de plante fraîche d'armoise auxquels on ajoute la réglisse ou le gingembre qu'on mélange à 200 ml d'alcool à 40° ou 55°. Laissez macérer

15 jours en agitant régulièrement. Pressez et filtrez. Prenez 1 cuillère à soupe deux fois par jour dans un grand verre d'eau (c'est fort en alcool!) pendant 7 jours et répéter 15 jours plus tard.

Macération dans du lait avec réglisse

L'artémisinine n'étant pas soluble dans l'eau, le fait d'utiliser un lait riche en matières grasses va augmenter son extraction et rendre le goût un peu plus agréable qu'il n'est naturellement, surtout si on rajoute de la réglisse. Cette association lait-réglisse a un triple avantage : 1/ un meilleur goût qui cache l'amertume; 2/ une plus forte concentration en artémisinine; 3/ la réglisse est un «synergisant» qui augmente l'efficacité des préparations dans laquelle on l'introduit.

Préparez 50 g de plante fraîche finement découpée ou 12 g de plante sèche. Versez 1 cuillère à soupe rase de poudre de réglisse dans ½ litre de lait de coco (ou d'amande, de lait de vache entier...), portez à ébullition, bien mélanger et coupez le feu. Si vous utilisez la plante sèche, mettez-la tout de suite dans le lait chaud. Si vous utilisez la plante fraîche, laissez refroidir le lait et quand il est tiède, versez-y les 50 g de plante fraîche. Couvrez aussitôt la préparation. Laissez macérer ensuite 4 heures. Pressez et filtrez. À boire dans la journée en 3 fois.

Poudre de plante

Gélules dosées à 0,5 g de poudre de feuilles séchées d'*Artemisia annua*, 2 fois par jour. Cure de 7 jours à répéter 15 jours plus tard. Si possible choisir des produits qui indiquent le titrage en artémisinine (% ou mg d'artémisinine par gélule).

2 À base d'artémisinine

La dose efficace contre le paludisme est de 500 à 1000 mg le premier jour et ensuite 500 mg par jour pendant 2 à 4 jours. La Chine utilise des dosages de 500 à 1600 mg pendant 3 jours répétés deux semaines plus tard. Il y a de fortes présomptions pour que des dosages de 800 à 1200 mg/j pendant 5 à 7 jours soient les plus efficaces en refaisant une cure de 5 à 7 jours deux semaines plus tard.

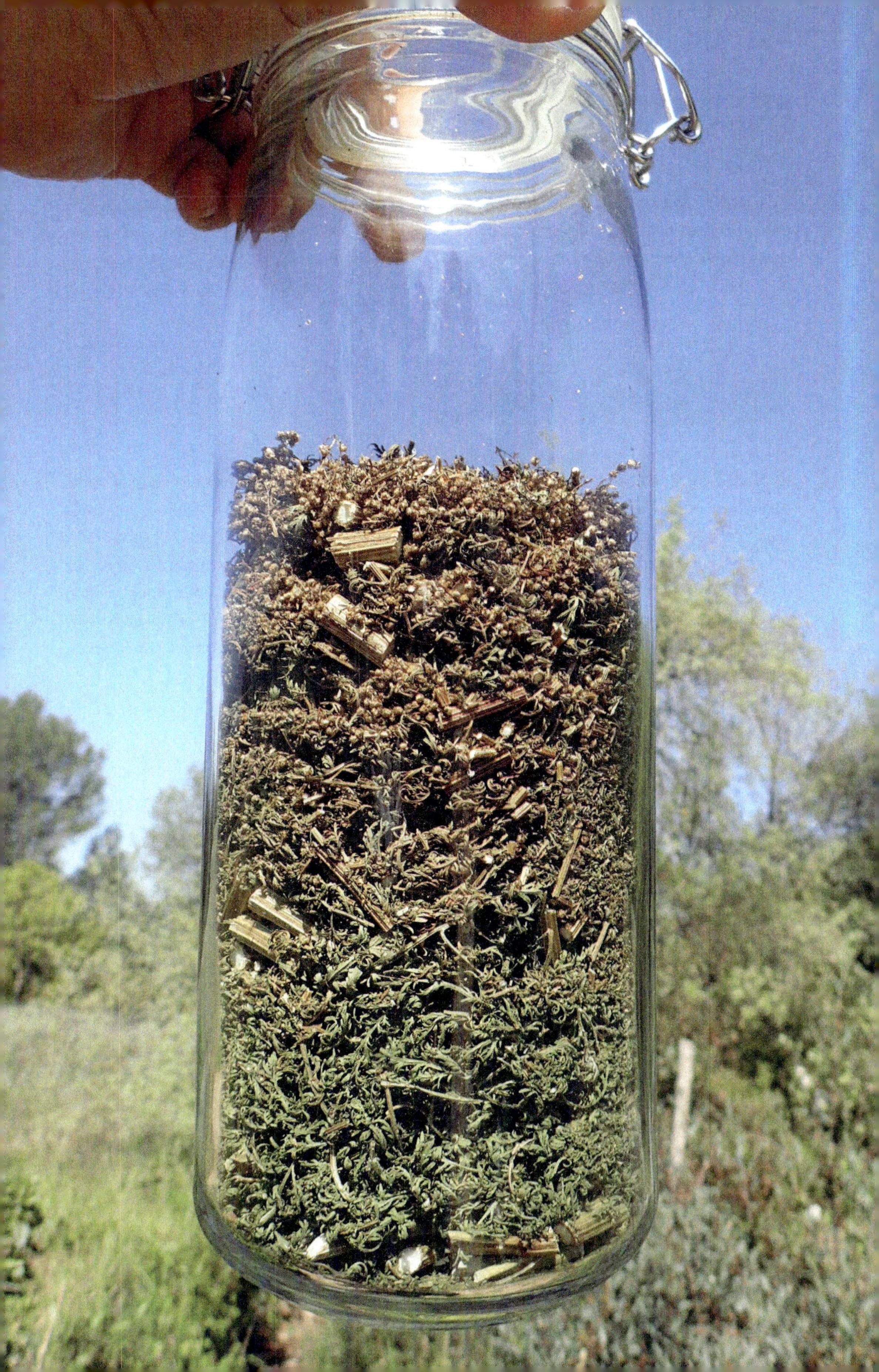

Autres pathologies : virales, bactériennes, fongiques

Il n'y a pas de protocole établi, mais vous pouvez utiliser une des préparations précédentes (celle qui vous paraît la mieux adaptée à votre goût et mode de vie) pendant 7 jours, arrêter une semaine et refaire une cure encore de 7 jours si nécessaire. Il va de soi qu'il est toujours préférable d'avoir un avis ou suivi médical dans ce type de pathologie.

Et pour le cancer

Là aussi, il n'y a pas de protocole spécifique décrit à l'heure où j'écris ces pages. Certains recommandent de prendre la plante en infusion (une des préparations précédentes) une semaine sur deux. D'autres utilisent le principe actif, l'artémisinine, à des doses de 200 à 500 mg par jour, 4 jours par semaine et donc avec un arrêt de 3 jours.

Personnellement, si je devais utiliser cette plante dans ce cadre-là, je ferais des cures une semaine sur deux avec la plante. Ceci est également à recommander chez les personnes en rémission, notamment suite à des cancers traités du sein, du col de l'utérus ou des poumons, à raison d'une cure ou deux par an à titre préventif.

En conclusion, *Artemisia annua* exerce des effets positifs et peut être conseillée dans les domaines suivants :

◆ **En rapport avec les propriétés antimicrobiennes et antiparasitaires**

- **Infections parasitaires du sang et/ou du foie** : paludisme, bilharziose, toxoplasmose...
- **Certaines infections virales** : Covid long, hépatites B et C, herpès, mononucléose infectieuse...
- **Infections pulmonaires** : en fumigation associée à des cures de 7 jours d'une des préparations buvables mentionnées.
- **Réduire la fièvre** : grâce à un effet diaphorétique (provoque la transpiration)

◆ **En rapport avec l'effet immuno-régulateur**

- **Lupus érythémateux systémique**, notamment pour freiner les atteintes des reins (néphropathie lupique)

◆ **En rapport avec les activités gastro-intestinales**

- **Infections intestinales diverses** : *Artemisia annua* se suffit à elle seule pour traiter un grand nombre de germes intestinaux. Personnellement, j'aime sa synergie avec la berbérine/épine-vinette (par exemple, thé d'*Artemisia annua* dans la journée et berbérine le soir)

◇ **En rapport avec l'activité antibactérienne parodontale**

- **Gingivites et parodontites** : traitement local (bains de bouche) associé à des cures de 7 jours d'une des préparations buvables mentionnées.

◇ **En rapport avec une approche intégrative du cancer**

- Accompagnement du traitement des cancers en accord avec le médecin traitant

◇ **Usage externe (peau et muqueuses)**

- **En application locale** : infections de la peau (plaies infectées), mycoses de la peau, des cheveux et des ongles

- **Bain de bouche** avec les alcoolature ou teinture diluées

Autres armoises contenant de l'artémisinine

La présence d'artémisinine a été signalée[61] dans d'autres armoises, notamment : *A.absinthium, A.anethifolia, A.anethoides, A.austriaca, A.aff.tangutica, A.annua, A.apiacea, A.bushriences, A.campestris, A. cina, A. ciniformis, A. deserti, A. diffusa, A. dracunculus, A. dubia, A. incana, A. indica, A. fragrans, A. frigida, A. gmelinii, A. japonica, A. khorassanica, A. kopetdaghensis, A. integrifolia, A. lancea, A. macrocephala, A. marschalliana, A. messerschmidtiana, A. moorcroftiana, A. parviflora, A. pallens, A. roxburghiana, A. scoparia, A. sieberi, A. sieversiana, A. spicigeria, A. thuscula, A. tridentata, A. vestita, and A. vulgaris.*

L'artémisinine a été retrouvée dans au moins 40 espèces d'armoises, la teneur en artémisinine allant de 0,0005 % à 1,4 % du poids sec de ces armoises.

La plus forte teneur en artémisinine a été trouvée dans *A. annua* (jusqu'à 1,4 %), suivi d'*A. deserti* (0,4-0,6 %), *A. marschalliana* (jusqu'à 0,38 %) et *A. absinthium* (jusqu'à 0,35 %).

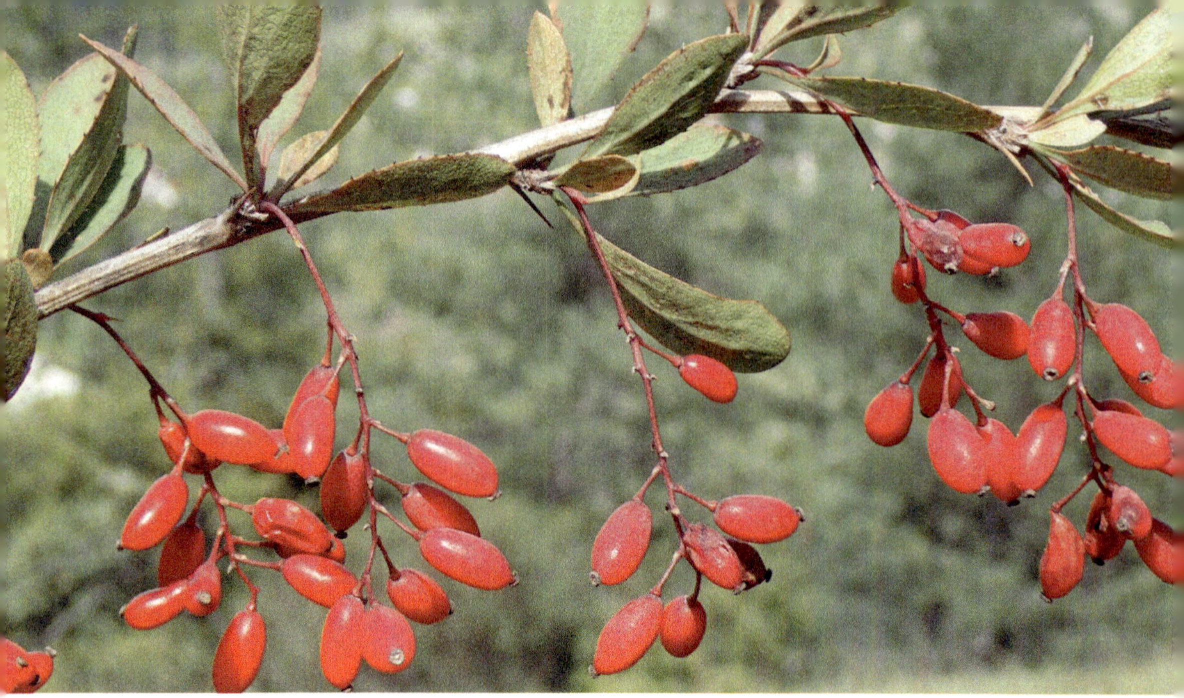

L'Épine-vinette
et son principe actif, la Berbérine

À la fois Docteur Jekyll et Mister Hyde de la phytothérapie !

Peu connue du grand public, la berbérine fait pourtant désormais partie de l'arsenal de la phytothérapie moderne. Elle fait les titres de nombreuses revues de vulgarisation ou de rédacteurs qui la placent sur un piédestal sans (jamais) rappeler les précautions d'emploi à respecter. Au même titre que le millepertuis, c'est un peu le Mr Hyde and Mr Jekyll de la phytothérapie, car ses interactions médicamenteuses sont nombreuses.

La berbérine a une longue histoire dans la médecine chinoise et nord-américaine, mais reste encore mal connue de la médecine occidentale bien que cet alcaloïde végétal soit une véritable arme contre de nombreuses maladies en constante augmentation dans les sociétés occidentales.

De nombreuses recherches récentes soulignent l'efficacité de la berbérine qui pourrait se montrer un agent thérapeutique prometteur dans des domaines comme :

- **le diabète et le syndrome métabolique**
- **l'excès de graisses (cholestérol et triglycérides) dans le sang**
- **l'hypertension**

- **le foie gras ou stéatose hépatique non alcoolique (accumulation de graisses dans le foie)**
- **le surpoids et l'inflammation**
- **les gastroentérites, douleurs abdominales et diarrhées,**

mais aussi de nombreux avantages pour la santé en cas de cancer, certaines dégénérescences neurologiques, l'addiction à certaines drogues...

La berbérine présente donc certains avantages pour notre santé, réellement très impressionnants, mais aussi des effets secondaires et/ou interactions avec certains médicaments (c'est un substrat des P-glycoprotéines et elle module l'activité des isoenzymes de certains cytochromes) qui nécessitent donc **de bien connaître les mécanismes d'action de cette molécule et surtout ses précautions d'emploi.** La magie d'internet, sur de très nombreux sites de santé naturelle, fait de cette berbérine une super-molécule et laisse penser, à tort, que son emploi est anodin. En réalité, cette berbérine est très active et je vous invite à découvrir mes conseils pour l'utiliser en toute sérénité.

Qu'est-ce que la berbérine ?

La berbérine est un alcaloïde quaternaire isoquinoléique (ou un dérivé 5,6 dihydrodibenzo [a, g] quinolizinium) isolé à partir de nombreux types de plantes médicinales telles que *Hydrastis canadensis, Mahonia aquifolium, Coptis chinensis, Coptis rhizome, Coptis japonica, Phellondendron amurense, Phellondendron chinense Schneid, Berberis vulgaris, Berberis aristata* et *Berberis croatica Horvat*[1,2].

En France, on retrouve la berbérine dans l'épine-vinette (*Berberis vulgaris L.*) qui en contient le plus au moment du repos végétatif. L'écorce de la racine est la plus riche, suivie de celle du tronc. L'écorce renferme 8 % d'alcaloïdes parmi lesquels la berbérine est majoritaire (environ 5 %). La couleur jaune de ces organes est d'ailleurs due à cette berbérine. De façon controversée, les feuilles, fleurs et fruits de l'épine-vinette semblent dépourvus de berbérine. La plante est hypotensive, cholérétique et spasmolytique et ses racines et fruits ont été utilisés comme antiseptique, vermifuge, contre les diarrhées, les hémorragies, les maux de gorge et en application sur les plaies et les ulcères[3,4]. Les études, menées sur la composition chimique de la plante, montrent que les constituants les plus importants sont les alcaloïdes isoquinoléiques tels que berbérine, berbamine et palmatine et que la berbérine représente un des alcaloïdes naturels les plus étudiés pour ses effets vis-à-vis de plusieurs maladies telles que **le cancer et le diabète**[1,5].

Vertus thérapeutiques de la berbérine

Si les plantes qui renferment de la berbérine sont utilisées depuis plus de deux mille ans en Chine pour traiter les diarrhées et les parasites intestinaux, ce n'est qu'au début du XIXème siècle que la berbérine a été isolée et identifiée. Les années suivantes, sa chimie a été étudiée et ce n'est qu'en 1969 qu'a eu lieu sa première synthèse totale. Dans les années 60, les chercheurs indiens ont mis en évidence certaines propriétés de la berbérine, et de ses sels, qui permettaient de traiter le choléra, les diarrhées sévères et les amibes. Des études cliniques en 1985 et 1987 ont confirmé la capacité de la berbérine à soigner les diarrhées.

Ce n'est que bien plus tard, au cours des dernières décennies, que l'on a pu identifier les mécanismes d'action de la berbérine au niveau cellulaire, particulièrement dans les cellules hépatiques (du foie), les cellules de la paroi artérielle, les cellules β-pancréatiques (du pancréas), les adipocytes (cellules graisseuses) et les myocytes (cellules musculaires).

De nombreuses études cliniques ont été réalisées avec la berbérine (sous forme de sels généralement non définis) ou des extraits de plantes à berbérine à des doses journalières de 400 à 1500 mg de berbérine, pendant 10 jours à 3 mois. Ces études cliniques montrent que la berbérine a des effets thérapeutiques significatifs dans les populations de malades traités, souvent à partir de 400 mg/jour chez l'adulte.

Parmi les voies à travers lesquelles la berbérine module les processus cellulaires, l'AMPK (*Adenosine Monophosphate activated Protein Kinase*) joue un rôle central.

De nombreuses études récentes ont démontré que la berbérine stimule cette AMPK qui est une enzyme clef du métabolisme énergétique et ces études soulignent l'efficacité ou l'intérêt de la berbérine dans de nouveaux domaines comme les **maladies métaboliques (pré-diabète, diabète de type 2) et cardiovasculaires (hyperlipidémie et hypercholestérolémie...), l'obésité ainsi que les états inflammatoires.**

Qu'est-ce que l'AMPK et quel est son rôle[6] ?

L'AMPK, en français « la protéine kinase activée par l'AMP », est une enzyme ubiquitaire fondamentale qui joue un rôle dans l'homéostasie énergétique cellulaire (elle maintient l'équilibre entre la consommation et la production de l'ATP, la source énergétique cellulaire). C'est elle qui permet l'ajustement précis des besoins et disponibilités énergétiques cellulaires. C'est l'unique enzyme responsable de l'inhibition conjointe de la synthèse du cholestérol et des acides gras. Ce système senseur du métabolisme énergétique constitue un mécanisme de survie cellulaire hautement conservé chez les eucaryotes, son apparition remontant à un milliard d'années.

L'AMPK va agir au niveau cellulaire où elle constitue un « détecteur » de l'état énergétique de la cellule capable de réguler le métabolisme énergétique, mais c'est aussi un régulateur majeur de l'homéostasie énergétique à l'échelle de l'organisme en intégrant au niveau hypothalamique des signaux hormonaux et nutritionnels et coordonnant la prise alimentaire et la dépense énergétique.

L'activation de l'AMPK a principalement pour effets :

- Métabolisme des lipides :
  - de stimuler l'oxydation des acides gras hépatiques ainsi que dans les muscles squelettiques et la cétogenèse (synthèse des corps cétoniques au niveau du foie).
  - d'inhiber la synthèse du cholestérol, la lipogenèse (formation de graisses) et la synthèse des triglycérides.
- Métabolisme du glucose :
  - L'activation de l'AMPK favorise le transport insulino-indépendant du glucose dans le muscle squelettique et le cœur où il va être utilisé plutôt que stocké.
  - D'autre part, il a été démontré que l'activation de l'AMPK hépatique (par l'adiponectine par exemple) inhibe la production hépatique de glucose.
  - et enfin, cette AMPK activée va moduler la sécrétion d'insuline par les cellules bêta du pancréas.

L'AMPK joue le rôle d'intermédiaire des effets métaboliques de médicaments anti-diabétiques. Les mécanismes d'action de l'AMPK expliquent ainsi, en partie, les effets métaboliques bénéfiques chez l'homme de deux familles de médicaments anti-diabétiques, les biguanides (metformine et phenformine) et les thiazolidinediones (rosiglitazone), qui activent chacune l'AMPK.

L'AMPK se retrouve dans différents tissus, notamment le cerveau, le foie et les muscles squelettiques où elle participe, entre autres, à la régulation de l'absorption du glucose, à l'oxydation des acides gras et au métabolisme mitochondrial. C'est le « détecteur métabolique » de la cellule qui lui permet de s'adapter aux modifications de son environnement.

La baisse de l'AMPK joue ainsi un rôle clef dans certaines pathologies métaboliques comme le diabète, l'insulino-résistance, l'obésité ou les complications liées au diabète.

Vous l'avez compris, en stimulant le captage de glucose insulino-indépendant et l'oxydation lipidique des acides gras dans le muscle,

1 Berbérine et diabète

et en diminuant la production hépatique de glucose, l'activation de l'AMPK, par la berbérine ou toute autre substance, va avoir des effets bénéfiques sur les anomalies métaboliques observées au cours du diabète de type 2 (dû à une mauvaise utilisation de l'insuline par les cellules de l'organisme) et de l'obésité[7].

Voici deux études cliniques publiées indiquant les bénéfices d'un apport en berbérine pour le patient diabétique :

À NOTER

Cette berbérine améliore aussi la résistance à l'insuline, indirectement, par des effets anti-inflammatoires en inhibant le NF-kappa B et elle réduit aussi l'absorption des glucides alimentaires (elle diminue la conversion des sucres complexes en sucre simple et elle régule le transport du glucose à travers la barrière intestinale).

POUR LECTEUR AVERTI

◇ <u>Étude berbérine versus placebo :</u>

Dans une étude d'intervention[8], 116 patients atteints de diabète de type 2 et de dyslipidémie ont été randomisés pour recevoir 1 gramme de berbérine par jour ou un placebo, pendant 3 mois. Le groupe de la berbérine donne les résultats suivants :

- l'hémoglobine glyquée a diminué de 7,5 % à 6,6 % ;
- la glycémie à jeun a diminué de 7,0 à 5,6 mMol /L (126 à 100,8 mg / dl) ;
- la glycémie postprandiale a diminué de 12,0 à 8,9 mMol /L (216 à 160,2 mg / dl).

Il n'y a pas eu d'effets secondaires néfastes déclarés.

◇ <u>Étude berbérine versus metformine</u> (un célèbre médicament du diabète) :

Dans cette autre étude d'intervention[9], la berbérine a montré la même efficacité : deux groupes de patients (group A et groupe B) diabétiques de type 2 ont été analysés avec comme comparatif la metformine.

→ Groupe A (36 patients) : les patients ont reçu soit la berbérine (500 mg, trois fois par jour) soit la metformine (500 mg, trois fois par jour) pendant 3 mois.

Des changements importants ont été observés dans le groupe berbérine avec une diminution :

- de l'hémoglobine glyquée (HbA1c) de 9,5 % à 7,5 % (une réduction d'environ 21 %) ;
- de la glycémie à jeun de 190,8 à 124,2 mg / dl ;
- de la glycémie postprandiale de 356,4 à 199,8 mg / dl.

L'effet hypoglycémiant de la berbérine a été similaire à celui de la metformine.

→ Groupe B (48 patients) : groupe de patients insuffisamment stabilisés avec un régime associé à des médicaments comme la metformine, l'acarbose ou l'insuline seule ou en association, auxquels on a donné de la berbérine (500 mg, trois fois par jour) pendant 3 mois :

- l'hémoglobine glyquée a diminué de 8,1 % à 7,3 % (une réduction d'environ 10 %) ;
- au cours des 7 premiers jours de traitement, la berbérine a réduit la glycémie à jeun de 172,8 à 140,4 mg / dl et la glycémie postprandiale de 266,4 à 210,6 mg / dl ;
- pendant la deuxième semaine, les glycémies à jeun et postprandiale ont encore diminué (135 mg / dl pour la glycémie à jeun et 189 mg / dl pour la postprandiale) et sont restées à ces niveaux par la suite ;
- l'insuline à jeun a été réduite de 28,1 % ;
- la résistance à l'insuline a été réduite de 44,7 % ;
- les lipides sanguins (triglycérides, cholestérol et LDL-Cholestérol) ont diminué et étaient significativement plus bas qu'au début de l'étude.

Aux doses de 500 mg de berbérine 3 fois par jour, il y a eu des effets secondaires au niveau gastro-intestinal pour environ 34 % des patients dans les 2 groupes (diarrhées, constipation, flatulence, douleur intestinale).

Cette étude indique que la berbérine est un agent hypoglycémiant oral avec des effets bénéfiques sur le métabolisme lipidique. L'effet hypoglycémiant de la berbérine a été similaire à celui de la metformine !

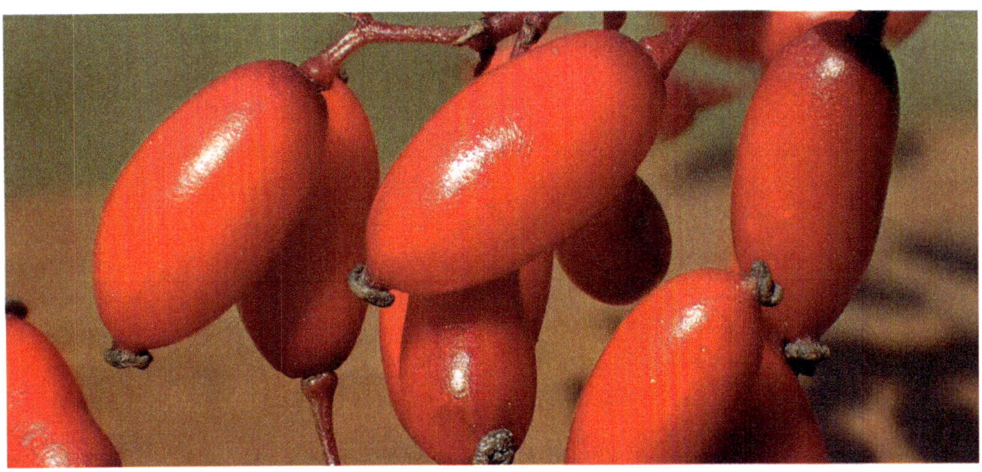

2 Berbérine, lipides élevés dans le sang, hypertension artérielle et protection cardio-vasculaire

De façon générale, la berbérine exerce un effet bénéfique sur le métabolisme des graisses chez l'homme et améliore la fonction cardio-vasculaire en exerçant un effet hypocholestérolémiant, hypotriglycéridémiant, vasodilatateur, hypotenseur, etc.

POUR LECTEUR AVERTI

La berbérine améliore le profil lipidique[10] en cas d'hyperlipidémie, elle réduit les triglycérides, l'Apo B, le LDL-Cholestérol et le cholestérol total.

La berbérine, à raison de 500 mg 2 fois par jour pendant 3 mois, diminue de 16 à 20 % les LDL[11,12].

Une méta-analyse[13] confirme l'effet hypoglycémiant et aussi une amélioration nette du profil lipidique avec ↓ TC (-11 %), LDL-C (-16 %), TG (-21 %) et ↑ HDL-C (+5 %).

Chez le sujet présentant un syndrome métabolique, l'administration de berbérine (500 mg 3 fois par jour pendant 3 mois) permet une diminution d'environ 35 % de ce syndrome, une diminution du tour de taille, de la pression sanguine systolique, des triglycérides, des niveaux de glucose et de la sécrétion d'insuline tout en augmentant la sensibilité à l'insuline[13].

Cette berbérine est aussi une aide dans la lutte contre le surpoids, car elle permettrait de diminuer la taille et le nombre des adipocytes (cellules de stockage de la graisse)[9].

Dans les troubles de la pression artérielle, une méta-analyse montre que la prise de berbérine (500 à 1500 mg/j) associée à une intervention sur l'hygiène de vie tend à davantage faire baisser la pression artérielle qu'une intervention seule sur le mode de vie ou qu'un placebo.

Nous venons de voir qu'un certain nombre d'études cliniques, évaluant l'intérêt de la berbérine chez le patient diabétique ou ayant un excès de lipides dans le sang, donnent des résultats très positifs. Je tempérerais un peu ces résultats en pointant du doigt certaines études qui ont été faites avec un faible taux de participants ou sur des périodes assez courtes. Des études cliniques de plus longue intervention, et sur une large population, sont nécessaires pour consolider le bénéfice clinique de la berbérine dans ces indications ainsi que sa sécurité d'emploi au long cours.

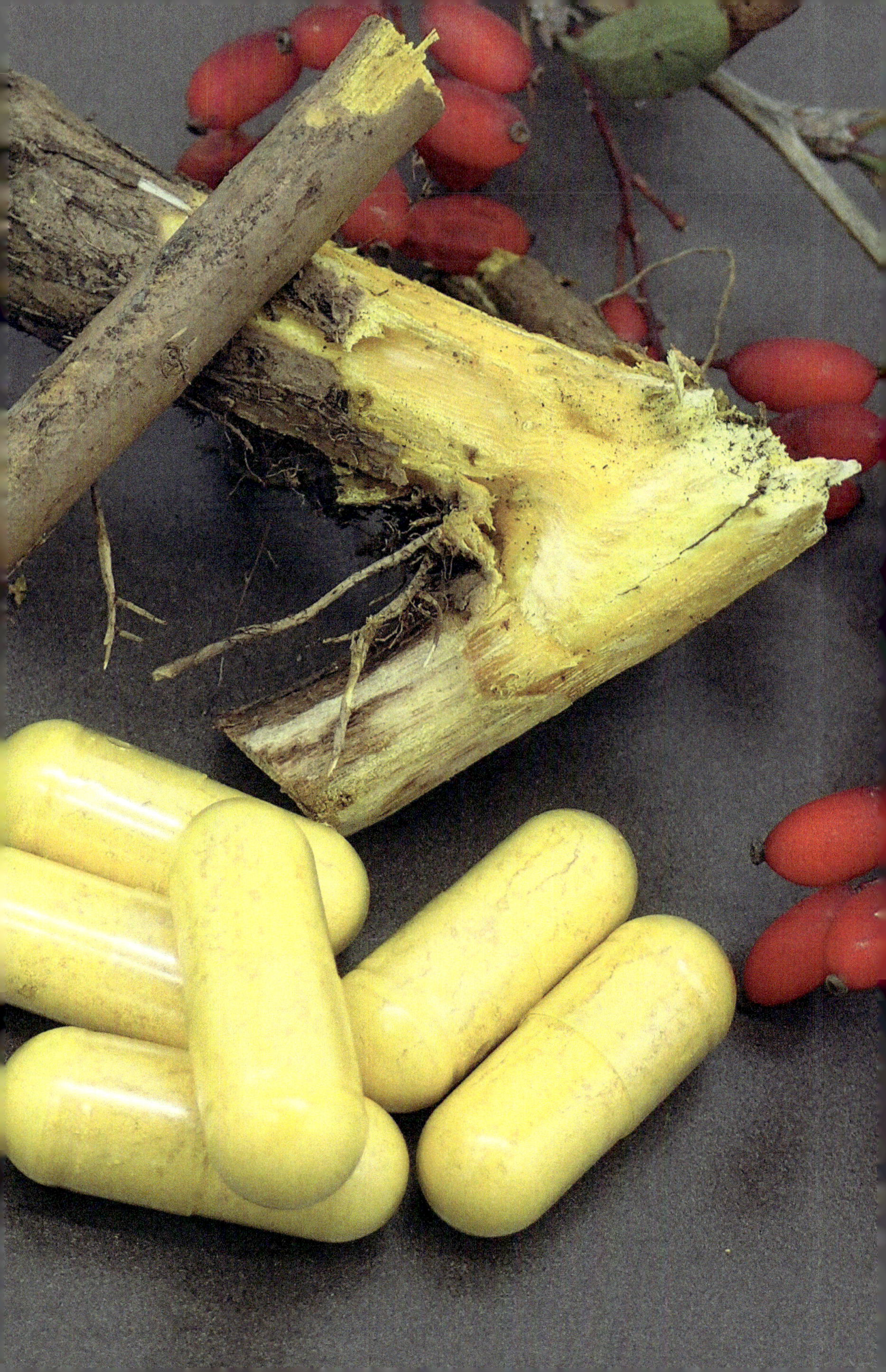

3 Berbérine et foie gras

La stéatose hépatique, appelée aussi «foie gras», est une surcharge graisseuse anormale du foie qui touche entre 20 et 25 % de la population mondiale. Cette stéatose est très souvent associée à un syndrome métabolique, à l'obésité ou ses complications. C'est une maladie réversible, mais qui peut évoluer vers une détérioration des cellules hépatiques — les hépatocytes — pouvant aller jusqu'à leur nécrose. Il ne s'agit plus alors de stéatose pure, mais d'une stéato-hépatite non alcoolique, véritable hépatite à la graisse, ou NASH (Non Alcoolic Steato Hepatitis) qui associe une inflammation, une nécrose et une fibrose hépatiques. Le risque est, bien sûr, de passer d'un NASH à une cirrhose ou un carcinome hépatique. Le point commun des personnes qui ont un foie gras, ou un NASH, est une perte de sensibilité de l'organisme à l'insuline. Une alimentation adaptée, associée à de la berbérine qui augmente la sensibilité à l'insuline, pourrait représenter une solution comme nous allons le voir. De plus, la berbérine a un tropisme important pour le foie : 4 heures après sa prise orale, la concentration hépatique de la berbérine et de ses métabolites est 10 à 30 fois supérieure à celle dans le plasma.

Évaluation des effets d'une supplémentation en berbérine chez l'animal

Des rats recevant une alimentation riche en graisses et cholestérol, pendant 21 jours, présentent une augmentation des enzymes hépatiques transaminases (ALAT) et phosphatases alcalines (PAL), alors que si l'on ajoute un extrait de *berberis vulgaris*, ces mêmes enzymes diminuent[14]. Chez des souris ayant développé un NASH, les résultats sont aussi encourageants[15] en donnant de la berbérine à des doses assez élevées (équivalent 200 mg/kg/jour de la 6ème à la 12ème semaine de l'étude).

En réduisant l'activité de ces enzymes hépatiques, la prise d'extrait d'épine-vinette et/ou de berbérine permet une amélioration de la fonction hépatique.

Le microbiote intestinal (ensemble de micro-organismes, tels que les bactéries, virus ou champignons, qui vivent naturellement dans un environnement spécifique sans causer de problème particulier) est suspecté jouer un rôle fondamental dans le développement d'un NASH et sa progression. Une alimentation élevée en graisses entraîne une modification de la flore intestinale (notamment une modification du ratio *Becteroidetes/Fimicutes*). L'administration de berbérine à des souris soumises à une alimentation riche en graisse et ayant un NASH, restaure ce ratio et aboutit à une perte significative de poids et une amélioration du métabolisme des lipides[16]. Les souris recevant la berbérine présentent une infiltration inflammatoire et un degré de stéatose hépatique bien moindre que le groupe témoin de souris sans berbérine. Les effets évidents sur le microbiote, de la berbérine, expliqueraient son rôle important dans la thérapie du NASH.

Évaluation des effets d'une supplémentation en berbérine chez l'homme

Le foie, jouant un rôle central dans le métabolisme du glucose, de nombreuses études ont porté sur les effets de la berbérine dans certaines pathologies hépatiques.

Un essai clinique multicentrique[17], randomisé contrôlé auprès de 180 patients, atteints de maladie du foie gras non alcoolique, a été réalisé en faisant trois groupes : groupe A : patients recevant des conseils hygiéno-diététiques CHD (modification alimentaire et exercice); groupe B : CHD + médicament pioglitazone (utilisé pour soigner le diabète de type 2); groupe C : CHD + berbérine 500 mg 3 fois par jour pendant 16 semaines. Comparativement au groupe A (CHD), le traitement du groupe C (berbérine) donne les meilleurs résultats avec une réduction significative de la teneur en graisse du foie (52.7 % vs 36.4 %, $p = 0.008$), une meilleure amélioration du poids corporel et du profil lipidique sanguin. La berbérine a aussi été plus efficace que la pioglitazone. Les auteurs concluent à une amélioration de la maladie du foie gras non alcoolique et des désordres métaboliques associés.

Ceci va dans le sens de l'étude *in vitro* de Yang et col., le traitement par la berbérine ayant réduit les triglycérides, le LDL-cholestérol, les transaminases hépatiques et amélioré la stéatose hépatique dans le groupe de rats traités.

Les résultats sont aussi significatifs chez des sujets traités[18] avec un extrait aqueux de *berberis vulgaris* (750 mg, 3 fois par jour), la fonction hépatique est significativement améliorée comme en témoigne la réduction des taux d'enzymes hépatiques (ALAT de 49 à 27,48 et ASAT de 48,22 à 29,8 u/L), marqueurs de la souffrance hépatique.

La berbérine a la capacité d'augmenter considérablement l'expression des récepteurs hépatiques des LDL, ce qui aboutit à une plus grande absorption des LDL par les cellules traitées à la berbérine[11]. La berbérine inhibe aussi les synthèse et sécrétion du cholestérol et des triglycérides dans les hépatocytes à travers l'activation de l'AMPK, aboutissant à une réduction de lipides et acides gras contenus dans le foie (démontrée sur foie de hamster ayant reçu une nourriture hyper-lipidique)[19].

Vous l'aurez compris, une supplémentation en berbérine, bien encadrée, ne peut qu'être bénéfique pour les patients ayant un syndrome métabolique, un diabète de type 2, des problèmes cardio-vasculaires, des hypercholestérolémie et/ou hypertriglycéridémie, un foie gras ou un NASH, une obésité, etc.

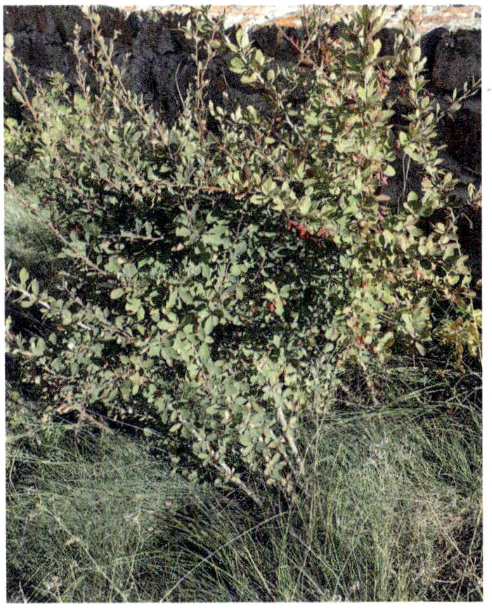

4 Berbérine et activité antibactérienne (notamment sur la sphère digestive)

La berbérine a un long passé en médecine humaine dans les soins des pathologies intestinales, et ce, sur plusieurs continents. Ses emplois traditionnels, dans ce type de pathologie, s'expliquent par son activité antimicrobienne qui se fait à deux niveaux :

- D'une part, la berbérine exerce des effets antimicrobiens en étant un substrat NorA capable de s'accumuler dans les cellules bactériennes et de se lier à la fois à l'ADN simple et double brin, ce qui conduit à la mort des bactéries par lésions de l'ADN[20]. Elle a une faible activité contre les bactéries Gram-négatives, mais est active sur Escherichia coli[21,22] et une plus forte activité contre les bactéries Gram-positives, y compris *Mycobacterium tuberculosis* et le SARM (*Staphylococcus aureus résistant à la méthicilline*), par l'inhibition de la pompe MDR NorA[20,23,24].

La berbérine présente également une activité antifongique sur *Aspergillus, Penicillium, Candida*, et *Cryptococcus*[25,26].

- D'autre part, la berbérine est capable de restaurer la fonction barrière de la muqueuse intestinale[27]. Or, il est bien connu qu'une dysfonction de la barrière épithéliale est étroitement associée à la diarrhée et à certaines caractéristiques pathologiques des maladies inflammatoires intestinales comme la maladie de Crohn[28-30]. D'ailleurs, l'effet bénéfique de la berbérine dans l'induction de la guérison de la muqueuse intestinale dans des colites expérimentalement induites est bien documenté[31].

Dans une étude menée chez 42 enfants de 5 mois à 14 ans atteints d'une giardiase (infection intestinale causée par la bactérie *Giardia lamblia*), la berbérine administrée à la dose journalière de 10 mg/kg p.c. par voie orale, pendant 10 jours, a montré un effet thérapeutique satisfaisant, comparable à celui d'autres médicaments anti-infectieux (métronidazole, furazolidone et chlorhydrate de quinacrine) selon la dose utilisée.

Remarque sur l'intérêt d'utiliser parfois le « totum » de la plante :

Les plantes souffrent, elles aussi, d'infections bactériennes ou virales. L'une des réactions qu'elles ont, pour contrecarrer ces infections, est la production de substances anti-infectieuses comme la berbérine. Cependant, en réponse à ces substances antimicrobiennes synthétisées par les plantes, les bactéries, à différents degrés, ont appris à se prémunir de ces substances. L'un des moyens de protection utilisé est l'emploi de transporteurs membranaires appelés pompes d'efflux. Ces pompes permettent d'éjecter les substances antibactériennes qui ont pénétré dans la bactérie, hors de celle-ci. Ces pompes d'efflux sont soit spécifiques d'une substance, soit responsables de « multi-résistances » (MDR, pour *multidrug resistance* en anglais). Or, de nombreuses espèces de plantes du genre *Berberis* (dont l'épine-vinette) et *Hydrastis canadensis* renferment aussi un composé, la 5-methoxyhydnocarpine (5'MHC), qui est un inhibiteur potentiel de ces pompes, notamment en cas de MDR retrouvés chez certaines bactéries gram-négatives comme les staphylocoques. Ce 5'MHC inactive les MDR tandis que l'autre, la berbérine, tue la bactérie. La combinaison « 5'-MHC/berbérine» agit donc comme un puissant antibactérien. Sur *Staphylococcus aureus*, l'inhibition des pompes d'efflux NorA par la 5'-MHC augmente l'activité anti-staphylococcique de la berbérine d'un facteur 16. Des doses sub-létales de berbérine combinées au 5'MHC deviennent décidément létales. D'autres flavonolignanes, comme la silybine/silymarine, isolés du chardon-Marie, interagissent de façon similaire avec la berbérine (voir «métabolisme de la berbérine»).

Ainsi, utiliser le totum de la plante, plutôt que des composés isolés, pour l'activité antibactérienne, permet, à mes yeux, d'avoir un champ d'action plus large et une efficacité supérieure (traitement des infections résistantes intestinales, de la bouche, de la gorge ou de la peau).

5 Berbérine, neuroprotection et système nerveux central[32,33]

La production excessive d'espèces réactives oxygénées dans le tissu nerveux est considérée comme un des facteurs de risque majeur des maladies neurodégénératives (maladie d'Alzheimer, de Parkinson et de Huntington). Des recherches sont en cours actuellement et sont focalisées sur le rôle bénéfique que pourrait jouer la berbérine dans ces maladies principalement par son effet antioxydant puissant.

Le passage de la berbérine dans le SNC est élevé (elle passe la barrière hémato-encéphalique) et elle peut être détectée dans le liquide céphalo-rachidien avant une élimination lente.

En se basant sur la littérature médicale, il est clair que la berbérine a une action sur la croissance des neurones, la remyélinisation axonale, la régénération des neurones de diverses régions du cerveau et un effet protecteur dans le choc ischémique.

- Il a été démontré que la berbérine a la capacité d'inhiber l'activité des principales enzymes jouant un rôle négatif dans la maladie d'Alzheimer[34] comme la cholinestérase (cette enzyme décompose l'acétylcholine, un neurotransmetteur crucial pour la mémoire et la concentration).

- La berbérine a aussi été proposée comme un agent thérapeutique potentiel de la sclérose en plaques. Elle permet d'améliorer la sévérité clinique et les paramètres pathologiques d'un modèle de sclérose en plaques : l'encéphalomyélite auto-immune expérimentale.

- Des études pharmacologiques, réalisées sur la berbérine, montrent des effets anticonvulsivant, antidépresseur et analgésique sur le système nerveux central.

L'activité anticonvulsivante a été démontrée chez le rat et l'effet antidépresseur chez la souris avec une augmentation importante, après administration d'une forte dose de berbérine, des niveaux de dopamine (31 %), norépinephrine (31 %) et sérotonine (47 %).

- Concernant la maladie de Parkinson : il y a une controverse sur les effets de la berbérine dans ce cas précis et ceci semble lié au modèle de Parkinson et aux types de cellules utilisées dans les différentes études. La berbérine a soit activé la dégénérescence des cellules dopaminergiques chez des rats traités par L-Dopa; soit au contraire protégé les neurones dopaminergiques en améliorant la coordination, l'équilibre moteur et la mémoire à court terme (modèle de maladie de Parkinson chez la souris). Il est important dans le futur de préciser s'il y a une interaction avec ce type de traitement par L-Dopa et, d'ores et déjà, il est peut-être prudent d'éviter l'utilisation concomitante de la berbérine et des médicaments renfermant de la L-Dopa. En ce qui concerne la maladie de Parkinson, de plus amples preuves cliniques seront les bienvenues.

Au moment où j'écris ce texte, il n'y a pas d'étude clinique validant l'effet neuro-protecteur de la berbérine, mais de nombreuses études in vitro et in vivo. Il n'est donc pas question ici de tirer des conclusions hâtives, pour l'instant, sur son efficacité clinique chez le patient souffrant de maladies neurodégénératives, mais de nombreux espoirs existent et autorisent l'utilisation des plantes à berbérine en accompagnement des thérapies classiques (en faisant attention aux nombreuses interactions médicamenteuses).

- Berbérine et dépendance aux drogues :

La berbérine est recommandée aussi depuis très longtemps dans les cures de désintoxication morphinique. Brissemoret et Challamel en 1920 montraient déjà que « cet alcaloïde était doué d'une action dynamique comparable à la phase initiale excitante de l'action neuromusculaire de la morphine ».

Chez le rat, l'administration de berbérine réduit de façon significative les comportements anxieux et dépressifs accompagnant l'arrêt d'une administration chronique de morphine[35].

En fait, la berbérine inhibe l'effet gratifiant lié à l'abus de drogues comme la cocaïne, la morphine et la nicotine[36] (tout ceci ayant été démontré chez le rat pour l'instant).

Quand on sait également que la berbérine exerce des effets antiprolifératifs *in vitro* sur différentes lignées de cellules cancéreuses[37,38] et que, combinée à des traitements chimiques anti-cancéreux ou par radiation, les résultats sont supérieurs à la thérapie simple, on comprend que cette molécule a un potentiel certain dans un large éventail d'applications cliniques déjà définies.

La berbérine présente une très faible biodisponibilité par voie orale[39] : des études *in*

Métabolisme de la berbérine

vivo rapportent une biodisponibilité inférieure à 1 %. Les P-Glycoprotéines (P-gp) sont responsables, en grande partie, de cette faible absorption, car ce sont des protéines d'efflux présentes dans les entérocytes qui vont extruder la berbérine dans la lumière intestinale. Un bon moyen d'augmenter l'absorption de la berbérine est donc de lui adjoindre un inhibiteur des P-gp comme par exemple la silymarine[40] ou bien du chitosan[41] ou du D-α-tocopheryl polyethylene glycol 1000 succinate (TPGS)[42] qui, bien qu'agissant différemment, augmentent aussi suffisamment la biodisponibilité de la berbérine.

Cette approche d'effet synergique permet d'avoir un double avantage en réduisant la dose de berbérine à prendre et en atténuant ses effets indésirables gastro-intestinaux.

La faible absorption intestinale de la berbérine, son métabolisme hépatique et son élimination hépatobiliaire seraient d'autres facteurs expliquant sa faible concentration plasmatique.

Toxicité des plantes à berbérine et de la berbérine[43]

Il est important de noter que les études *in vivo* de toxicité aiguë montrent que la toxicité de la berbérine seule est plus importante que celle des extraits de plantes la contenant. C'est la raison pour laquelle je privilégie l'utilisation des plantes à berbérine (*Berberis aristata, Berberis vulgaris, Coptis chinensis Franch*) plutôt que son principe actif, la « berbérine » concentrée.

Des effets indésirables liés à la berbérine sont observés lors d'une administration par voie orale de berbérine à partir d'une dose journalière de 600 mg chez l'adulte.

- **En ce qui concerne la toxicité aiguë :** la berbérine se montre toxique à fortes doses : la DL50* par voie orale apparaît pour des doses supérieures à 1000 mg/kg p.c. de berbérine chez le rat et de 329 mg/kg p.c. de sulfate de berbérine chez la souris.

**DL50 : Dose Létale médiane, dose d'une substance pouvant causer la mort de 50 % d'un groupe d'animaux.*

- **En cas de prise chronique** (de 15 jours à plusieurs mois) : des doses élevées d'extraits de plantes ou de berbérine n'ont engendré soit aucun symptôme d'intoxication, soit une atteinte hépatique. Je fais remarquer que les quantités utilisées, par kilo de poids corporel chez l'animal, semblent difficiles à atteindre chez l'homme.

- **Grossesse et berbérine** : l'usage de la berbérine et des plantes riches en berbérine est déconseillé pour les femmes enceintes et allaitantes.

- **Cardiotoxicité** : par sa capacité à inhiber le canal potassique hERG, cible de nombreux médicaments anti-arythmiques, la berbérine peut également induire une cardiotoxicité avec une bradycardie fonctionnelle. Cette cardiotoxicité se manifeste souvent de manière temps-dépendante et dose-dépendante d'où l'intérêt (oui, je sais, j'insiste...) de ne pas augmenter les doses de façon inconsidérée et de faire des fenêtres thérapeutiques.

Effets indésirables de la berbérine

Des doses standards de berbérine sont généralement bien tolérées et les effets indésirables sont souvent mineurs apparaissant au niveau gastro-intestinal : nausées, diarrhées, constipation, douleur abdominale. La fréquence des effets indésirables passe d'environ 5 % pour une dose de 0,6-0,9 g/jour de berbérine à environ 15 % au-delà de 0,9 g/jour[44]. L'hypoglycémie à ces doses-là est très rare.

Du fait de la faible absorption de la berbérine à travers la muqueuse intestinale, il y a une tendance à augmenter les doses de façon à obtenir plus de cet alcaloïde dans la circulation sanguine. C'est une très mauvaise idée ! Des douleurs abdominales, des tremblements nerveux et surtout un « assèchement » des muqueuses peuvent se produire à fortes doses.

Des doses peu élevées et répétées de berbérine associées à un nutriment facilitant son absorption, comme la silymarine, semblent donc plus indiquées et permettent de réduire considérablement les effets secondaires.

Interactions avec d'autres médicaments

Des interactions pharmacocinétiques sont identifiées entre la berbérine et les molécules suivantes : **cyclosporine, dextrométorphane, digoxine, kétoconazole, losartan, metformine, midazolam, paclitaxel, statines (simvastatine et atorvastatine) et tacrolimus.** De plus, un risque d'interaction est possible pour d'autres médicaments métabolisés, notamment par les CYP2D6 et CYP3A4 ou substrats de P-gp, et pour tout médicament à marge thérapeutique étroite.

La berbérine est un substrat à haute affinité pour les transporteurs de composés cationiques (OCT 1 et OCT 2) responsables du transport de la **metformine** qui est le médicament antidiabétique de référence et certainement le plus utilisé. Ceci peut se traduire par une interaction entre les deux molécules en cas de co-administration, ce qui a été confirmé chez le rat[45].

En cas de transplantation rénale, la berbérine augmente la concentration sanguine de **cyclosporine A** par inhibition de CYP3A4 et P-gp[46] et une interaction entre le **tacrolimus** et la berbérine a aussi été rapportée résultant en une rapide augmentation sanguine du tacrolimus[47].

Fait important, la berbérine déplace la bilirubine de l'albumine (au moins dix fois plus que la phénylbutazone), ce qui entraîne comme recommandations d'éviter la berbérine et les plantes qui en contiennent chez la **femme enceinte et le nouveau-né[48].**

La berbérine exerce un effet synergique avec le **fluconazole** et augmente son efficacité sur des souches de *candida albicans* résistantes[49].

Enfin, la berbérine déplace de leurs sites de liaison protéique la **warfarine, le thiopental et le tolbutamide**, augmentant leur concentration plasmatique[50].

Ainsi, du fait des nombreuses interactions médicamenteuses identifiées ci-dessus, la consommation de compléments alimentaires contenant de la berbérine en association avec un traitement médicamenteux est déconseillée, notamment pour les médicaments à marge thérapeutique étroite, et le cas échéant, elle doit être discutée avec un médecin ou un pharmacien.

Conseils et précautions d'emploi de la berbérine

Si vous devez utiliser la berbérine, **préférez les extraits de plante** (donc le totum) titrés en berbérine et n'utilisez pas des doses élevées (il est parfois recommandé sur certains produits des posologies de 1,5 à 3 g de berbérine/jour !!), sauf si c'est en accord avec votre médecin qui vous suivra lors de cette cure. Traditionnellement, on suggère de limiter la durée d'un traitement à 2 ou 3 semaines environ. **Ceci signifie que si vous faites des cures tous les mois, il faut arrêter d'en prendre au moins une semaine par mois.**

Il est recommandé de :

- Ne pas l'utiliser chez la femme enceinte ou allaitante et chez le nouveau-né.
- Ne pas l'associer à des médicaments à « faible marge thérapeutique » et notamment ceux cités au paragraphe précédent.
- Ne pas l'utiliser au long cours ou à des doses thérapeutiques, chez les personnes hypo-tendues, les personnes souffrant de troubles hépatiques (hépatites) et/ou de troubles cardiaques.
- Ne pas l'associer à la metformine sans avis médical et suivi médical.
- En cas de prise au long cours, faire des pauses thérapeutiques (par exemple, sur

une prise de 3 mois faire 3 semaines par mois et arrêt une semaine). L'association berbérine/silymarine est intéressante dans ce cas pour le rôle hépato-protecteur joué par cette dernière.

- Ne pas l'associer en cas de traitement par Lévodopa (L-Dopa) (?), en attendant de plus amples précisions sur leurs interactions.

Faire sa préparation à la maison : teinture alcoolique d'épine-vinette

Cette plante peut soit être cueillie facilement dans de nombreuses régions de France continentale, soit être obtenue auprès d'herboristeries ou de pharmacies spécialisées.

Partie utilisée : écorce, racine, feuilles. Les branches basses contiennent de la berbérine (écorchez l'écorce, si c'est jaune intense, il y a de la berbérine), mais les racines en contiennent beaucoup plus (au moins 10 fois plus !).

Les alcaloïdes (dont la berbérine) contenus dans les plantes à berbérine ne sont pas très solubles dans l'eau. Les teintures ou alcoolatures doivent donc contenir une forte teneur en alcool (généralement 70 % d'alcool et 30 % d'eau). De plus, l'eau doit être légèrement acide (pH entre 1 et 6), l'ajout d'une ou deux cuillères à soupe de vinaigre (à 8 % si possible) au mélange est donc recommandé.

Faites une teinture alcoolique au 1 :5, c'est-à-dire pour 1 part d'écorces sèches d'épine-vinette, mettre 5 parts d'alcool à 70° en ajoutant au mélange soit une cuillère à soupe de poudre de réglisse, soit du gingembre (un morceau de racine, équivalent à un pouce, coupé en petits morceaux ou broyé). Par exemple, mélanger 50 g d'un mélange de racine et d'écorce mis à macérer dans 250 ml d'alcool à 70° + deux cuillères à soupe de vinaigre + 1 cuillère à soupe de réglisse en poudre. Laisser macérer 2 semaines en agitant tous les jours, bien presser et filtrer. Prendre 20 à 50 gouttes jusqu'à 4 fois par jour dans un peu d'eau. Dans les cas de diarrhées intenses, dysenterie, choléra... la posologie peut être d'une cuillère à café ou à soupe 2 fois par jour. Si vous n'avez pas d'alcool à 70°, de l'eau-de-vie ou tout alcool à 40°-45° fera l'affaire. La réglisse est ici en tant que bio-amplificateur, mais aussi pour masquer le goût amer de l'épine-vinette.

En conclusion, l'épine-vinette et la berbérine exercent des effets positifs et peuvent être conseillées dans les domaines suivants :

◇ **En rapport avec l'activité métabolique :**

- diabète et syndrome métabolique
- excès de graisses dans le sang (cholestérol et triglycérides)
- foie gras ou stéatose hépatique non alcoolique (NASH)
- surpoids et inflammation

◇ **En rapport avec les activités gastro-intestinales et/ou propriétés antimicrobiennes :**

- gastroentérites, douleurs abdominales et diarrhées
- dysbiose (déséquilibre au sein de la flore intestinale) et altération de la perméabilité intestinale
- dysenteries de toutes sortes causées par des bactéries et champignons résistants (même le choléra, les giardiases), selles sanglantes.
- infection à *candida albicans*

◇ **En rapport avec les propriétés sur les muqueuses et l'épiderme (peau) :**

- blessures infectées par divers champignons et bactéries
- muqueuses : en teinture, spray, gargarismes pour la bouche, la gorge et le vagin en cas d'infections bactériennes, fongiques ou dues à des levures.

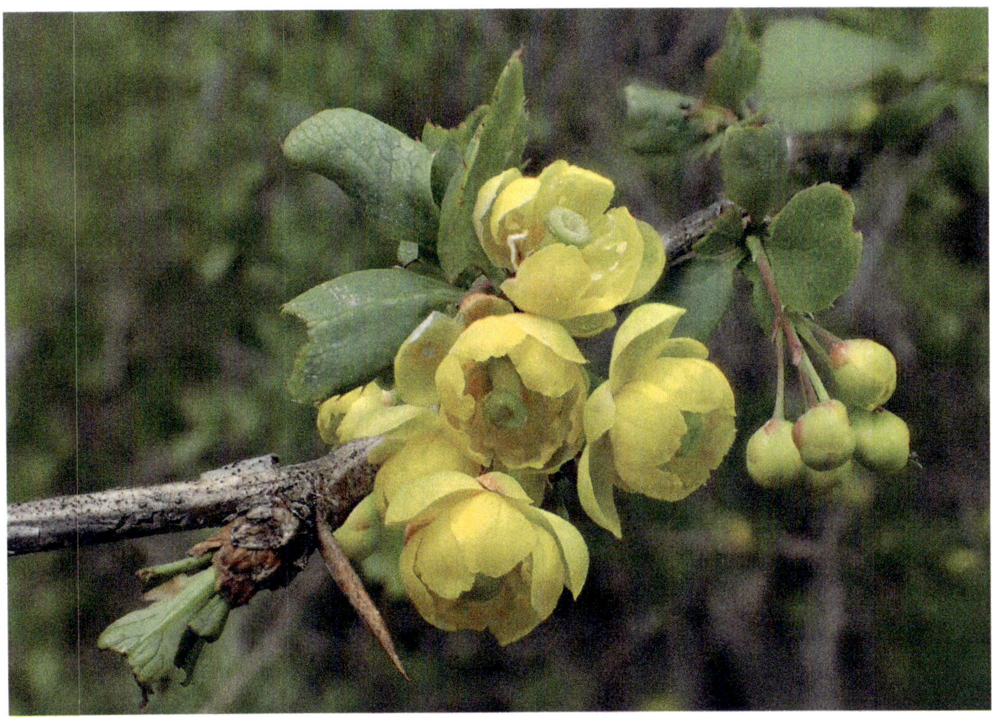

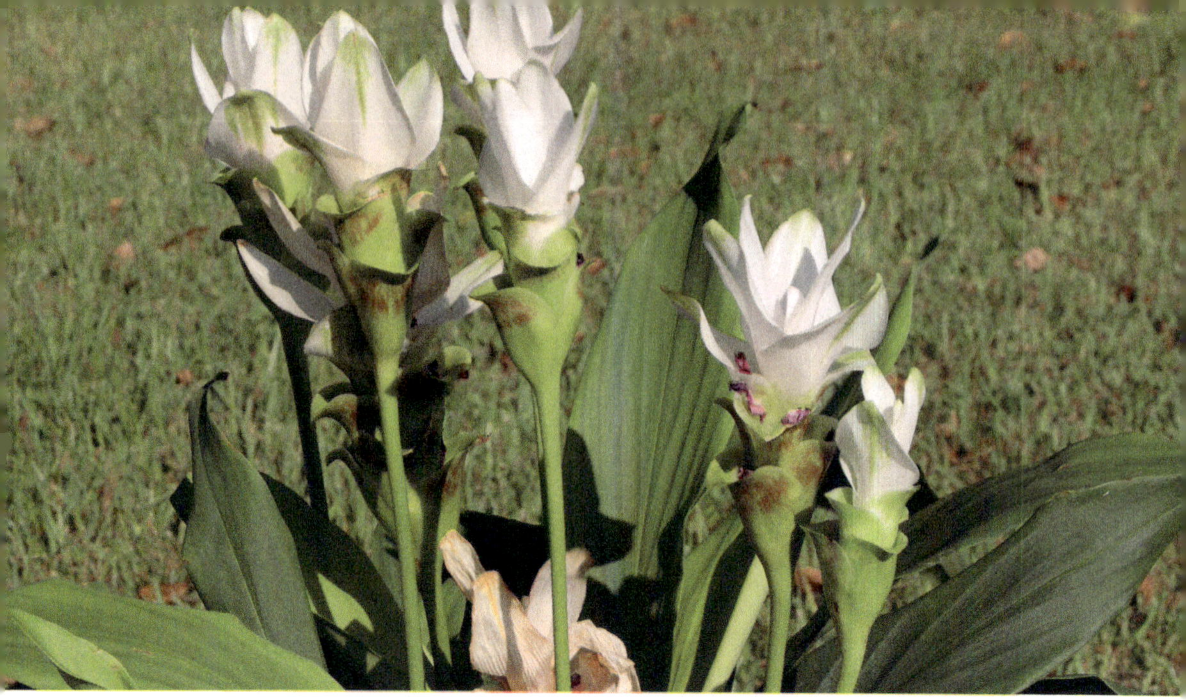

Le Curcuma

Petite histoire, bienfaits et mensonges au sujet de la célèbre épice indienne

Le curcuma (*Curcuma longa* L.), également connu sous les noms de «Racine de safran», «Safran des Indes», «Safran pays» ou «Souchet des Indes», est une plante herbacée, vivace par un rhizome. Le genre curcuma comprend un grand nombre d'espèces (plus d'une centaine répartie dans le monde), dont certaines sont médicinales comme nous le verrons ultérieurement, mais l'espèce *Curcuma longa* est la plus utilisée et certainement la plus étudiée de nos jours. Le curcuma est un stimulant aromatique plus connu en tant qu'épice. C'est un des constituants du «Carry» ou «Curry» qui est composé de curcuma, coriandre, cannelle, piment de Cayenne, girofle, muscade et gingembre. Sa racine (le fameux rhizome) et sa poudre, aux couleurs éclatantes, sont utilisées depuis le IIème millénaire avant J.-C. en médecine traditionnelle, notamment en Inde dans la médecine ayurvédique pour traiter, entre autres, les problèmes gastro-intestinaux, les infections, les rhumes, les maux de tête, des troubles inflammatoires ou, localement, pour le traitement des blessures ou des tumeurs[1]. Ce sont ses propriétés anti-oxydantes, anti-inflammatoires et sa capacité à prévenir le cancer — voire même à ralentir la progression de certains cancers — qui lui ont valu ses noms anglais de *golden spice* ou *spice of life*. L'une des molécules actives du curcuma, la curcumine, est un colorant jaune (E.100) utilisé depuis très longtemps dans l'alimentation (moutardes, fromages, pâtisseries...). Une large palette de propriétés bénéfiques à la santé humaine est attribuée à cette curcumine : **anti-oxydante, anti-inflammatoire, anti-cancéreuse, antidiabétique, antivirale, neuro-protectrice, dans le traitement des maladies cardiovasculaires et de l'athérosclérose**... Sa faible solubilité, sa faible absorption par le tractus gastro-intestinal ainsi qu'une rapide biotransformation en métabolites inactifs limitent fortement l'emploi de cette curcumine comme principe actif à visée médicale. Toutefois, en s'appuyant sur d'anciennes recettes traditionnelles comme sur les découvertes les plus récentes, il est possible d'augmenter son absorption permettant ainsi d'avoir des niveaux sanguins souhaitables des formes actives de la curcumine. Si l'on se fie à la base de données *Pubmed*, la première étude, sur l'action biologique antibactérienne de la curcumine, fut publiée en 1919 dans la revue *Nature* et le premier essai clinique est rapporté dans *The Lancet* en 1939. Récemment, la base de données indiquait 9000 publications sur la curcumine, alors que jusqu'en 1990, il y avait moins de 100 papiers publiés ! Si l'on ajoute à cette masse de publications la toute récente « affaire » des produits hépatotoxiques à base de curcuma en Italie (2019), les publications truquées d'un des chercheurs qui a le plus publié sur les effets anti-cancers de la curcumine (tromperie dévoilée en 2018) et que nombre des travaux publiés sont faits sur des animaux auxquels on a injecté des doses de curcumine inatteignables via une alimentation normale, on comprendra que l'on peut y perdre facilement son latin (surtout que de nombreux laboratoires se sont engouffrés dans la brèche pour vendre leur camel... pardon, leurs produits). Non, le curcuma ne se résume pas à la curcumine — tout comme le régime méditerranéen ne se résume pas à l'huile d'olive ! — et oui, il est efficace à condition de savoir l'utiliser. En effet, il est important de ne pas confondre curcuma et curcumine. Je vais donc focaliser mon propos sur les propriétés du curcuma que l'on peut se procurer facilement (rhizome frais ou poudre de rhizome) et ensuite résumer l'intérêt de la curcumine que l'on peut utiliser sous forme d'extraits à 95 % de curcumine et surtout comment faire des préparations qui potentialisent sa biodisponibilité. Mais commençons par le commencement, au début était une racine à la coloration si particulière...

Histoire du curcuma

La forme, l'odeur, la couleur... sont souvent à l'origine de l'utilisation de certaines plantes pour soigner l'être humain. C'est sans doute en raison de sa couleur fortement pigmentée en jaune-orange que le curcuma a retenu l'attention de peuples très anciens.

Voilà au moins trois mille ans que le curcuma est employé comme épice, colorant textile ou plante médicinale. Le pays d'origine est certainement l'Inde qui reste d'ailleurs le plus gros producteur de curcuma devant d'autres pays géographiquement répartis en Asie tropicale comme la Thaïlande, le Cambodge, l'Indonésie, le sud de la Chine... En Inde, c'est à la fois une herbe sacrée et médicinale comme en témoigne son appellation «*herb of the Sun*» qui date des peuples védiques.

Le nom de genre «curcuma» vient du mot arabe «*kourkoum*» qui signifie «safran». Quant au nom anglais de cette épice, *turmeric,* il provient du latin médiéval *terramerrita,* devenu en français «Terre méritée» qui désignait sa racine.

Au départ, la drogue (racine) n'était utilisée qu'en Indochine et en Inde, mais à la fin du Ier siècle, les Arabes l'importèrent en Grèce et plus tard en Europe centrale sous l'appellation de «gingembre jaune»[2]. Il existe une théorie établissant que le curcuma est originaire de Cochinchine (aujourd'hui représentée géographiquement par le sud du Vietnam) et qu'il aurait été exporté dans le nord-est de l'Inde par des tribus bouddhistes durant la période post-Bouddha[3].

C'est à la particularité de sa couleur qu'on peut reconnaître le curcuma, estime Dioscoride (médecin grec du Ier siècle après J.-C., auteur d'un ouvrage décrivant plus de 600 plantes et presque 1000 remèdes). Dans son ouvrage — *De Materia Materia* —, il le décrit ainsi : «*originaire de l'Inde, il ressemble au gingembre et possède lorsqu'on le mâche les propriétés du safran : son goût est amer et son application produit des effets épilatoires*». En 1200, le curcuma est introduit en Afrique puis dans la Caraïbe. Marco Polo, en 1280, retrace le transport du curcuma entre la Chine et l'Inde dans son journal de bord. Au Moyen-Âge, de nombreuses plantes de couleur jaune rappellent à leurs utilisateurs la couleur de la bile et passent pour des remèdes des problèmes hépatiques et de la jaunisse. J.Bontius affirme, en 1645, que son «électuaire est le traitement spécifique de cette maladie et que, sous son influence, l'humeur *vicieuse qui en est la cause est expulsée par la sueur et l'urine* »[4]. Le curcuma a, par la suite, servi à remplacer le vrai safran (d'où son nom de safran des Indes) souvent trop onéreux et il a aussi servi comme colorant alimentaire. Il semblerait que ce soit lors du début de la colonisation de l'Inde par les Anglais (XVe siècle), que le curcuma fut mélangé à d'autres plantes pour former ce que l'on appelle le curry.

Composition chimique du rhizome[5,6,7]

- **Huile essentielle** (2 à 7 %), surtout composée de sesquiterpènes : α-turmérone, zingibérène, α-, β— et δ-curcumènes, β-sesquiphellandrène, germacrone, β-bisabolène, α-terpinolène ...

- **Polyphénols** quasi-exclusivement spécifiques des *Zingiberaceae*, les diarylheptanoïdes connus sous le nom de **curcuminoïdes** (ils sont au nombre de 4 : curcumine de 60 à 70 %, monodesméthoxycurcumine de 20 à 27 % et bidesméthoxycurcumines de 10 à 15 %, féruloylcaféoylméthane). La teneur des curcuminoïdes varie beaucoup selon le cultivar (0,3 à 5,4 % en général et peut atteindre 8 %).

- **Polysaccharides hydrosolubles et immunostimulants :** ukonanes A, B, C et D (facilitent l'absorption intestinale des curcuminoïdes)
- **Amidon** : 30 à 40 %
- **Autres** : aldéhyde diterpénique ; turmérine (un peptide antioxydant puissant) ; glucose, fructose, arabinose, minéraux, phytostérols, tocophérols et acides gras.

Vous comprenez à présent, en voyant la richesse en nutriments de la racine du curcuma, pourquoi je disais qu'il ne faut surtout pas résumer le curcuma à un seul élément, la curcumine. Malheureusement, 80 % des articles grand public ou des mails circulants font cette confusion (avec des titres provocateurs : Stop au curcuma et à la curcumine ; Pourquoi le curcuma ne marche pas ? ; Curcumine : arnaque ou miracle ? La curcumine va-t-elle mettre K.O. l'industrie pharmaceutique ?) et ont rendu inaudible le discours des personnes compétentes en la matière !

Propriétés du curcuma

Les épices exercent un impact considérable sur la santé, ce qui est bien connu en médecine ayurvédique, où, d'ailleurs, le curcuma est surnommé « épice de longévité ». Le curcuma a acquis une importance particulière pour l'homme quand il a découvert que son rhizome, réduit en poudre, permettait de conserver la fraîcheur, la sapidité et la valeur nutritive des aliments auxquels il est ajouté.

Le curcuma a de nombreuses propriétés, mais je pense que trois d'entre elles permettent d'expliquer, à elles seules, la majeure partie de ses bienfaits : des **propriétés anti-oxydante, anti-inflammatoire** et, ce qui est moins connu, une **modification du microbiote (flore intestinale) avec amélioration des troubles de la digestion.**

Dans sa magnifique thèse[3], Jourdan J.P rappelle « *qu'en médecine traditionnelle, le curcuma peut être utilisé pour traiter les affections hépatiques, les helminthiases, éléphantiasis et autres parasitoses, les ulcères gastriques ou cutanés, l'eczéma, les maladies inflammatoires, les hémopathies, les vertiges et les gonorrhées, etc. En 2003, Duke[8] a fait une liste qui se veut exhaustive des utilisations du curcuma dont les activités ont été validées par des essais pharmacologiques ou même cliniques. On en compte 114 !* »

1 Propriétés anti-oxydantes

Le curcuma est un antioxydant qui agit comme un protecteur cellulaire. En effet, la peroxydation des lipides est une réaction en chaîne à médiation radicalaire, conduisant à la destruction des membranes cellulaires. Un des composants du curcuma, la curcumine, est connu pour protéger les biomembranes contre les dommages oxydants. Elle inhibe la peroxydation en éliminant les radicaux libres réactifs[9].

POUR LECTEUR AVERTI

Les propriétés anti-oxydantes du curcuma s'exercent à deux niveaux[10,11] :

◇ **<u>Action directe sur les Formes Réactives Oxygénées (FRO)</u> : les curcuminoïdes sont des donneurs d'électrons, assurant ainsi la neutralisation des radicaux libres et des formes réactives oxygénées. C'est par cette action que les curcuminoïdes exercent notamment une protection vis-à-vis de la peroxydation lipidique.**

◇ **<u>Action indirecte :</u>**

- Activation de la protéine kinase C et régulation du calcium intracellulaire, ayant pour effet une inhibition de la production de FRO.

- Inhibition de la 5-lipoxygénase, empêchant l'incorporation des FRO aux acides gras polyinsaturés.

- Inhibition de la conversion de la xanthine déshydrogénase/ xanthine oxygénase, d'où une inhibition de la production de l'ion superoxyde.

- Modulation de l'expression de la superoxyde dismutase (Mn-SOD), associée à la régulation du stress oxydant au niveau cardiaque et rénal.

La curcumine est en effet un bon antioxydant (la curcumine est dix fois plus antioxydante que la vitamine E) et inhibe la peroxydation lipidique qui joue un rôle important dans l'inflammation, les maladies cardiovasculaires et le cancer.

In vivo, le curcuma préserve les cellules du stress oxydatif. L'huile essentielle participe grandement aux propriétés anti-oxydantes du curcuma grâce à la synergie d'action de ses principaux constituants[12]. Cependant, si *curcuma longa* est un des curcumas qui a la plus forte teneur en polyphénols, ce n'est pas celui qui a la plus forte activité anti-oxydante[13]. Il n'y a pas une corrélation linéaire entre teneur en polyphénols et activité antioxydante, la composition en sesquiterpènes (germacrone, furanodienone, zederone et ar-turmerone) est un facteur modifiant et majeur de l'activité anti-oxydante !

2 Propriétés anti-inflammatoires

Les rhizomes de *curcuma longa* sont employés depuis des siècles dans la médecine traditionnelle indienne comme anti-inflammatoire. Ces indications ont été justifiées par l'expérimentation pharmacologique menée à partir de la curcumine qui a été reconnue responsable, pendant très longtemps, de cette activité. On sait maintenant que l'absorption de la curcumine est très mauvaise et, à moins d'utiliser des sources de curcumine hautement biodisponible (voir plus loin paragraphe « curcumine »), l'effet anti-inflammatoire ne peut pas être justifié uniquement par la présence de cette dernière. En fait, le curcuma contient aussi de nombreux autres composés présentant des effets anti-inflammatoires, notamment les germacrone et turmerone contenus dans l'huile essentielle, mais aussi les polysaccharides. Ces effets sont démontrés aussi bien *in vitro* qu'*in vivo*, en réponse à des inflammations aiguës ou chroniques.

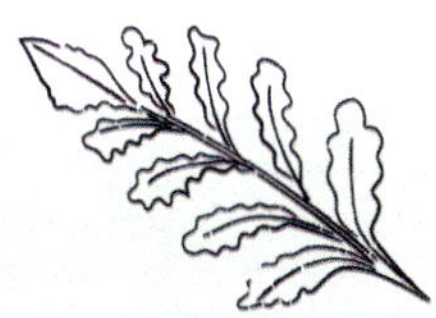

POUR LECTEUR AVERTI

La curcumine interagit avec de nombreuses cibles moléculaires[1], touchant de nombreux aspects des processus cellulaires. Une des voies les plus explorées, et qui contrôle de très nombreux processus cellulaires (prolifération cellulaire, apoptose, réponse inflammatoire ou auto-immune), est celle de NFkB (nuclear factor kB), facteur nucléaire qui contrôle l'expression de nombreux gènes impliqués dans ces phénomènes. La curcumine inhibe la voie NFkB [14,15], mais aussi l'expression de différentes protéines et enzymes dont la lipooxygénase (LOX), la NO synthase (NOS), les métalloproteinases de type 9 (MMP-9), l'uPA, le tumor necrosis factor α (TNFα) et différentes chemokines[16,17]. Fait important, elle induit également l'inhibition de l'expression des cyclooxygénases de type 2 (COX-2)[17,18,19], ce qui explique en partie son effet favorable sur la carcinogenèse et l'inflammation.

Études sur l'inflammation aiguë[20]

Le mécanisme le plus fréquemment invoqué est celui impliquant les prostaglandines, dont la sécrétion est significativement diminuée en présence de curcumine. La cyclooxygénase (COX) est une enzyme clé responsable de la transformation de l'acide arachidonique en prostaglandines (PG). Il se compose de deux isoformes différentes : COX-1 et COX-2 (figure 1).

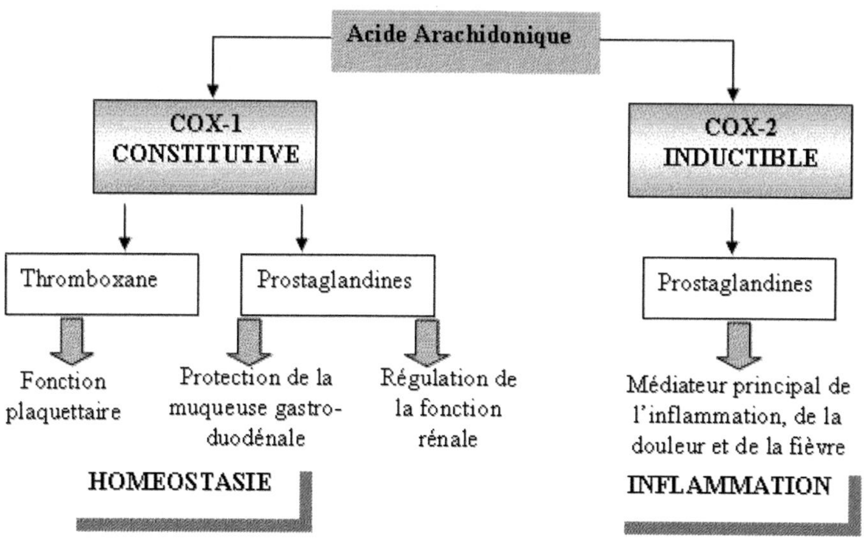

Figure 1 : schéma général des COX

La COX-1 est une isoforme constitutive présente dans la plupart des tissus et est généralement considérée comme une enzyme « d'entretien ménager ». Elle fonctionne en permanence en assurant des fonctions physiologiques : agrégabilité plaquettaire (par le thromboxane A2), protection de la muqueuse gastroduodénale, régulation du flux sanguin rénal. Son inhibition est responsable de problématiques graves telles que l'ulcération gastroduodénale ou l'insuffisance rénale.

À l'inverse, la COX-2 est dite « inductible », c'est-à-dire activée par les phagocytes exposés à une agression, les cytokines, les facteurs de croissance, les hormones de l'ovulation et de la grossesse, les oncogènes et les promoteurs tumoraux. Elle s'exprime dans de nombreux tissus.

La COX-2 induit la production de prostaglandines (PGE2), médiateurs principaux de l'inflammation. De toute évidence, une diminution de COX-2 réduit l'inflammation. Processus également important à noter, la curcumine d'origine alimentaire inhibe de façon significative l'enzyme nécessaire à la production d'acide arachidonique (AA), la phospholipase A2, dans la muqueuse colique. L'activation de COX et LOX est diminuée et donc le taux de PGE2 aussi.

Études sur l'inflammation chronique

Un certain nombre d'études ont été réalisées aussi bien chez l'animal (granulome induit, ischémie-reperfusion, implantations cardiaques expérimentales) que chez l'homme (inflammations post-opératoires, cicatrisations...).

Dans un modèle de polyarthrite rhumatoïde chez le rat, l'administration d'un extrait de curcuma riche en curcuminoïdes, quatre jours avant le déclenchement de la maladie, a inhibé l'inflammation des articulations lors des phases aiguës et chroniques de l'arthrite[21].

Du point de vue clinique, la curcumine a montré ses effets anti-inflammatoires chez l'homme par voie orale (doses de 375 à 1200 mg/jour) en situation post-opératoire, dans la prise en charge de la polyarthrite rhumatoïde[22] [avec une diminution de la symptomatologie] ou d'affections ophtalmologiques[23] [dans l'uvéite antérieure chronique et la pseudotumeur orbitale idiopathique chronique]. De même, Nakagawa et al. ont fait une étude clinique randomisée en double aveugle contre placebo, à l'aide d'une curcumine hautement biodisponible, dans l'arthrose du genou [24,25]. L'administration de cette curcumine, pendant 8 semaines, a diminué l'intensité de la douleur par rapport au placebo et la dépendance aux traitements annexes anti-inflammatoires (AINS). Parmi les études présentant la plus forte évidence de l'efficacité thérapeutique de la curcumine (confirmée par des méta-analyses d'études cliniques randomisées) figurent celles contre l'arthrite (8 études)[26], la douleur et l'analgésie (8 études)[27].

Bon, ceci est bien (trop) beau, me direz-vous, quand on connaît la faible biodisponibilité de la curcumine et les doses énormes utilisées pour démontrer tout ceci (soit en milieu de culture sur cellules, soit avec des doses administrées à des animaux qui sont inatteignables en santé humaine, soit chez l'homme avec des curcumines technologiquement modifiées...) et vous avez raison. Mais c'est là que le curcuma réserve quelques surprises et nous rappelle que nous sommes loin d'avoir appréhendé tous les mécanismes chimiques que peuvent déployer les plantes qui ont des compositions chimiques si riches. Il serait naïf de penser qu'une telle plante ne doit ses propriétés qu'à une seule molécule !

Le curcuma renferme d'autres composés qui présentent une activité spécifique, additive et synergique à celle de la curcumine. Ainsi, plusieurs études ont prouvé :

- que l'administration d'une préparation de curcuminoïdes à base de curcuma frais, chez le rat, permet d'atteindre des niveaux significatifs de curcumine dans le plasma, ce qui n'est pas réalisé avec un extrait à 95 % de curcuminoïdes isolés d'un extrait sec[28].
- que l'huile essentielle de curcuma augmente la biodisponibilité de la curcumine[29] (la lipophilie de l'huile essentielle de curcumine augmente la biodisponibilité de la curcumine d'un facteur 7).
- l'effet anti-inflammatoire de l'huile essentielle de curcuma — sur l'inflammation chronique et aiguë — a été prouvé et expliqué par un effet inhibiteur de la libération de médiateurs inflammatoires tels que histamine, bradykinine, 5-hydroxytryptamine et prostaglandines[30,31].

- un extrait aqueux spécifique de curcuma (sans curcuminoïdes ni huile essentielle qui ont été éliminés) présente une activité anti-inflammatoire considérable dans l'inflammation aiguë et chronique[28], avec des résultats comparables à ceux obtenus avec les curcuminoïdes et turmérones.

- Peu d'études sont disponibles au sujet de l'activité des polysaccharides de curcuma, mais on sait que les ukonanes A, B, C et D exercent une action stimulante du système réticulo-endothélial (donc augmentent la phagocytose et les défenses immunitaires) et une activité anticomplémentaire[32]. Madhu et al., ont prouvé que ces mêmes polysaccharides jouent un rôle important dans l'activité anti-inflammatoire[33] du curcuma.

3 Propriétés sur le microbiote et la sphère digestive

C'est bien connu, je le répète, les curcuminoïdes et la curcumine ont une mauvaise biodisponibilité avec de nombreuses études montrant une faible concentration à la fois dans le sang (voire indétectable) et dans le tissu extra-intestinal… et pourtant ça marche, les résultats thérapeutiques sont là. On peut donc se poser la question suivante : le potentiel thérapeutique de la curcumine ne repose peut-être pas uniquement sur sa biodisponibilité, mais aussi et surtout sur son influence positive vis-à-vis de la fonction et santé gastro-intestinales ? Il est bien connu qu'un bon fonctionnement du système gastro-intestinal n'est pas essentiel seulement à notre santé intestinale, mais bien à notre « santé globale ». Comme nous allons le voir, la curcumine va exercer de nombreuses influences sur la fonction digestive[34] : effets sur le microbiote, la perméabilité intestinale, l'inflammation intestinale, sur les bactéries, parasites et champignons… Tous ces effets s'influencent les uns les autres et, bien sûr, influencent notre état de santé général.

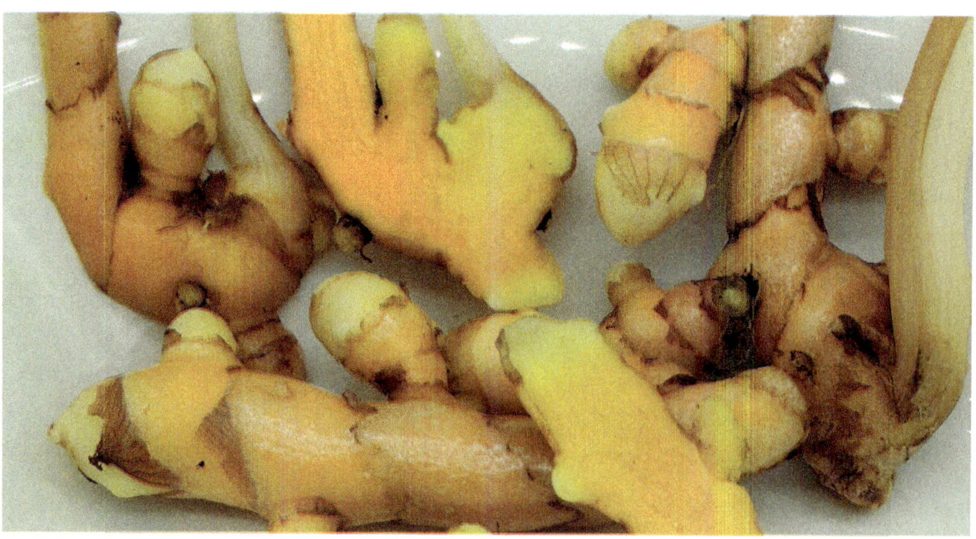

3-1. *Effets sur le microbiote*

Le microbiote intestinal humain (ou flore intestinale) représente l'ensemble des micro-organismes vivant dans le tractus digestif humain. Il est composé d'un ensemble de bactéries, virus, parasites et champignons non pathogènes. Une perturbation de ce microbiote, appelée « dysbiose », est associée à de nombreuses maladies intestinales et extra-intestinales. Parmi les désordres intestinaux communs, citons le syndrome de l'intestin irritable et les maladies inflammatoires du colon et, au niveau extra-intestinal, des pathologies comme le diabète, l'obésité, plusieurs désordres du système nerveux (Parkinson, Alzheimer…), des situations douloureuses comme l'arthrose ou le syndrome de fatigue chronique, certains cancers, certains désordres psychiatriques (dépression, désordres bipolaires…) etc. La liste est longue ! Une dysbiose peut donc — même si une corrélation ne confirme pas la cause — jouer un rôle dans la progression de ces maladies.

À NOTER

L'administration de curcumine (et donc de curcuma) modifie considérablement le rapport entre le microbiote bénéfique et le microbiote pathogène en augmentant l'abondance des bifidobactéries, des lactobacilles et des bactéries productrices de butyrate et en réduisant les charges de Prevotellaceae, Coriobacterales, entérobactéries et entérocoques.

Plusieurs expérimentations chez l'animal ont démontré que la curcumine influençait la composition du microbiote et permettait son retour à un état normal : chez des animaux soumis à une alimentation très riche en graisses[35] ; chez des souris recevant des injections d'agent mutagène qui provoquent une baisse du microbiote, la curcumine augmente la richesse bactérienne, réduit la charge tumorale, augmente les lactobacilles et diminue les bactéries de l'ordre[36] des Coriobacterales ; chez un modèle murin présentant une inflammation de l'iléon après infection par *Toxoplasma gondii* (parasite responsable de la toxoplasmose), les animaux supplémentés en curcumine avaient moins d'entérobactéries et entérocoques pro-inflammatoires et une charge plus élevée de lactobacilles et bifidobactéries anti-inflammatoires[37] ; enfin chez l'animal avec entérite nécrotique, normalisation des taux de bactéries précédemment élevées par l'entérite[38]. Toutes ces modifications du microbiote intestinal par la curcumine pourraient expliquer l'efficacité de la modulation immunitaire.

3-2. *Effets sur la perméabilité intestinale*

La curcumine joue un rôle très important au niveau intestinal sur cette perméabilité, ce qui peut expliquer en partie certaines de ses actions extra-intestinales. C'est pourquoi il est important de bien comprendre le rôle de barrière sélective joué par notre intestin, notamment grâce aux « jonctions serrées ». La paroi intestinale est composée d'une couche unique de cellules épithéliales. L'étanchéité de l'épithélium intestinal est assurée, en grande partie, par les jonctions serrées, qui sont des complexes protéiques (4 types de protéines : occludine, claudines, tricelluline et protéine JAM) qui jointent ces cellules. Leur rôle est très important, car elles doivent laisser passer de façon sélective les ions, les nutriments et l'eau, tout en barrant le passage aux substances indésirables, comme les microbes par exemple. En situation pathologique, une désorganisation des jonctions serrées aboutit à l'augmentation du flux paracellulaire et au passage de molécules de plus grande taille — comme les antigènes alimentaires et des lipopolysacharides (LPS) bactériens — impliquées dans plusieurs pathologies intestinales (ulcères gastroduodénaux, diarrhées infectieuses, syndrome de l'intestin irritable, maladies inflammatoires chroniques de l'intestin, maladie cœliaque, cancers digestifs) et potentiellement extra-intestinales (allergies, infections respiratoires, arthrite, choc septique, etc.)[39]

Que ce soit *in vitro* — en milieu de culture cellulaire (Caco-2) ou de cellules épithéliales de l'intestin humain — ou sur modèle animal, la curcumine diminue significativement la perméabilité intestinale. Elle protège de la perméabilité intestinale induite par les LPS en réduisant la désorganisation des protéines des jonctions serrées[40] et s'oppose à l'interleukine-Iα responsable d'une plus grande perméabilité[41]. Chez l'animal, nourri pendant 16 semaines avec une alimentation riche en graisses, l'ajout de curcumine à leur alimentation provoque notamment une amélioration de la structure des jonctions serrées et de l'espace intercellulaire[42]. Les dommages causés à la muqueuse intestinale, et à son potentiel de « barrière intestinale », de rats exposés à du méthotrexate (un médicament anticancéreux) sont également réduits par l'administration de curcumine[43].

Aux deux effets précédemment décrits, sur le microbiote et la perméabilité intestinale, se superposent les effets anti-oxydant et anti-inflammatoire de la curcumine et des autres constituants du curcuma (turmérones, ukonanes...). Il est clair qu'une fois absorbés par voie orale, tous ces composés, et notamment les curcuminoïdes, auront un impact anti-inflammatoire direct sur la muqueuse intestinale contribuant à soulager certaines pathologies digestives et l'activité d'autres organes. C'est ainsi que la curcumine peut soulager les symptômes des désordres digestifs les plus fréquemment rencontrés, à savoir le syndrome de l'intestin irritable. 207 patients ayant consommé un ou deux comprimés d'un extrait standardisé de curcuma, pendant huit semaines, ont vu leurs symptômes s'atténuer après le traitement[44].

Lors d'une administration quotidienne, le curcuma (*Curcuma longa L.*) engendre[2] sur tout le tractus digestif :

a/ au niveau de l'estomac :

- Une augmentation de la sécrétion gastrique
- Une inhibition de la formation d'ulcère induite par différents stress : alcool, indométacine...

b/au niveau du tractus gastro-intestinal :

Une action antispasmodique

c/ au niveau de la vésicule biliaire :

Une action cholagogue et préventive de la lithiase biliaire

d/ au niveau du pancréas :

Une augmentation de l'activité des lipases et des amylases pancréatiques, de la trypsine et de la chymotrypsine.

4 Propriétés antibactériennes, antivirales, antiparasitaires et fongistatiques

In vitro, chez l'animal et plusieurs études cliniques chez l'homme ont confirmé l'effet antibactérien, antiparasitaire et fongistatique (c'est-à-dire qui stoppe la croissance des champignons pathogènes) du curcuma et de la curcumine[45,46,47].

Ceci représente un autre mécanisme associé aux effets potentiels d'amélioration de la santé, en général, chez l'être humain.

L'activité antibactérienne est due à la curcumine et à l'huile essentielle. L'activité fongistatique à l'huile essentielle et au labda-8(17)-12– dien-15,16 dial, un aldéhyde diterpénique.

Les extraits de curcuma ou la curcumine pure peuvent être intéressants, en complément d'autres thérapies, pour combattre :

- *Escherichia coli* [48,49], bactérie qui s'établit dans le tube digestif de l'homme et peut être responsable de graves maladies et intoxications alimentaires.

- la giardiase[50] (lambliase) qui est une infection par le parasite *Giardia duodenalis* (*G. lamblia*, *G. intestinalis*). L'infection peut être asymptomatique ou déclencher une diarrhée chronique par malabsorption que de nombreux grands voyageurs ont connue.

- la toxoplasmose [51,52] qui est une maladie due à l'infection par un parasite (*Toxoplasma gondii*). Elle est habituellement transmise à l'homme par les animaux domestiques, en particulier les chats, ou par l'ingestion de viande mal cuite. C'est une maladie bénigne pour la plupart des êtres humains, mais elle peut parfois causer certains symptômes semblables à ceux de la grippe.

- le paludisme [53,54] : il a été démontré que la curcumine possède des effets anti-plasmodium (le plasmodium est le parasite responsable du paludisme) «*in vitro*» sur des souches de *Plasmodium falciparum* chloroquine-sensibles (CQS) et chloroquine-résistantes (CQR). De plus, l'administration orale de curcumine à des souris infectées par le parasite *Plasmodium berghei* a réduit la parasitémie sanguine de 80-90 % et a augmenté leur survie.

Le curcuma, via la présence de curcumine, est aussi antiviral[56] : la curcumine peut inactiver directement le virus de la grippe, inhiber son adsorption et sa réplication, ceci en bloquant plusieurs voies de signalisation cellulaire utilisées par le virus.

Pour en savoir plus sur toutes ces propriétés antimicrobiennes, je vous recommande de consulter Haddad[55] et al. et Moghadamtousi[56] et al.

5 Autres propriétés du curcuma

5-1. Curcuma et maladies du foie

Ce que l'on pouvait dire avant juillet 2019 :

Le curcuma et la curcumine exercent des effets très intéressants en cas de souffrance hépatique. Les curcuminoïdes ont un effet protecteur majeur — par leurs effets anti-oxydants (activation dans le foie des systèmes enzymatiques anti-oxydants : superoxyde dismutase, catalase, glutathion peroxydase et transférase) et inhibiteurs de la voie NF-κB — de diverses pathologies hépatiques[57,58,59].

La curcumine a la capacité :

- d'inhiber les enzymes du métabolisme de phase I de type cytochrome P450 (CYP)
- d'induire les enzymes de phase II du type glutathione S-transferase (GST) ou époxyde hydrolase.

Ces actions rendent compte des effets protecteurs de la curcumine contre différents toxiques chimiques et mutagènes, confirmant l'intérêt du curcuma et de la curcumine en cas d'hépatite B, hépatite C, de foie gras, d'hépatotoxicité due à l'alcool ou aux médicaments, de cancer du foie, de cirrhose ou de Cholangite Biliaire Primitive (CBP). Mais ce tableau idyllique, que je trace, a été terni récemment en Italie (en 2019). Une alerte a été lancée, suite à la consommation de compléments alimentaires à base de curcuma, ayant entraîné des atteintes hépatiques graves. Cette affaire a abouti à de nouvelles recommandations pour les produits à base de curcuma et surtout une exagération des risques ou effets secondaires néfastes du curcuma.

....et après juillet 2019 :

<u>Le curcuma, dangereux pour le foie?</u> Prenons ici le temps d'expliquer l'« affaire » des compléments alimentaires hépatotoxiques, contenant du curcuma, survenue en Italie (juillet 2019).

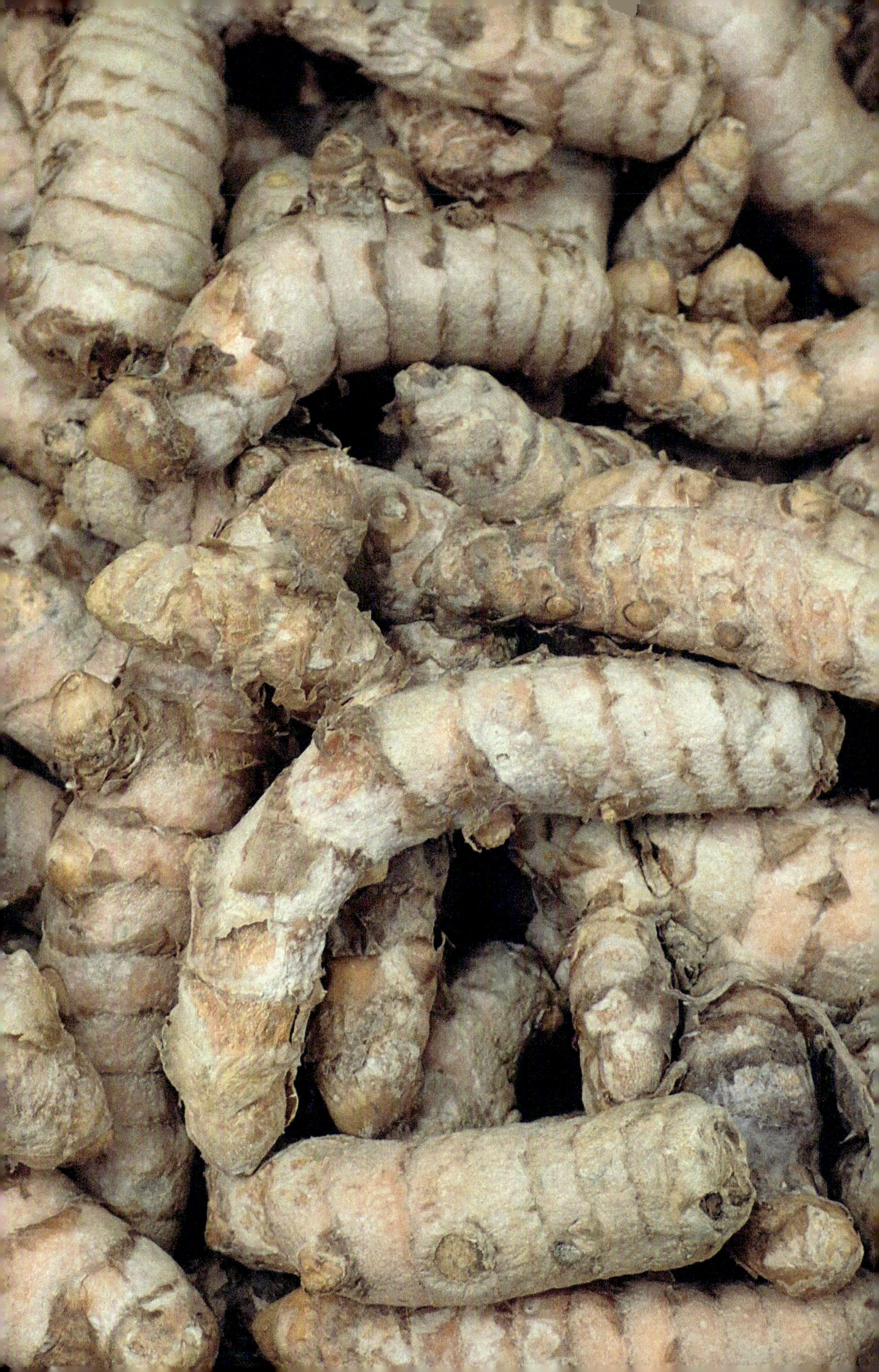

Sur une période de deux mois, entre mai et juillet 2019, au total, 21 cas d'hépatites cholestatiques aiguës (pour la plupart sur la région Toscane) pouvant être attribués à la prise de compléments alimentaires à base de curcuma ou curcumine, avec ou sans pipérine, ont été identifiés par le ministère de la Santé italien. Les autorités italiennes ont réalisé une enquête afin d'identifier les causes précises de ces cas et ont indiqué que les analyses n'ont pas révélé de non-conformité sur les produits testés. Les autorités italiennes ont conclu que ces hépatites cholestatiques aiguës «sont susceptibles d'être liées à des susceptibilités individuelles, à des altérations préexistantes, même latentes, de la fonction hépatobiliaire ou à des interactions médicamenteuses».

Mais essayons d'entrer dans les détails et d'avoir quelques considérations pour ces détails qui ont leur importance :

◇ Donelli David et ses collègues[60] ont fait remarquer que : a/ les cas d'hépatites en Italie étaient concentrés sur une période de 6 mois ; b/ la majorité des suppléments diététiques impliqués (19 sur 21) contiennent une association de curcuma et pipérine ou une formulation avec une haute biodisponibilité (de la curcumine) ; c/ les auteurs font remarquer que les patients devraient être évalués d'un point de vue génétique pour identifier les polymorphismes génétiques potentiels qui pourraient altérer le métabolisme hépatique de la curcumine et/ou de la pipérine (car presque tous les patients atteints étaient des femmes).

◇ Le Dr Lombardi N. et son équipe[61] ont publié une revue systématique et méta-analyse des cas d'hépatites aiguës associées à la prise de curcuma et/ou curcumine. Ils ont retenu les cas rapportés chez des humains et publiés en anglais dans les journaux scientifiques entre janvier 2000 et juin 2020. Ils ont retenu 13 études pour un total de 23 cas pour lesquels ils ont confirmé un lien de cause à effet entre consommation de curcuma (curcumine) et atteinte hépatique, mais ils font remarquer aussi que :

- Les cas décrits sont associés à la consommation de formulations de curcuma ayant une haute biodisponibilité (association à la pipérine ou curcumine technologique) ;

- Plusieurs produits contenaient une curcumine synthétique et non pas des curcuminoïdes naturels ;

- Toutes les études, à l'exception d'une, rapportent la présence d'une ou plusieurs médications ou produits/médicaments concomitants. Ceci est très important, car comme je l'ai mentionné auparavant, la curcumine exerce un effet inhibiteur sur les cytochromes P450 (voir aussi le paragraphe sur les bio-amplificateurs au début du livre) et elle peut donc interagir avec des médicaments conventionnels tels que les anticoagulants, antibiotiques, médicaments cardio-vasculaires, anticancéreux et antidépresseurs et, pourquoi pas, aboutir à une toxicité hépatique.

- On ne peut pas exclure complètement la présence de prédispositions génétiques de certains patients aboutissant à une toxicité hépatique, telles que des polymorphismes d'enzymes métaboliques créant une accumulation des métabolites du curcuma ou de la pipérine.

Sur la base de ces éléments, les autorités italiennes ont décidé d'ajouter des avertissements spécifiques sur l'étiquetage des produits contenant du curcuma/curcumine : «*en cas de modifications de la fonction hépatique, biliaire ou de calculs biliaires, l'utilisation du produit n'est pas recommandée. En cas de prise simultanée de médicaments, demandez conseil à votre médecin*». Par contre, concernant la poudre de curcuma, les autorités ont indiqué qu'au vu de l'historique de consommation en tant qu'aliment, aucune précaution d'emploi particulière n'était requise.

En France, le dispositif de nutrivigilance de l'Anses a enregistré plus de 100 signalements d'effets indésirables susceptibles d'être liés à la consommation de compléments alimentaires contenant du curcuma ou de la curcumine, dont 15 hépatites. Du coup, l'Anses demande une vigilance particulière vis-à-vis des formulations qui augmentent la biodisponibilité de la curcumine et recommande que la dose apportée par les compléments alimentaires reste inférieure à 153 mg par jour pour un adulte de 60 kilos.

On s'aperçoit donc qu'en quelques mois, cette plante se voit attribuer tous les dangers et toute cette histoire me laisse perplexe, voire dubitatif, pour les raisons suivantes :

◇ J'utilise le curcuma et la curcumine depuis bientôt dix-huit ans. J'ai été un des tout premiers à faire un complément alimentaire à base de curcumine concentrée en 2002 (son nom : Kotor articulations) dont il s'est vendu, en France, plusieurs dizaines de milliers de boîtes sans jamais avoir un retour de pharmacovigilance. Ce produit est toujours commercialisé. De plus, j'accompagne des patients cancéreux, avec de nombreux médecins, afin de leur permettre de mieux supporter les traitements. En cas de souffrance hépatique, nous utilisons souvent le curcuma ou la curcumine (en dehors des phases de chimiothérapies) qui permet, notamment, en cas d'ictère (appelé couramment «jaunisse»), un retour à la normale en 48 heures. Qui dit mieux?

◇ Aucun effet toxique majeur n'a été répertorié avec des doses orales de curcumine allant jusqu'à 8 g par jour, à part quelques troubles gastro-intestinaux du type diarrhées et nausées, s'amendant spontanément sans interruption du traitement[62].

◇ Dans une étude sur des rats, le traitement par la curcumine a prévenu les changements pathologiques (gros foie, nécrose, inflammation) induits par l'alcool[63]. De fortes doses de curcuminoïdes (200 à 600 mg/kg, par voie orale, rat) induisent une diminution de l'hyperplasie hépatique précédant habituellement l'apparition de tumeurs hépatiques induites par une substance toxique (la diéthylnitrosamine)[64].

◇ Selon le cahier de l'AFSSAPS (Médicaments à base de plantes, 1998), le curcuma est utilisé traditionnellement, depuis des dizaines d'années, par voie orale : 1/ comme cholérétique ou cholagogue; 2/ dans le traitement symptomatique des troubles fonctionnels digestifs attribués à une origine hépatique; 3/ pour stimuler l'appétit. Donc depuis plus de vingt ans avant les dernières recommandations.

◇ Le magazine Prescrire[65] déclare, en février 2020, que «la cause précise de cette série d'intoxications en Italie est restée indéterminée et que certains lots de *curcuma longa,* aux provenances douteuses, sont parfois coupés avec du *Curcuma Zedoaria,* reconnu pour sa toxicité». Cette information est reprise dans de nombreux articles critiques, mais, sachez-le, elle ne repose sur aucun fondement, car *Curcuma Zedoaria* est utilisé, depuis très longtemps, comme plante comestible (par exemple, en Thaïlande) et médicinale, dans de nombreuses pharmacopées traditionnelles, pour se soigner (et oui) ! L'argument n'est donc pas recevable et repris bêtement pour faire le buzz.

◇ - etc., etc., etc.

Conclusion de tout ceci : cet épisode malheureux a fait naître une méfiance exagérée à l'encontre du curcuma et, comme souvent, un amalgame entre plante/ curcuma et principe actif/curcumine. Cette histoire me rappelle étrangement celle de la levure rouge de riz et de son principe actif, la monakoline K. Voilà des années que l'on sait qu'il ne faut pas dépasser une certaine dose journalière en monakoline (environ 3 mg) pour ne pas avoir des effets secondaires indésirables identiques à ceux des statines. C'est ce que nous avons fait dans notre laboratoire avec nos produits, mais personne ne nous a écoutés et les laboratoires commercialisant cette levure, sont partis dans une course folle au produit le plus concentré avec comme raison principale une efficacité accrue (et des dégâts musculaires considérables).

Il en est de même avec le curcuma et la curcumine. Ces dernières années, nous avons vu émerger de nombreuses matières premières riches en curcumine synthétique, toutes plus concentrées les unes que les autres et toutes auréolées de « superpouvoirs » ou « super-biodisponibilité » comme celles dont la biodisponibilité de la curcumine est multipliée par 185 ! (voir en fin de chapitre, le paragraphe sur ces matières). Les produits, mis sur le marché, sont également de plus en plus concentrés en curcumine (souvent synthétique). L'utilisation de curcumine modifiée technologiquement (ou synergisée par la pipérine), qui plus est à des doses de plus en plus fortes, chez des patientes polymédicamentées, me semble être une explication plausible à ces cas d'hépatites. Gardons à l'esprit que le risque d'atteinte hépatique est proportionnel au nombre d'ingrédients et/ou de médicaments consommés.

Personnellement, voici ce que je persiste à penser (et qui n'engage que moi, bien sûr) :

- Les formes classiques de curcuma — curcuma frais ou préparations de curcuma à base de racine fraîche ou sèche, de poudre de rhizome, etc. — ainsi que les extraits naturels de curcuma sont hépato-protecteurs et stimulent la fonction hépatobiliaire. Il n'y aucun risque à les prendre pour détoxifier le foie en respectant les doses conseillées, les précautions d'emploi et la bonne durée de cure, le mieux étant de demander conseil à un professionnel de santé (médecin, pharmacien, phytothérapeute, naturopathe...).

- Les formes nouvelles qui augmentent la biodisponibilité de la curcumine – produits surconcentrés en curcumine, associant curcumine concentrée et pipérine ou bien concentrés en curcumine à haute biodisponibilité — il semble préférable, tant que le voile n'est pas entièrement levé sur cette affaire, d'être prudent et, soit de ne pas les utiliser en cas d'atteinte hépatique et/ou biliaire, soit de demander l'avis de votre médecin et/ou pharmacien en cas de prise concomitante à d'autres médicaments.

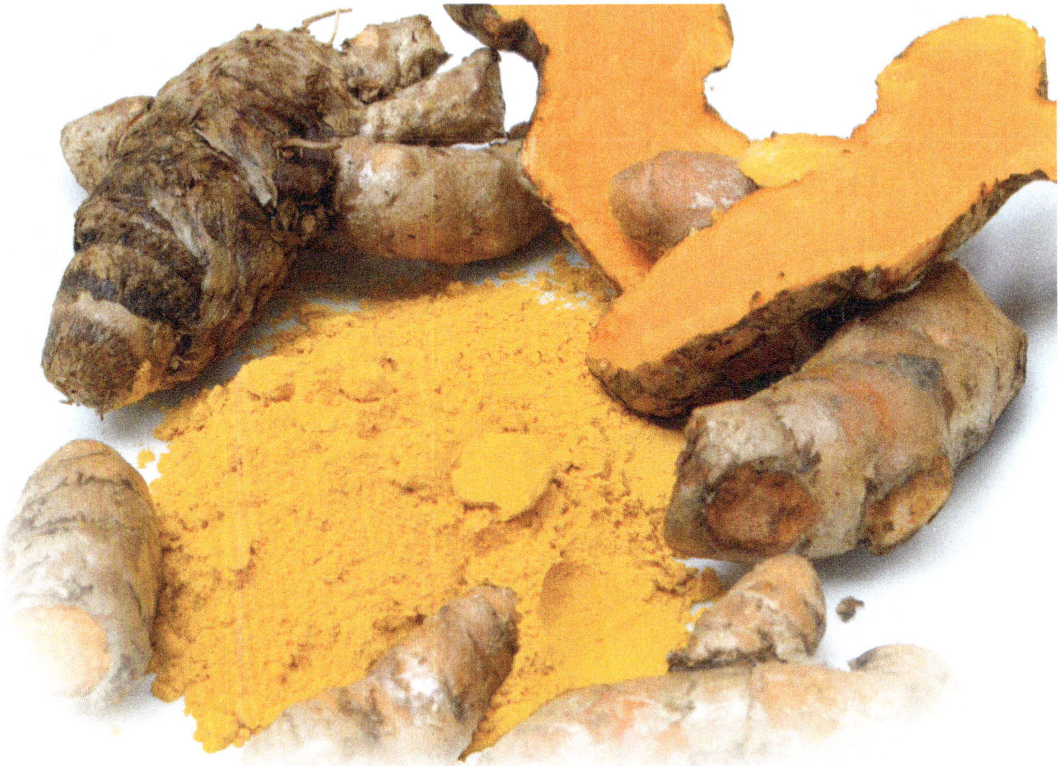

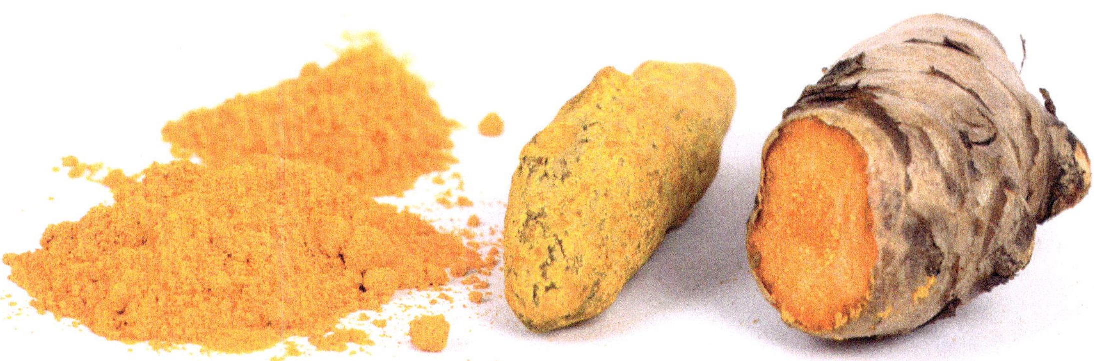

5-2. Curcuma et protection cardiovasculaire

Il a été démontré que la consommation d'épices comme le curry, riches en antioxydants, tels la curcumine et l'eugénol, améliore la fonction endothéliale postprandiale chez des hommes en bonne santé, ce qui est bénéfique à la santé cardiovasculaire[66]. Dans cette étude, les hommes ayant consommé le curry ont eu une augmentation de la vasodilatation flux-dépendante. La curcumine a montré le même effet chez des femmes ménopausées[67], ce qui diminue le risque de maladies cardiovasculaires.

Autre action importante, par son action antioxydante, le curcuma réduit la peroxydation lipidique induite par des molécules chimiques (tétrachlorure de carbone, paraquat et cyclophosphamide)[68]. Le curcuma freine le processus athéromateux au niveau du système artériel, en diminuant les dépôts lipidiques aortiques et les teneurs sanguines en lipides peroxydés *in vivo* [69]. Le curcuma pourrait être un aliment prophylactique de l'artériosclérose. L'oxydation des LDL joue un rôle important dans le développement de l'athérosclérose. Plusieurs études chez les animaux suggèrent que la curcumine inhibe l'oxydation des LDL.

À NOTER

De nombreuses études font état de l'action hypolipidémiante directe de la curcumine, permettant de réduire les niveaux plasmatiques et hépatiques de lipides, mais les résultats sont très équivoques. En effet, alors que certaines études rapportent des effets prometteurs du curcuma et de la curcumine, d'autres échouent totalement pour démontrer le moindre effet significatif. Une méta-analyse[70] d'études cliniques randomisées (seulement 5 études remplissaient tous les critères) n'a pas pu mettre en évidence un effet significatif de la curcumine sur les paramètres lipidiques recherchés (baisse de cholestérol total, LDL-C, HDL-C, triglycérides). Toutefois, cette méta-analyse a des limites, d'une part dues au faible nombre d'études incluses, d'autre part aucune de ces études n'utilisait de formulation avec de la curcumine hautement biodisponible, à l'exception d'une seule pour laquelle la curcumine était co-administrée avec de la pipérine. Fait intéressant, cette dernière étude est la seule qui a trouvé un effet hypotriglycéridémiant de la curcumine. Il y a un intérêt certain à faire de nouvelles études avec des curcumines aux propriétés améliorées en termes d'absorption intestinale, de biodisponibilité et de profil pharmacocinétique.

À la lumière de tout ce que je viens de dire – et si on exclut un effet du curcuma et de la curcumine sur la concentration des lipides circulants –, le couple curcuma/curcumine exerce un effet protecteur cardiovasculaire qui peut être attribué à l'atténuation de la peroxydation lipidique et de l'oxydation des LDL, à l'atténuation des troubles de la fonction endothéliale et de l'inflammation ainsi qu'une diminution de l'agrégation plaquettaire[71] et des thromboses [72,73].

5-3. *Curcuma et cancer*

«*Le curcuma ralentirait le développement de plusieurs types de cancers. Combiné à la radiothérapie et à la chimiothérapie, le curcuma favoriserait une mort cellulaire plus importante, et réduirait la formation de métastases ainsi que la toxicité des traitements (notamment les dégâts cutanés provoqués par la radiothérapie durant un cancer du sein)*», peut-on lire sur le site de la Fondation contre le cancer[74].

Le curcuma possède des propriétés antimutagène, anti-carcinogène et anti-tumorale[2]. La consommation régulière de curcuma peut jouer un rôle majeur en termes de prévention du cancer. Le curcuma renferme à la fois des curcuminoïdes capables de bloquer plusieurs processus essentiels à la croissance des cellules cancéreuses, mais aussi des substances dites «non-curcuminoïdes» aux propriétés anti-inflammatoires, anti-oxydantes et anti-cancéreuses.

La curcumine a fait l'objet de nombreux travaux de pharmacologie préclinique chez l'animal et sur culture cellulaire qui ont démontré ses propriétés anti-cancéreuses[75]. La curcumine semble agir contre le processus cancéreux depuis les étapes précoces jusqu'à la formation des métastases[76] (figure 2).

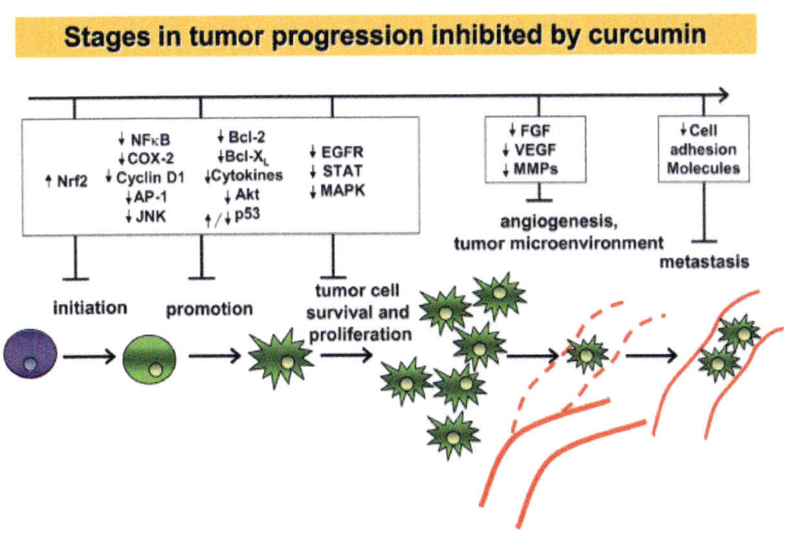

Figure 2 : Stades de progression tumorale inhibés par la curcumine (Hatcher et al., 2008 DOI : 10.1007/s00018-008-7452-4)

POUR LECTEUR AVERTI

La curcumine a ainsi montré qu'elle interagissait avec de nombreuses voies de signalisation cellulaire qui comprennent des facteurs de transcription, des facteurs de croissance et leurs récepteurs, des cytokines, des enzymes et des gènes impliqués dans la régulation de la croissance cellulaire et dans l'apoptose. La curcumine inhibe notamment des facteurs de transcription impliqués dans la prolifération cellulaire, l'invasion, l'angiogenèse, les métastases et les résistances aux chimio et radiothérapies.

En 2018, grâce à une technique très sophistiquée qu'on appelle « cristallographie aux rayons X », des chercheurs de l'Université de Californie à San Diego [77] (États-Unis), soutenus par des homologues chinois, ont démontré que la curcumine pouvait bloquer une enzyme, de la famille des protéines kinases, appelée DYRK2. Or, il faut savoir que les protéines kinases jouent un rôle clef dans la survie et la prolifération cellulaires – et donc dans la croissance tumorale –, ce qui fait que leur inhibition est un but recherché dans le développement de stratégies anti-cancéreuses. Cette DYRK2 est un activateur d'une structure complexe, un ensemble d'enzymes appelé protéasome 26S que l'on peut comparer à un robot ménager qui broie la nourriture en petits morceaux. L'activité du protéasome entraîne la destruction totale des protéines destinées à être éliminées. Oui, mais voilà, dans le cas de cellules cancéreuses, le « protéasome/broyeur » devient complètement déréglé et il se met à exterminer des protéines vitales pour la survie de l'organisme. Le broyeur « déréglé » va s'attaquer tout particulièrement à des protéines qui sont capables de détecter des anomalies dans la cellule et sonner l'alerte. Lorsqu'elles remarquent une anomalie, ces protéines déclenchent des réactions moléculaires complexes pour la réparer. Si la réparation de l'anomalie n'est pas faisable et qu'elle est suffisamment grave pour compromettre la survie de l'organisme tout entier, elles ordonnent le suicide de la cellule. Dans le cas d'une cellule cancéreuse, le robot ménager faisant le « mauvais ménage » en éliminant les protéines censées contrôler les anomalies, ce mécanisme participe grandement aux moyens mis en œuvre par cette cellule cancéreuse pour survivre malgré les anomalies qu'elle présente. Même de très faibles concentrations de curcumine (de l'ordre de picomoles par ml) peuvent inhiber la DYRK2, permettre aux protéines d'alarme de jouer leur rôle et ainsi aboutir soit à une réparation de la cellule soit à sa mort (apoptose).

Ceci est particulièrement vrai dans le cas de certains types de cancers qui dépendent fortement de la présence d'un protéasome fonctionnel, comme le cancer du sein triple négatif ou le myélome multiple. Ce mécanisme d'action pourrait expliquer certains résultats spectaculaires obtenus lors de certains essais cliniques.

Mais comme je l'ai déjà dit, la curcumine ayant une faible biodisponibilité (à moins de la coupler à d'autres molécules ou d'utiliser les nouvelles «curcumines améliorées technologiquement») et étant rapidement évacuée, on comprendra facilement qu'en consommant du curcuma, les taux sanguins circulants de curcumine seront suffisants pour empêcher une cellule de devenir cancéreuse, mais que la puissance d'action ne sera pas la même face à une tumeur installée qui renferme des milliers de cellules cancéreuses. Ce problème de concentration et de biodisponibilité de la curcumine ne se pose pas au niveau digestif puisque toute dose ingérée va être directement au contact des cellules du tube digestif. Ainsi des expérimentations animales ont prouvé que la curcumine et les curcuminoïdes (à raison de 1 à 2 % additionnés dans la nourriture ou l'eau de boisson), en limitant la carcinogenèse de substances toxiques, évitent l'apparition de tumeurs au niveau du duodénum, de l'intestin, de l'œsophage et de l'estomac, mais aussi au niveau de l'utérus et de la peau. Le curcuma joue également un rôle protecteur si vous consommez des produits enrichis en nitrites (viande, jambon et autres) en empêchant la formation de nitrosamines cancérigènes.

Il y a un intérêt d'autant plus évident à utiliser le curcuma, en prévention de certains cancers, que ce dernier renferme aussi des molécules dites «non curcuminoïdes» comme les turmérone, élémène, furanodiène (FN), bisacurone, germacrone, calebin A (CA), curdione et cyclocurcumine qui ont montré des activités anti-cancéreuses[78] *in vivo* chez le rat, mais aussi sur des modèles humains (études précliniques et cliniques). Leurs faibles solubilité et biodisponibilité restent des facteurs limitants qui peuvent être améliorés grâce à l'adjonction d'autres plantes ou phyto-nutriments, mais aussi grâce à des modifications technologiques par encapsulation sous forme de liposomes et autres formes que les chercheurs essayent de développer.

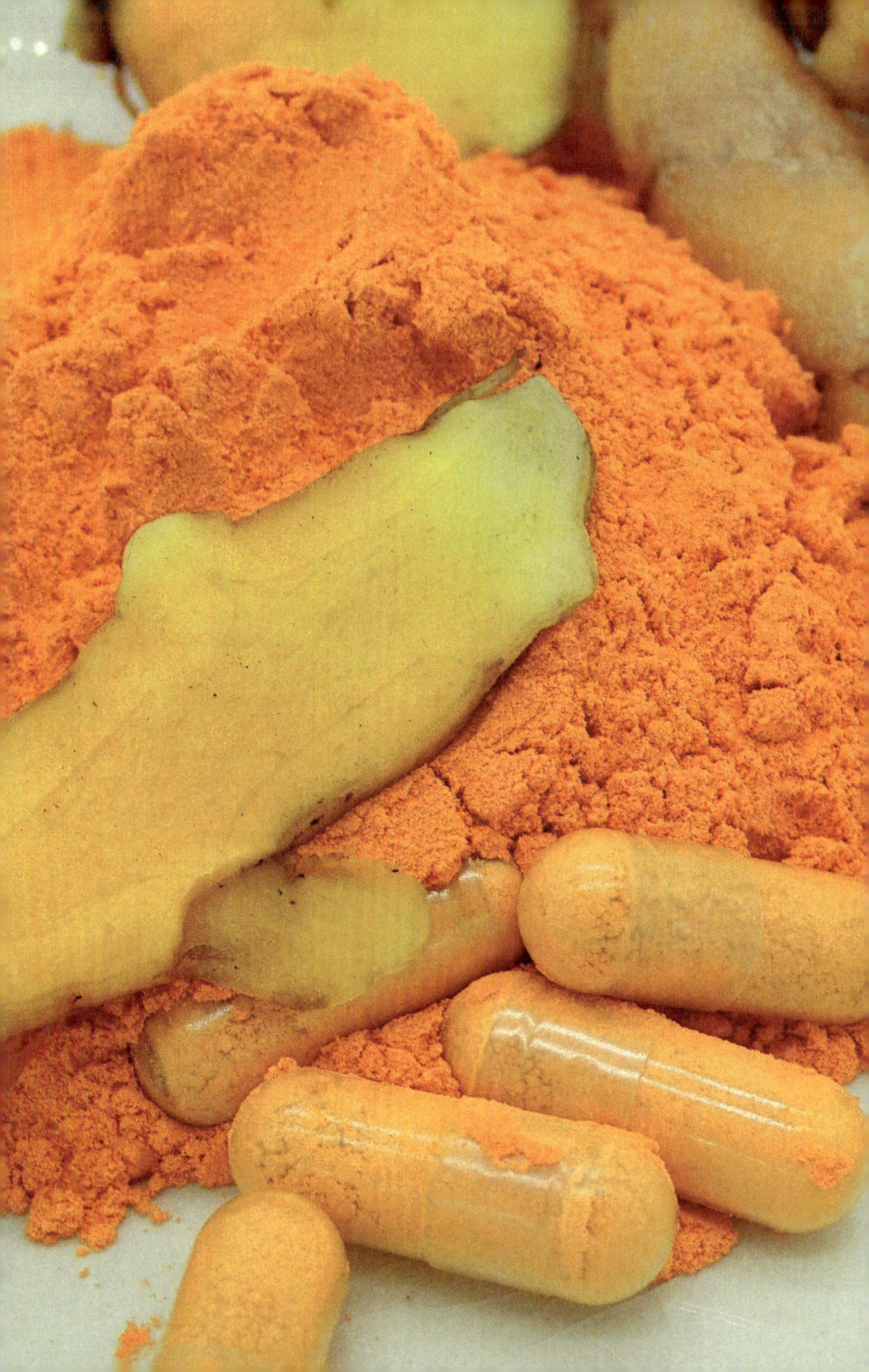

Autres curcumas utilisés dans le monde

Si *Curcuma longa* est la seule espèce cultivée de façon intensive et commercialisée dans le monde entier, il existe plus d'une centaine d'espèces de curcumas de par le monde. Parmi celles-ci, en prenant l'exemple de la Thaïlande, une trentaine d'espèces est cultivée et consommée (usage comme additifs alimentaires, cosmétiques et médecine traditionnelle).

Temoe Lawacq ou curcuma javanais : *Curcuma xanthorrhiza* (Bergius) Rosc.

Originaire d'Indonésie et cultivé en Malaisie, en Thaïlande, aux Philippines et à Java. Il est recommandé pour améliorer les éruptions cutanées, la fièvre, la diarrhée, les maux d'estomac et la constipation.

***Curcuma sauvage* :** *Curcuma aromatica* Salisb.

Originaire d'Inde, c'est le « *Vanaharidra* » de la médecine ayurvédique. Ce curcuma est connu, en Inde, pour son action antibactérienne et antifongique ainsi que pour son usage cosmétique. Il est traditionnellement employé pour calmer les douleurs intestinales, les infections cutanées, les douleurs arthrosiques et les piqûres d'insectes. La pâte de rhizome s'emploie en application faciale contre l'acné et en cas de pilosité excessive.

Zédoaire : *Curcuma zedoaria Roscoe*

Originaire de l'Inde et de l'Indonésie, le rhizome de la Zédoaire, ainsi que les jeunes feuilles, sont comestibles. Le rhizome est traditionnellement utilisé comme carminatif, expectorant et diurétique. On l'utilise aussi en cas de rhume, d'infections diverses, de vomissements, de diarrhées et de leucorrhées.

Toxicité du curcuma

Aucun cas de toxicité aiguë ou chronique n'a été signalé lors d'administration de fortes doses de curcuma chez l'animal.

Effets indésirables et contre-indications du curcuma

- Le curcuma est contre-indiqué en cas d'obstructions des voies biliaires et de présence de calculs biliaires infra-centimétriques. En effet, les extraits de curcuma peuvent provoquer des coliques hépatiques chez les personnes sujettes aux calculs biliaires : l'utilisation thérapeutique des extraits de curcuma en cas de calculs biliaires n'est possible qu'après avis médical.

- Concernant la grossesse et l'allaitement, historiquement, le curcuma est considéré sans risque lorsqu'il est utilisé en tant qu'épice. Cependant, le curcuma a déjà provoqué des stimulations utérines et peut stimuler l'apparition des règles. Éviter les fortes doses de curcuma chez la femme enceinte (des précautions sont donc à prendre par manque d'études cliniques).

Précautions d'emploi

- Il faut être vigilant chez les **patients allergiques** aux plantes de la famille des *Zingiberaceae* comme le gingembre.

- **Troubles biliaires** : le curcuma possède des propriétés cholérétiques, c'est-à-dire qu'il stimule la sécrétion de bile, indispensable à une bonne digestion. Les personnes souffrant de pathologies des voies biliaires doivent prendre l'avis d'un médecin avant de l'utiliser.

- Le curcuma ayant un effet anticoagulant, il est conseillé de stopper toute consommation deux semaines avant une **intervention chirurgicale**.

- **Chimiothérapie et radiothérapie** : le curcuma est considéré sans risque lorsqu'il est utilisé en tant qu'épice. Bien que des études semblent relever un effet positif du curcuma durant la radiothérapie et certaines chimiothérapies, il reste conseillé de ne pas en consommer le jour même du traitement. L'utilisation d'extraits de curcuma ou de curcuma à forte dose, durant une chimiothérapie ou radiothérapie, doit se faire uniquement sous contrôle médical : si les doses absorbées de curcuma peuvent améliorer l'effet du traitement dans le cas de certaines chimiothérapies, il peut réduire l'action de certains traitements classiques basés sur un effet oxydant.

Interactions avec des médicaments et d'autres plantes

- Le curcuma peut inhiber les enzymes de type cytochrome P450 et on sait qu'il peut freiner l'agrégation des plaquettes : il peut donc augmenter le risque hémorragique causé par d'autres médicaments comme les **anticoagulants (antagonistes de la vitamine K et nouveaux anticoagulants) et les anti-agrégants plaquettaires comme le clopidogrel et les AINS.**

- Le curcuma est contre-indiqué en cas de **traitement anti-cancéreux avec les médicaments suivants** : cyclophosphamide (Endoxan) et doxorubicine (Adriblastina®, Caelyx®, Doxorubicine®, Myocet®) ; ainsi qu'en cas de traitement du cancer du sein par des camptothécines (Campto®, Irinosin®, Irinotecan®...). La prudence est également recommandée lorsqu'on utilise le curcuma en association avec une hormonothérapie pour le cancer du sein. La supplémentation en curcuma pourrait diminuer la sensibilité du Tamoxifen et de cette manière rendre l'effet moins efficace.

- La prise de curcuma est à envisager avec prudence quand elle est combinée à certains traitements. C'est le cas de la **radiothérapie, des analogues du platine, des anthracyclines et de certains antibiotiques anti-tumoraux tels que la bléomycine et la mitomycine.** Si vous suivez l'un de ces traitements, évitez toute consommation de curcuma le(s) jour(s) du traitement ainsi que les deux jours qui le précèdent et le suivent.

- Chez l'animal, le curcuma peut augmenter le risque hémorragique s'il est associé notamment au ***Ginkgo biloba*** (plusieurs cas d'interactions chez l'animal ont été rapportés).

Comment potentialiser l'absorption des curcuminoïdes, et donc, l'efficacité des préparations ?

De nombreux composés du curcuma, à commencer par la curcumine et les curcuminoïdes, présentent une absorption par voie orale médiocre ainsi qu'un métabolisme d'élimination important ne permettant qu'un faible pic de concentration plasmatique — de très courte durée — même pour des doses élevées de l'ordre du gramme de curcumine par kilogramme de poids corporel.

La curcumine, administrée sans aucune modification ou couplage, se voit très vite dégradée (elle subit un fort effet de premier passage hépatique). En effet, lorsqu'elle est absorbée seule par voie orale, on la retrouve à près de 75 % dans les selles. Lorsqu'elle est administrée par voie intraveineuse, près de 50 % de la dose est excrétée dans la bile en moins de 5 heures. Toutes les études faites suggèrent que la biodisponibilité orale[79] de la curcumine, chez l'être humain, est d'environ 1 %.

Cette curcumine présente trois « défauts notoires » :

1 Elle a une très faible solubilité dans l'eau

Peu soluble dans l'eau acidulée, soluble, mais instable en solution alcaline. Si on veut utiliser du curcuma et/ou curcumine sous forme liquide, il faut **alcaliniser la solution**, la stabiliser avec de **l'acide ascorbique** (mais là on acidifie aussi...), je préfère donc utiliser **du glutathion ou de la N-acetyl-cystéine** qui se sont montrés efficaces et augmenter la solubilité des curcuminoïdes à l'aide de la plante au pouvoir sucrant « ***Stevia rebaudiana* Bertoni** » ou de ses principes actifs comme le rubusoside (Ru), le stevioside (Ste) ou encore le rebaudioside (RebA). Le rubusoside est capable de multiplier par quatre la solubilité de la curcumine[80] !

2 Elle est sensible à la lumière

Lorsque la curcumine est exposée à la lumière UV-visible, elle se décompose, aussi bien en solution qu'à l'état solide. Il faut donc conserver les préparations de curcuma à l'abri de la lumière et éviter les racines ou poudres de curcuma qui ont traîné au soleil.

3 Elle a une faible perméabilité intestinale...

...qui peut être améliorée de différentes façons très simples comme :

- Consommer le curcuma et ses préparations avec des **aliments gras ou riches en lécithines** comme les œufs, huiles végétales et beurre, car la curcumine et les curcuminoïdes sont liposolubles.

- **Co-administrer le curcuma/curcumine avec du poivre** (si possible titré en pipérine son principe actif). La pipérine, composé naturel, est un inhibiteur de la biotransformation et spécialement de la glucurono-conjugaison hépatique et intestinale de nombreuses substances dont la curcumine (voir chapitre « Notions de bio-amplificateurs ou amplificateurs de biodisponibilité à base de plantes »). Dans une étude[81] maintenant célèbre, en co-administrant la pipérine et la curcumine à des volontaires sains, en 1998, Shoba et al. ont évalué les paramètres pharmacocinétiques de la curcumine. Il ressort qu'à la dose de 2 g de curcumine administrée par voie orale avec 20 mg de pipérine, la biodisponibilité de la curcumine fut augmentée de 2000 % au regard de la même dose de curcumine administrée seule. De plus, la pipérine augmente la perméabilité intestinale, de par son activité pro-inflammatoire, sur la muqueuse intestinale. Cela permet une meilleure absorption de la curcumine, mais aussi d'endotoxines, de polluants, de protéines non-digérées (gluten) et d'autres substances toxiques. C'est la raison pour laquelle de plus en plus de thérapeutes pensent que c'est la porte ouverte aux intolérances alimentaires et aux maladies auto-immunes et qu'ils s'en détournent. Notons toutefois que le couplage avec la pipérine reste très intéressant si on veut cibler un organe comme le cerveau. En effet, Ryu et al. ont démontré, dans la revue américaine *Journal of Medicinal Chemistry* en 2006[82], que cette co-administration augmente la distribution tissulaire cérébrale jusqu'à 48 % de plus dans le cerveau que dans le reste de l'organisme.

Personnellement, la solution suivante me semble être la plus efficace et la plus « sûre » ou « *safe* » :

- **Co-administrer le curcuma/curcumine avec du gingembre** : Le gingembre est un stimulant de l'absorption de certaines molécules/substances (ce que les Anglo-Saxons nomment un « *bioenhancer* »), ce qui permet de diminuer la dose à absorber de cette molécule ou la fréquence de sa prise. Il permet une amplification de 30 à 75 % de la biodisponibilité d'autres molécules pour un apport de 10-30 mg de gingembre par kg de poids corporel. Chez le rat, le gingembre induit une augmentation du périmètre et de la longueur des microvillosités aboutissant à une augmentation de la surface d'absorption du petit intestin[83]. De plus, il stimule l'activité des enzymes de la membrane de la bordure en brosse (glycyl-glycine dipeptidase, leucine aminopeptidase et γ-glutamyl transpeptidase) dans la muqueuse du jéjunum. Pour la curcumine (50 mg/kg), le pourcentage d'augmentation exercé par un extrait de gingembre[84] peut atteindre les 43 %.

Posologie et différentes formes d'emploi du curcuma

Le curcuma est utilisé sous forme de jus frais, de poudre, d'infusion (à partir de rhizome frais ou cuit, mais aussi de poudre) et d'extrait hydroalcoolique. De nos jours, il est très facile de se procurer du curcuma frais ou de la poudre pour faire ses propres préparations.

À NOTER

Le curcuma est photosensible, donc évitez de lui faire subir un séchage au soleil. D'autre part, les extraits secs sont souvent moins actifs que les formes pulvérisées et les préparations liquides, en raison du rôle majeur joué par l'huile essentielle dans l'activité.

Jus frais

Il peut être obtenu à l'aide d'un extracteur de jus et doit être conservé au frais, dans un récipient hermétique pour le protéger de la lumière. Sa durée de conservation est limitée, sauf si vous faites comme moi des glaçons de jus de curcuma. Vous aurez ainsi en permanence du jus à portée de main pour vos préparations. Attention, ça tache ! Appliqué sur la peau, ce jus est utilisé en Inde pour traiter les affections cutanées comme le psoriasis et les mycoses.

Posologie : prendre 1 cuillère à soupe par jour dans de l'eau ou jus de fruits.

Poudre de curcuma (rhizome séché en poudre)

Pour être exportée et utilisée industriellement, la fabrication de poudre de curcuma nécessite un procédé international défini par la «*Food and Agriculture Organisation of United Nations*» (FAO).

Posologie : prendre de 1,5 g à 3 g par jour (soit de ½ cuillère à thé à 1 cuillère à thé), ce qui correspond à environ 60 mg à 200 mg de curcuminoïdes. C'est ce que la plupart des gens en Inde consomment quotidiennement grâce au traditionnel curry.

- soit en l'incorporant au repas du jour
- soit en 2 ou 3 prises entre les repas. En Inde, la poudre de curcuma est souvent prise en la diluant dans du jus de citron avec une pincée de poivre moulu, bien agiter et ajouter de l'eau à volonté.

Infusion

Ma recette d'alcoolature (concentrée et principes actifs hautement biodisponibles)

Infuser de 1 g à 1,5 g de poudre de rhizome ou de rhizome frais coupé en petits morceaux dans 150 ml d'eau bouillante durant 10 à 15 minutes. Boire deux tasses par jour.

Je privilégie dans ma recette les curcuma et gingembre frais et bio, nettement plus savoureux que la poudre. De plus, ceci permet d'éviter l'irradiation fréquente appliquée aux poudres et donc aussi de conserver à ces deux plantes toutes leurs propriétés et principes actifs comme l'huile essentielle !

Ingrédients :

- Rhizome frais et bio de curcuma : 100 g
- Rhizome frais et bio de gingembre : 25 g
- Stévia : soit 5 feuilles, soit 2 sticks de stévia du commerce
- Bicarbonate de sodium alimentaire : 1 à 2 cuillères à café
- Alcool à 70° (oui je sais, c'est fort !) : 250 g
- Personnellement, je rajoute 3 sachets de N– acétylcystéine dosés à 200 mg pour stabiliser la préparation (on en trouve dans toutes les pharmacies sous différentes marques, c'est un fluidifiant des sécrétions bronchiques). Intérêt supplémentaire, cette N– acétylcystéine va être métabolisée dans le corps et donner du Glutathion aux propriétés remarquables.

Cette préparation est une alcoolature 1 :2, c'est-à-dire 1 part de plante pour 2 parts de solvant. Si vous ne supportez pas le gingembre ou si vous voulez cibler préférentiellement une action sur le cerveau, remplacez le gingembre par du poivre moulu qui renferme en moyenne 5-9 % de pipérine (1/2 à 1 cuillère à café).

Coupez les rhizomes en plusieurs morceaux et mélangez tous ces ingrédients avec l'alcool dans un mixeur. Mixez le tout afin d'obtenir une bouillie. Laissez macérer 10 jours dans un récipient à l'abri de la lumière et en agitant régulièrement. Pressez bien le macérat au travers d'un linge ou autre ustensile pour tout récolter, filtrez et conservez la préparation toujours à l'abri de la lumière. Vous avez maintenant une des meilleures préparations pour utiliser le curcuma qui, de plus, peut se conserver des années !

Recette de curcuma latte

Posologie : 45 à 90 gouttes dans de l'eau jusqu'à 4 fois par jour.

Si vous utilisez des rhizomes secs, faites une teinture au 1 :5 dans de l'alcool à 40°— 50°.

Le lait d'or, ou « curcuma latte, *golden milk* » est une boisson-remède ayurvédique ancestrale aux nombreuses propriétés médicinales.

Ingrédients :

- 200 ml de lait de coco
- 1 cuillère à soupe de jus de curcuma ou 1 cuillère à café de curcuma en poudre
- 1/2 cuillère à café de cannelle en poudre
- 1/2 cuillère à café de gingembre moulu (ou un petit coup de râpe sur du gingembre frais)
- 1/2 cuillère à café de miel ou de sirop d'agave

Dans une casserole, portez le lait à frémissement.

Hors du feu, ajoutez le curcuma, la cannelle, le gingembre et le miel. Mélangez vivement.

En conclusion, le curcuma exerce des effets positifs et peut être conseillé dans les domaines suivants

Versez le *golden latte* dans une tasse et dégustez immédiatement.

◆ **En rapport avec ses activités gastro-intestinales :**

- Gastrites, ulcères gastroduodénaux.
- Dysbioses et troubles fonctionnels intestinaux, avec ou sans signes de perméabilité intestinale.
- Diarrhées.

◆ **En rapport avec ses activités cardiovasculaires :**

- En prévention des risques cardiovasculaires : athérome et athérosclérose en particulier.
- Dyslipidémie (hypercholestérolémie, hyperlipidémies).

◆ **En rapport avec ses activités hépatobiliaires et pancréatiques** :

- Dyspepsie.
- Syndrome métabolique.
- Lithiase biliaire.

◆ **En rapport avec ses activités hépatiques :**

- Hépatites, stéatoses, hépatosidéroses (association d'une surcharge hépatique en fer et d'un syndrome métabolique), ictères.

◆ **En rapport avec ses activités anti-inflammatoires :**

- Arthrose, rhumatismes inflammatoires.

◆ **En rapport avec ses activités anti-oxydantes sur la rétine** :

Quelques mots sur la curcumine

- Uvéite antérieure chronique et dégénérescence maculaire liée à l'âge (DMLA)

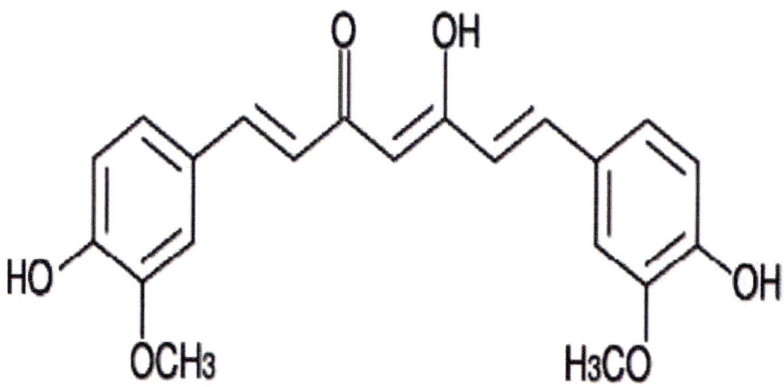

Figure 3 : Structure chimique de la curcumine : « 1,7– bis (4-hydroxy-3-méthoxy-phényl) hepta-1,6-diène-3,5-dione »

◆ **En rapport avec son action anticancéreuse :**

– Prévention des cancers (notamment de l'intestin, du duodénum, de l'œsophage et de l'estomac, mais aussi au niveau de l'utérus et de la peau).

La curcumine est une molécule qui a une structure chimique assez complexe :

1 La curcumine, lors de tests, peut donner des faux positifs

La curcumine est une molécule «tendance» depuis quelques années aboutissant à un flot d'études et recherches scientifiques aux résultats parfois divergents si ce n'est contradictoires. Tantôt décrite comme inefficace et dénuée de tout effet thérapeutique, parfois considérée comme dangereuse ou au contraire miraculeuse, la curcumine est le sujet de nombreuses polémiques qui peuvent s'expliquer par ce qui suit.

La curcumine présente deux problèmes notoires liés à sa structure physico-chimique :

C'est un composé complexe, constitué par des fonctions chimiques pouvant évoluer en fonction de l'environnement direct, de la présence de différents types de solvants, de la température et de la présence de lumière. Cette complexité confère à la curcumine une large collection d'interactions possibles qui multiplient le nombre de cibles moléculaires potentielles, mais peut aboutir à des résultats faussement positifs dans des criblages à haut débit. On dit que la **curcumine est un PAINS** (**«*pan-assay interference compound*»** ou **«*composé qui interfère avec les essais*»**), elle a tendance à réagir de manière non spécifique avec de nombreuses cibles biologiques plutôt que d'affecter spécifiquement une cible souhaitée. De façon plus simple, ceci signifie que les résultats d'études *in vitro* (milieu de culture, éprouvette…) ont une probabilité réduite d'être validés *in vivo* (c'est-à-dire chez l'être humain).

2 La curcumine a une très faible biodisponibilité

Conclusion : ceci peut parfois expliquer des résultats cliniques différents des résultats chimiques obtenus. Si l'activité *in vitro* de la curcumine sur ses cibles est toujours démontrée, lors d'essais plus en aval *in vivo* ses capacités s'en trouvent amoindries, voire parfois inexistantes, et n'apportent pas souvent le bénéfice clinique recherché. Il y a vraiment un travail de fond à réaliser pour vérifier et valider les cibles moléculaires de la curcumine comme celles fréquemment citées (facteurs de transcription, facteurs de croissance et leurs récepteurs, cytokines, enzymes, gènes régulant la prolifération cellulaire et l'apoptose, etc.).

Ceci est dû à une faible absorption intestinale couplée à un métabolisme hépatique fort (réduction et conjugaison) et une élimination biliaire conséquente (j'en ai parlé précédemment et il y a des solutions naturelles à utiliser quand on emploie le curcuma, voir le chapitre « Comment potentialiser l'absorption des curcuminoïdes ? »). Quand on souhaite utiliser de la curcumine concentrée (par exemple à 95 %), il est possible soit de la co-administrer avec d'autres substances (pipérine, quercétine, lécithine, gingembre, etc.), soit d'user de stratégies de potentialisation galénique — souvent réalisées par les industriels — comme les nanocurcumines, le couplage aux cyclodextrines, l'association aux fibres de fenugrec... mais ceci augmente les risques d'interactions avec d'autres médi-

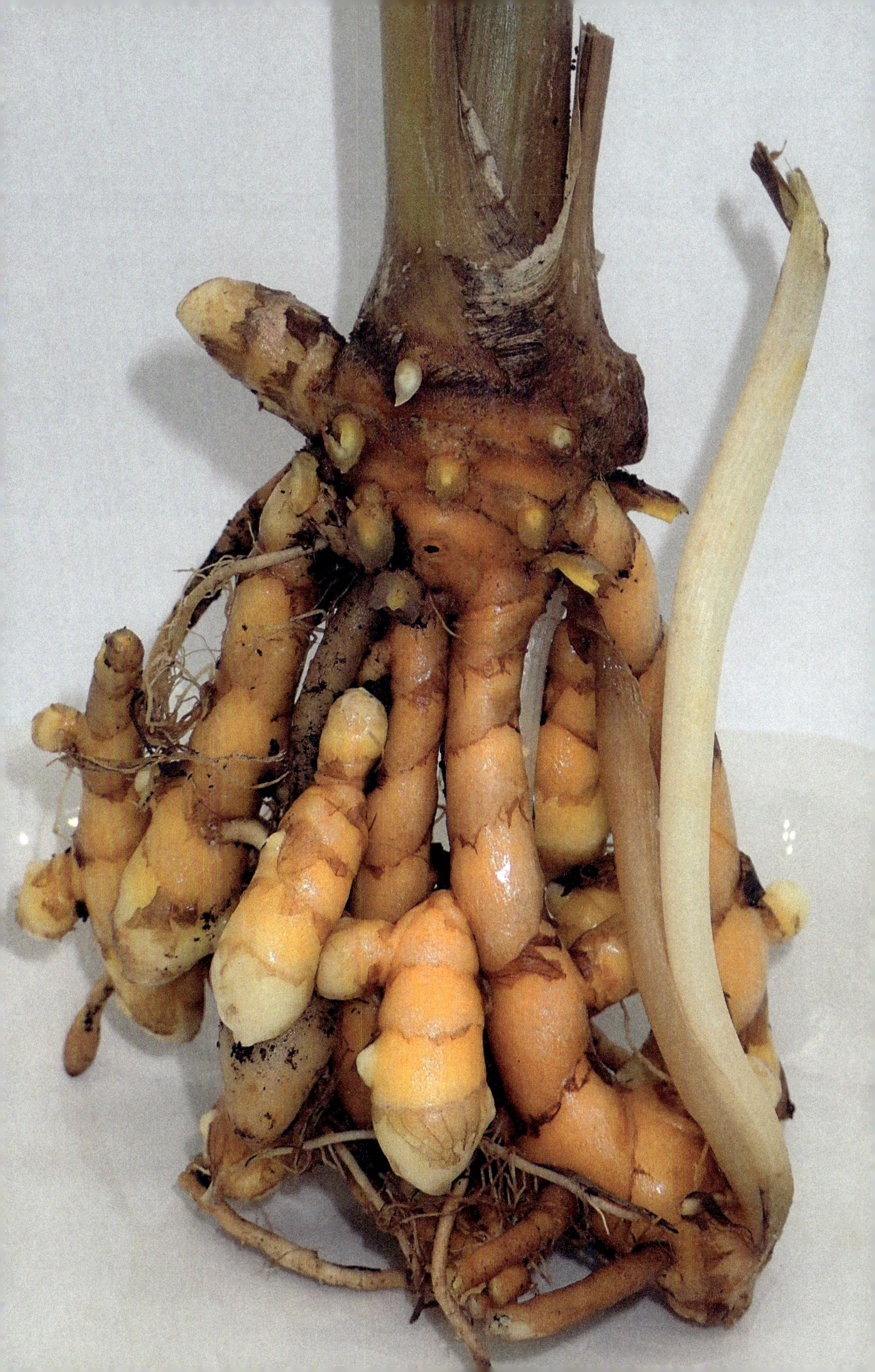

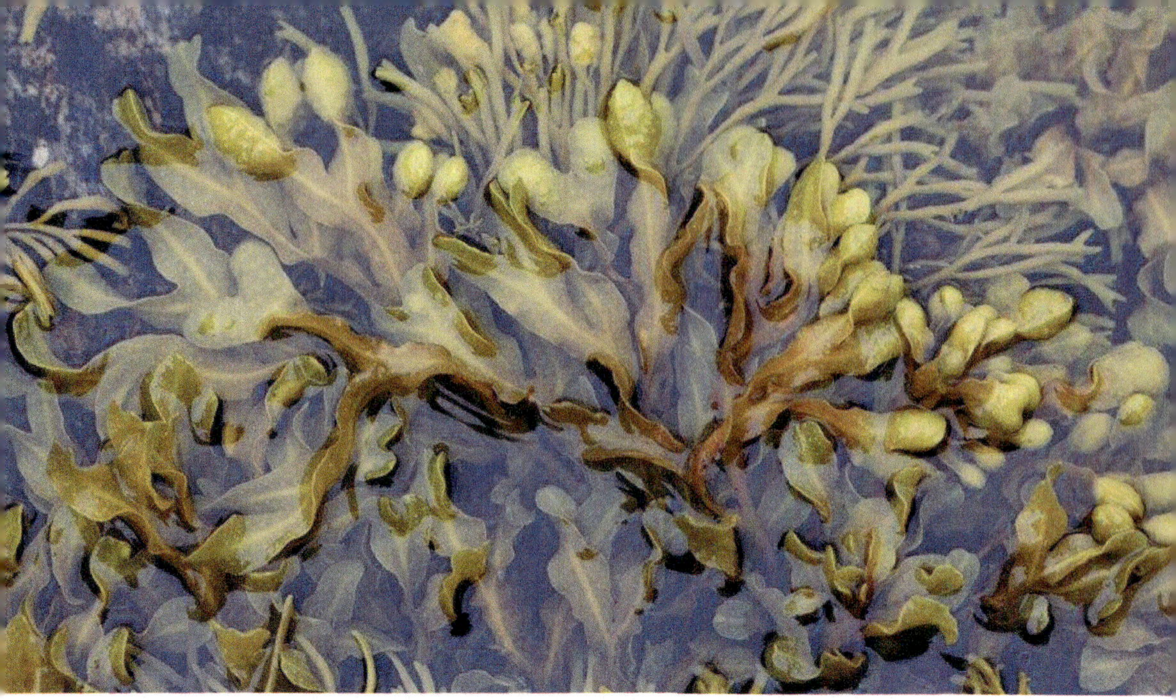

Fucoïdanes d'algues brunes

Un trésor santé venu de la mer

Voici un drôle de nom — les fucoïdanes — que certainement le grand public ne connaît pas, mais qui mérite de retenir toute notre attention. Ces fucoïdanes sont des nutriments que l'on retrouve dans les algues brunes, qui sont elles-mêmes des organismes végétaux, et qui, par conséquent, méritent de figurer dans ce livre qui met en lumière des nutriments d'origine végétale aux propriétés remarquables pour la santé humaine. Si les espèces végétales terrestres ont donné naissance à de nombreux médicaments, comme l'aspirine ou la quinine, qui possèdent souvent des structures chimiques originales, il existe un énorme potentiel, en termes de diversité biomoléculaire, dans les océans dont les fucoïdanes sont l'exemple type.

Si depuis de nombreuses années, les algues sont source d'engrais, mais aussi d'iode et de soude, si elles ont été utilisées pour soigner les problèmes de thyroïde et les rhumatismes, elles sont de plus en plus recherchées pour leurs composés polysaccharidiques (glucides complexes) comme les alginates, carraghénanes, fucanes... Les carraghénanes et agar-agar sont des polysaccharides sulfatés extraits d'algues rouges tandis que les fucanes (dont les fucoïdanes) sont des polysaccharides extraits d'algues brunes.

Les polysaccharides marins sont commercialisés depuis de nombreuses années et sont principalement utilisés comme agents de texture — leur rôle est de modifier la structure et la consistance d'une préparation — dans l'agro-alimentaire, la cosmétique et la parapharmacie. Ces polysaccharides marins et leurs dérivés sont une source de molécules innovantes, présentant des propriétés biologiques originales et spécifiques, qui peuvent être exploitées à des fins thérapeutiques. Ils sont une source de nouvelles molécules thérapeutiques pour des pathologies majeures dans les domaines de la cancérologie, de l'hématologie, de l'infectiologie et des médecines réparatrice et régénérative...

Parmi ces polysaccharides marins, les fucoïdanes ont une activité liée à leur nature particulière et ce sont des molécules bioactives présentant des **activités[1] anti-oxydante, anti-tumorale, immuno-régulatrice, anti-virale et anticoagulante** mais aussi, pour certaines d'entre elles, une inhibition de l'activité de certaines enzymes digestives, comme l'amylase, limitant ainsi l'absorption du glucose et donc utiles pour lutter contre le **diabète**[2]. Les recherches scientifiques sur les fucoïdanes ont débuté dans les années 1970, et, depuis, ils ont fait l'objet de centaines de publications.

D'où proviennent les fucoïdanes ?

Les algues ou macro-algues sont des organismes aquatiques considérés comme primitifs dans le sens où ils ont émergé il y a plus d'un milliard d'années en lignées évolutives indépendantes, bien avant l'apparition des végétaux verts terrestres[3].

Les macro-algues possèdent des chlorophylles ainsi que des pigments additionnels jaune, rouge ou bleu, qui ont permis de les classer en trois groupes différents ou « lignées » : les macro-algues vertes (chlorophycées) qui possèdent des chlorophylles de type a et b, les macro-algues rouges (rhodophycées) présentant de la chlorophylle a et des phycobilines rouges (phycoérythrine) et bleues (phycocyanine) et enfin les macro-algues brunes (phéophycées) possédant de la chlorophylle c, en plus de la chlorophylle a et de fortes teneurs en caroténoïdes.

Les fucoïdanes se retrouvent dans la paroi des algues brunes qui renferment également, bien sûr, de très nombreux nutriments. On les retrouve aussi dans les concombres de mer et dans les œufs d'oursins. Les fucoïdanes appartiennent à la grande famille des polysaccharides (voir explications à « Qu'est-ce qu'un fucoïdane ? ») qui sont retrouvés dans les plantes, les algues (polysaccharides marins) ou synthétisés par des micro-organismes.

Polysaccharides marins et santé humaine[4]

L'utilisation des polysaccharides d'origine marine, pour des applications en médecine humaine, nutrition-santé et cosmétique, est en émergence, car ces composés sont biodégradables, solubles dans l'eau, et possèdent des activités biologiques intéressantes. Ces propriétés sont dues à la présence de groupements sulfates dont les poly- et oligosaccharides terrestres non animaux sont dépourvus.

Voici quelques applications thérapeutiques de ces polysaccharides marins :

- l'alginate d'algues est couramment utilisé pour le traitement des reflux gastriques (ex : alginate de sodium qui est utilisé dans un médicament très connu, qui représentait, il y a encore peu de temps, 94 % du marché des produits pour soigner les brûlures d'estomac). L'alginate de sodium prévient et traite les ulcères gastriques en inhibant l'adhésion de la bactérie *Helicobacter pylori.*

- les propriétés anticoagulantes des carraghénanes d'algues rouges et fucoïdanes d'algues brunes en font des candidats intéressants pour un traitement de substitution de l'héparine animale (médicament anticoagulant d'action immédiate), utilisée en chirurgie, et qui comporte des risques de contamination microbienne et n'est pas adaptée à certains cas de thromboses.

- les polysaccharides marins et leurs dérivés oligo-saccharidiques possèdent aussi des propriétés antimicrobiennes et antivirales décrites dans la littérature scientifique. L'action antivirale des polysaccharides sulfatés d'algues (carraghénanes, alginates et fucoïdanes) se fait par différents mécanismes.

- selon leurs structures, ces molécules ont la capacité de moduler l'effet de facteurs de croissance et donc agissent sur de nombreux processus cellulaires; ainsi certaines de ces molécules pourraient inhiber la formation de métastases et la vascularisation de la tumeur.

Qu'est-ce qu'un fucoïdane ?

Dans une algue, la principale fonction des fucoïdanes est de prévenir le séchage de l'algue quand elle est exposée à l'air lors des marées.

POUR LECTEUR AVERTI

Les fucoïdanes appartiennent à la famille des Fucanes qui comprend aussi les ascophyllanes, les sargassanes, les glucuronoxylofucanes. Ils sont hautement sulfatés, puisque la teneur en sulfate peut aller jusqu'à 40 % en poids. Les fucanes sont présents dans la plupart des algues brunes et la teneur est maximale chez les Fucales et les Laminariales comme le Fucus vésiculeux appelé aussi Varech vésiculeux (*Fucus vesiculosus*), le Goémon noir ou Ascophylle noueux (*Ascophyllum nodosum*), le Wakamé ou Fougère des mers (*Undaria pinnatifida*) ou encore la Pelvétie (*Pelvetia caniculata*).

Les fucoïdanes sont des polysaccharides sulfatés composés d'un squelette de fucose, c'est-à-dire que ce sont des glucides complexes composés d'une succession de sucres (fucoses) liés les uns aux autres — comme peuvent l'être les wagons d'un train — sur lesquels sont fixés des groupements sulfates.

Ils représentent un groupe de polysaccharides assez hétérogène. Le premier isolé et caractérisé a été le fucoïdane extrait de *Fucus vesiculosus* (Kylin 1913), d'où le nom de fucoïdane créé à partir de «fucus».

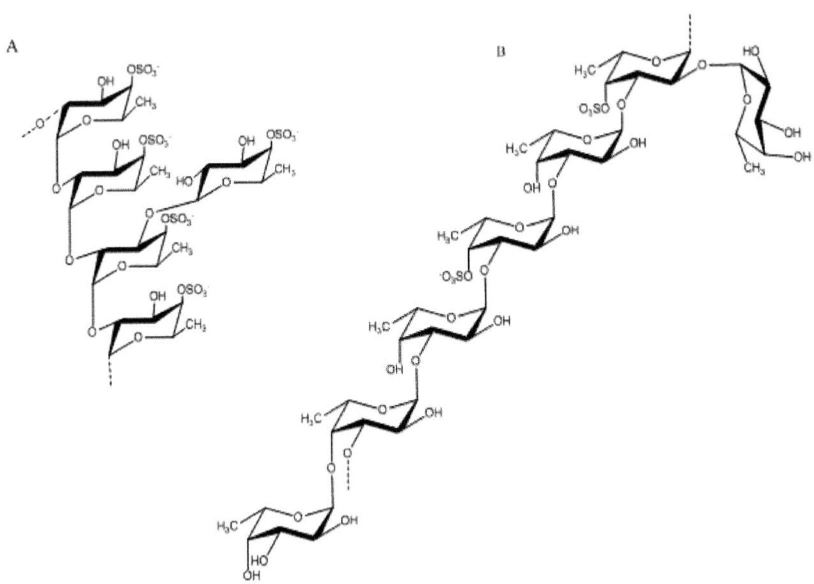

Figure 1 : structures[5] reportées pour les fucoïdanes de Fucus vesiculosus par Percival (A) et Patankar (B)

En général, les fucoïdanes sont répartis en deux groupes qui correspondent à des espèces d'algues différentes (liste non exhaustive) :

- ceux dont la chaîne centrale est composée de L-fucopyranoses liés en α-(1,3), pouvant être extraits *de Laminaria saccharina, Laminaria digitata, Analipus japonicus, Cladosiphon okamuranus* ou *Chorda filum;*
- ceux dont la chaîne centrale implique une répétition de L-fucopyranoses liés en α-(1,3) ou (1,4), isolés d'*Ascophyllum nodosum* ou des espèces de *Fucus*.

Il faut savoir que les polysaccharides sulfatés possèdent de nombreuses activités biologiques. Ainsi, l'héparine et l'héparane sulfate sont des puissants anticoagulants alors que le carraghénane a une activité antivirale. Les fucoïdanes, en plus de leurs nombreuses activités biologiques que je vais détailler, sont la source d'un sucre indispensable — le fucose — qui joue un rôle majeur pour la communication de cellule à cellule, mais aussi l'immunité et les infections systémiques ou intestinales.

Activités biologiques des fucoïdanes extraits d'algues brunes

L'activité biologique des polysaccharides sulfatés est connue depuis longtemps. Les fucoïdanes ne présentent pas de toxicité, n'induisent pas d'inflammation et peuvent servir **d'agents[6,7] anticoagulant/anti-thrombotique, anti-inflammatoire, antiviral, anti-tumoral avec immuno-stimulation et pour stimuler la régénération cellulaire**.

Leur activité dépend du poids moléculaire, de la nature des unités de base, du contenu en groupements sulfate et de leurs positions, du type de liaison ainsi que de la géométrie de la molécule.

1 Activité anticoagulante et anti-thrombotique

Les maladies cardiovasculaires telles que les cardiopathies ischémiques (atteinte cardiaque liée à des artères coronaires partiellement bouchées qui n'apportent plus assez de sang oxygéné dans le muscle cardiaque), l'athérosclérose et les thromboses veineuses profondes sont encore les principales causes de décès dans le monde. Dans la majorité des cas, des médicaments comme l'héparine (qui est un polysaccharide sulfaté) ou la warfarine sont administrés aux patients, mais ceux-ci ont souvent des effets indésirables comme des épisodes hémorragiques ou des thrombocytopénies (diminution du taux de plaquettes sanguines) qui limitent ou empêchent leur utilisation. Les fucoïdanes ont été proposés comme alternative à l'héparine, car ils sont des anticoagulants semblables à l'héparine (résultats obtenus à partir de tests *in vitro* et *in vivo*), mais il faut avouer que les mécanismes responsables de l'activité anticoagulante des macro-algues, induite par les polysaccharides sulfatés, ne sont pas complètement compris. De plus, comme l'héparine, les fucoïdanes peuvent lier les facteurs de croissance, les déplacer et les protéger.

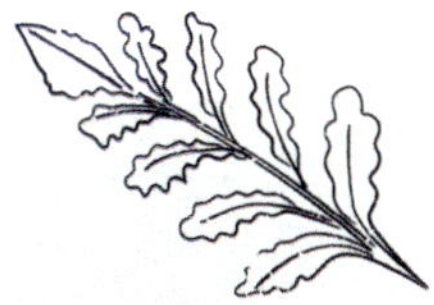

POUR LECTEUR AVERTI

Les fucoïdanes ont une activité anticoagulante en partie due à leur interférence[8] avec l'antithrombine III et l'héparine cofacteur II, deux inhibiteurs de thrombine. Les fucoïdanes de poids moléculaire d'environ 10-300 kDa semblent avoir l'activité anticoagulante la plus prononcée[9].

Il faut des doses conséquentes de fucoïdanes pour agir sur le temps de coagulation du sang comme le montre une étude clinique pilote[10] de 2009 où les participants ont pris 3 g par jour et pendant 12 jours de fucoïdanes d'*Undaria pinnatifida*. Une prolongation significative du temps de coagulation a été relevée tout en maintenant des paramètres cliniques normaux.

Il existe aujourd'hui de nombreux brevets sur le potentiel des polysaccharides d'algues comme anticoagulants pouvant jouer un rôle dans la prévention et le traitement des maladies cardio-vasculaires et cérébro-vasculaires.

2 Activité anti-inflammatoire et anti-fibrose

Il existe deux types de réponse inflammatoire de l'organisme à une agression : aiguë ou chronique. L'inflammation aiguë, qui peut être le résultat d'une infection ou d'une blessure, est caractérisée par une résolution rapide, une inflammation neutrophilique et un œdème. L'inflammation chronique est une réponse qui persiste plusieurs mois et qui est caractérisée simultanément par une inflammation, un remodelage des tissus et un processus de réparation sans résolution. Cliniquement, des désordres de type fibrose peuvent apparaître à partir d'une inflammation persistante qui maintient la production d'enzymes dégradant les tissus (matrice), de facteurs de croissance et de cytokines qui vont progressivement détruire l'architecture des tissus normaux et causer des dommages aux organes.

POUR LECTEUR AVERTI

Le potentiel des fucoïdanes réside dans leurs effets anti-inflammatoires à plusieurs niveaux, notamment par inhibition des sélectines, inhibition du complément et de l'activité de certaines enzymes et par modulation des facteurs de croissance.

- L'interaction entre les fucoïdanes et les sélectines a bien été démontrée, ce sont des agents de blocage des sélectines[11,12]. Les sélectines sont des molécules d'adhésion retrouvées notamment sur les globules blancs, ou leucocytes (L-sélectines), et les plaquettes (P-sélectines). Lors d'une inflammation, les leucocytes se déplacent vers le site infecté grâce au flux sanguin et ils adhèrent à la surface endothéliale de l'organe atteint via les sélectines permettant ensuite l'entrée de ces leucocytes dans l'espace du tissu concerné. Une fois traversé, les leucocytes vont détruire le tissu endommagé et éliminer les agents pathogènes. Cependant, lors de certaines réactions inflammatoires chroniques ou aiguës, les leucocytes peuvent avoir des effets nocifs. Les fucoïdanes, en bloquant les P et L-sélectines (on dit que ce sont des ligands des sélectines) vont empêcher l'adhésion et la pénétration des leucocytes réduisant l'inflammation dans tous les organes tels que le cœur, les reins et le foie [13,14].

- Le système du complément est un groupe de protéines sériques qui est directement impliqué dans les mécanismes d'élimination des pathogènes. Ce système peut être activé par deux voies et les fucoïdanes sont des inhibiteurs de ces voies [15,16], notamment en bloquant l'enzyme convertase C3. Ceci peut prévenir la production d'anaphylatoxines pro-inflammatoires capables de libérer de l'histamine. C'est donc un des mécanismes possibles par lequel les fucoïdanes exercent un effet anti-allergique déjà observé dans divers modèles expérimentaux.

- Les fucoïdanes ont aussi une activité inhibitrice significative de certaines enzymes comme les métalloprotéases matricielles (MMP), hyaluronidases et élastases [17,18]. Cette activité inhibitrice limite la lyse des tissus soumis à une inflammation causée par une blessure ou une maladie et pourrait aussi participer à freiner le développement de métastases. Ces résultats suggèrent aussi que les fucoïdanes pourraient servir au traitement de certaines pathologies inflammatoires où il y a une dégradation incontrôlée de la matrice extracellulaire (emphysème, parodontite ou ulcère de la jambe)[19].

- En 2010, Nakazato[20] a étudié le devenir et l'efficacité de différents extraits de fucoïdanes (dérivés de l'algue Cladosiphon okamuranus) administrés dans une boisson à des rats pendant 12 semaines. L'extrait de haut poids moléculaire a été un inhibiteur puissant de fibrose hépatique induite par le toxique N-nitrosodiethylamine. Il a aussi montré une forte régulation à la baisse du facteur de croissance TGF beta et de l'expression de SDF1. Cette recherche est importante, car elle illustre l'activité inhibitrice potentielle d'une fibrose par les fucoïdanes, mais démontre aussi la distribution systémique des molécules après une ingestion orale chez un modèle animal.

Tout ceci m'amène à conclure que ces précieux fucoïdanes peuvent jouer un rôle non négligeable dans des pathologies directement ou indirectement inflammatoires comme l'arthrose, les fibroses du foie ou d'organes soumis à des radiations, les adhérences post-opératoires...

3 Activités antivirales : grippe, herpès, HIV et hépatites B, C...

Les effets inhibiteurs des fucoïdanes sur les virus sont bien connus et ont été bien décrits voilà une vingtaine d'années par Schaeffer[21]. Les fucoïdanes n'ont pas une action destructrice directe sur les virus, ils inhibent plutôt l'infection via le blocage de la pénétration du virus dans la cellule hôte — par le blocage des récepteurs à la surface de la cellule que le virus utilise pour pénétrer — et ils interfèrent avec les processus de réplication.

Les fucoïdanes ont montré des activités antivirales, souvent à de très faibles concentrations, *in vitro* et parfois *in vivo* vis-à-vis de virus comme celui de la grippe (influenza), de l'herpès, du VIH (responsable du SIDA) ou de l'hépatite B. Ils pourraient donc jouer un rôle prophylactique dans un futur proche pour ces deux premiers types de virus et être associés aux traitements classiques du SIDA et de l'hépatite B.

In vitro, les fucoïdanes d'*Undaria pinnatifida*[22] ont un effet inhibiteur marqué sur le virus influenza H1N1 à des doses de 1 mcg/ml et *in vivo* à 5 mg par jour chez la souris. Dans une petite série d'études de cas cliniques, ces mêmes fucoïdanes ont permis d'inhiber la réactivation de l'herpès en les ingérant par voie orale[23]. Dans une petite étude clinique, des sujets ont pris par voie orale 2,24 g par jour de fucoïdane pendant 10 jours. Cette supplémentation a amélioré la guérison d'infections par des virus de l'herpès et a inhibé leur réactivation. Les fucoïdanes tirés d'algues brunes du genre *Saccharina*[24] sont notamment des agents potentiels anti-HIV. Les fucoïdanes de *Fucus evanescens*[24] ont

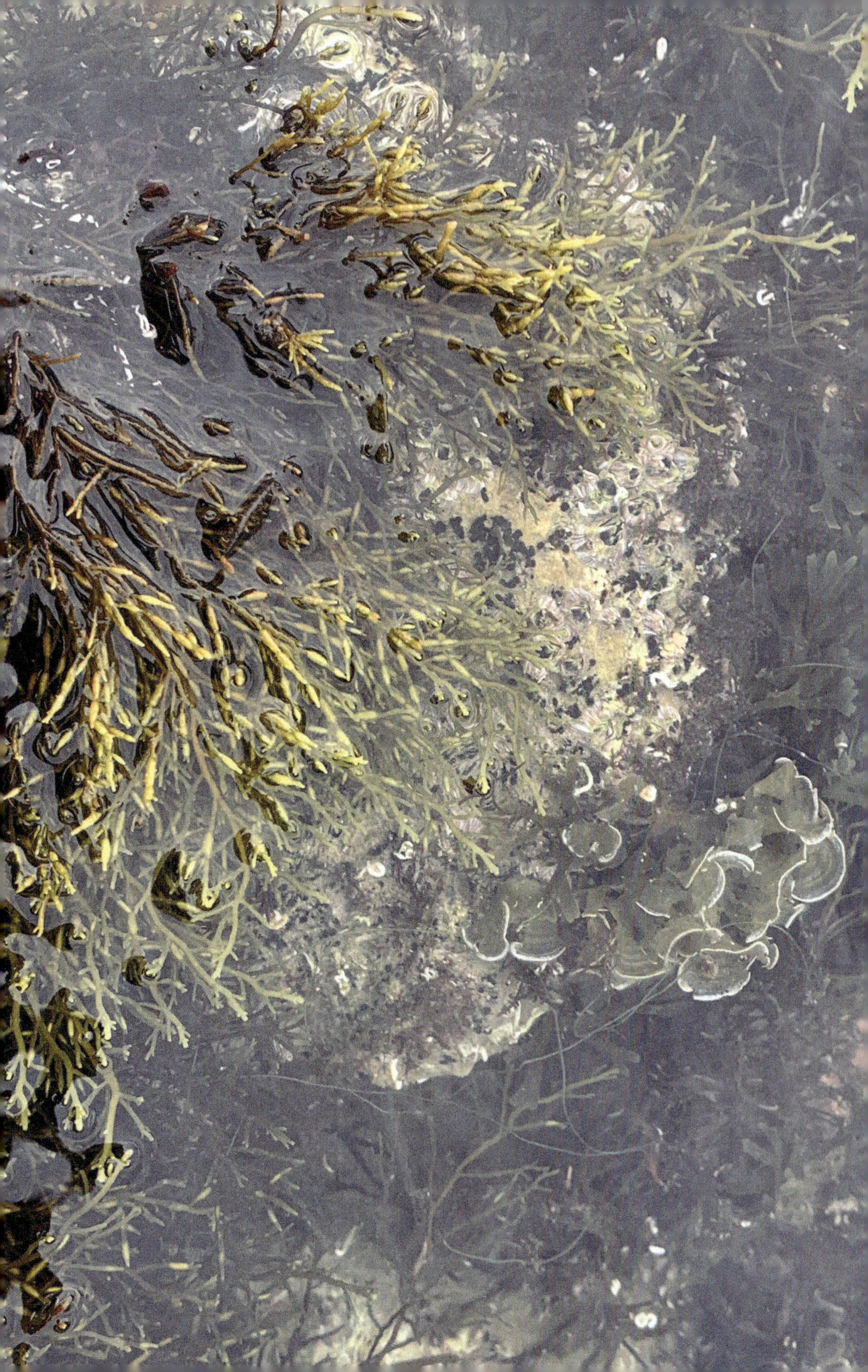

été employés comme adjuvants dans des vaccins anti-hépatite B et ils ont stimulé la formation d'anticorps spécifiques. Une autre investigation, faite avec les fucoïdanes de *Fucus vesiculosus,* a confirmé qu'ils étaient capables d'inhiber la réplication du virus de l'hépatite B à la fois *in vitro* et *in vivo*[25]. Une étude clinique réalisée sur 15 patients atteints d'hépatite C a montré que le fucoïdane était bénéfique sans être accompagné d'effets secondaires[26].

4 Activité anti-tumorale

L'apparition d'une tumeur est reliée à un dysfonctionnement au niveau du mécanisme de croissance cellulaire et l'apparition de métastases implique le transit de cellules cancéreuses à travers les vaisseaux sanguins permettant le déplacement des cellules cancéreuses vers d'autres tissus. Une fois dans le tissu, les cellules cancéreuses prolifèrent. L'invasion des tissus sains est réalisée via des protéines d'adhésion (laminine, fibronectine) qui se lient aux récepteurs des cellules cancéreuses. De plus, les cellules cancéreuses produisent leur propre facteur de croissance (FGFs, etc.) qui permettent leur adhésion aux cellules endothéliales et stimulent leur croissance. De nouveaux vaisseaux sanguins sont créés pour alimenter la tumeur, ce processus s'appelle l'angiogenèse.

L'administration ou la stimulation via des fucoïdanes permet d'interférer de différentes manières avec ces mécanismes tumoraux et je me permets de citer ici un passage du très bel article[27] de Corinne SINQUIN et Sylvia COLLIEC-JOUAULT au sujet de l'activité anti-tumorale des fucoïdanes et autres polysaccharides marins :

« *Dans la recherche de nouvelles approches thérapeutiques anti-cancéreuses, il est important de trouver des molécules qui permettent de réduire l'évolution de la tumeur primitive, mais aussi d'éviter sa diffusion (apparition d'une tumeur secondaire ou métastatique). Les polysaccharides algaux les plus étudiés depuis plus de trente ans sont les carraghénanes et les fucanes ou fucoïdanes. Les mécanismes d'action décrits selon le modèle et le polysaccharide natif ou dépolymérisé sont multiples. Le polysaccharide peut agir soit : (i) en bloquant la vascularisation de la tumeur (angiogenèse) pour limiter sa croissance et sa diffusion, (ii) en stimulant directement le système immunitaire par activation des macrophages ou en recrutant les lymphocytes T, (iii) en induisant la mort de la cellule tumorale (apoptose) et (iv) en évitant la migration de la cellule tumorale vers d'autres tissus en interagissant avec les protéines d'adhérence.... Le fucoïdane* a été abondamment étudié dans différents modèles tumoraux (lymphome, mélanome, cancers du *côlon et du sein...) in vitro* et in vivo. *Contrairement à l'héparine, il possède une activité anti-tumorale qui implique différents mécanismes d'action* ».

L'activité anti-tumorale des fucoïdanes passe donc par une inhibition des enzymes, de l'adhésion des cellules cancéreuses notamment à la fibronectine, une induction de l'apoptose et un effet anti-angiogénique. En effet, les fucoïdanes diminuent — voire suppriment — l'activité du facteur de croissance de l'endothélium vasculaire (VEGF) en inhibant la liaison du VGEF à ses récepteurs à la surface des cellules[28]. Or ce VGEF joue un rôle dans la croissance des tumeurs en favorisant la création de nouveaux vaisseaux sanguins qui vont alimenter la tumeur.

De plus, ces fucoïdanes activent le système immunitaire : plusieurs études suggèrent qu'ils sont des activateurs des lymphocytes et des macrophages et que cette propriété pourrait participer à leur efficacité dans l'immuno-prévention du cancer[29]. Le fucoïdane et l'ascophyllane activent — *in vitro* et *in vivo* — des cellules phagocytaires comme les macrophages, mais aussi d'autres cellules qui exercent des fonctions cytotoxiques, les cellules NK (« *Natural Killer* » en anglais) ou « cellules naturelles tueuses » qui ont la capacité de détruire des cellules tumorales.

Nombre des effets « anti-cancer » ont été observés sur des cultures cellulaires de cellules cancéreuses et nécessitent une confirmation par des études cliniques de grande ampleur chez l'homme.

5 Stimulation de la régénération cellulaire

Des études ont montré que les fucoïdanes aident à mobiliser les cellules souches qui permettent à l'organisme de remplacer les cellules mortes, permettant ainsi la régénération des tissus et des organes. Ceci est certainement, à mes yeux, leur propriété majeure qui ouvre des perspectives encourageantes dans de nombreuses pathologies. La transplantation de cellules souches sanguines, pour traiter les maladies du sang et du système immunitaire ou reconstituer le système sanguin après traitements contre certains cancers, est la plus largement utilisée des thérapies à base de cellules souches et la mieux établie

Les fucoïdanes sont des mobilisateurs de cellules souches quand ils sont injectés par voie intraveineuse, mais également par voie orale[30]. Le mécanisme de mobilisation ne semble pas simplement lié à une inhibition des sélectines, mais aussi par leur capacité à se lier au SDF1 (facteur de croissance appelé facteur 1 dérivé stromal, « SDF-1 » en anglais).

Une étude clinique[30] (en simple aveugle, randomisée contre placebo incluant 37 patients), dans laquelle des volontaires en bonne santé ont ingéré pendant 12 jours quotidiennement 3 g de fucoïdanes, a démontré une augmentation significative de la proportion de cellules souches hématopoïétiques dans le sang périphérique. Aucun effet secondaire n'a été observé.

6 Autres activités

Les autres activités intéressantes qui contribueraient à améliorer certaines pathologies concernent :

◆ **Le diabète et le syndrome métabolique** : par exemple le fucoïdane extrait de *Fucus vesiculosus* est connu comme inhibiteur de l'α-glucosidase[31] et sa capacité à atténuer la rétinopathie[32] du diabétique. De plus, les fucoïdanes ont une action prébiotique[33] qui favorise le développement de «bonnes bactéries», mécanisme inhibant le développement de syndromes métaboliques[34].

◆ **Helicobacter et ulcères de l'estomac** : un essai clinique[35] montre que le fucoïdane traite l'inflammation de l'estomac (les gastrites) ainsi que les ulcères de l'estomac ou du duodénum provoqués par l'infection à *Helicobacter pylori* et protège la membrane gastrique mucosale des lésions. Il agit en inhibant l'adhésion de la bactérie[36].

◆ **Maladie rénale et hyperoxalurie (sécrétion urinaire augmentée d'acide oxalique)** : les fucoïdanes peuvent agir par différentes voies pour protéger les reins de certains dommages. Zhang[37] a démontré, chez le rat, l'effet de doses orales (jusqu'à 200 mg/kg) de fucoïdane de *Laminaria japonica* dans la prévention de l'insuffisance rénale chronique. Des taux élevés d'oxalates dans le sérum sont souvent la cause de calculs rénaux. Une étude a examiné les effets bénéfiques du fucoïdane sur les lésions radicalaires induites par l'oxalate. Des rats mâles Wistar ont été répartis en deux groupes. Une hyperoxalurie a été induite chez tous les animaux par l'administration de 0,75 % d'éthylène glycol dans leur eau de boisson pendant 28 jours. Les animaux de l'un des deux groupes ont reçu, à partir du 8ème jour de ce traitement, une dose de 5 mg/kg de fucoïdane par voie sous-cutanée. Le fucoïdane a normalisé avec succès les perturbations associées à l'hyperoxalurie en ayant un rôle protecteur contre les lésions radicalaires induites par les oxalates.

Focus sur le fucose, un sucre aux nombreuses propriétés

Le fucose a été découvert à l'origine dans les algues du genre *Fucus*, mais on le retrouve dans toutes les «branches» de la vie, notamment chez les mammifères.

Comme tous les glucides, ce fucose a de multiples fonctions, soit comme monosaccharide, et donc source d'énergie pour les cellules et bactéries, soit comme partie intégrante de structures plus complexes que sont les glycanes. Dans le tractus gastro-intestinal des mammifères, le fucose est un composé abondant des glycanes fixés sur les protéines et lipides, particulièrement sur la surface épithéliale de la muqueuse intestinale, mais aussi dans les secrétions de mucus. On le retrouve, de façon prédominante, sous la forme α(1,2)-fucose où il joue un rôle important dans la symbiose hôte-microbes[39].

Nous vivons, sans nous en rendre compte, en quasi-symbiose avec notre microbiote intestinal (ensemble de bactéries, virus, parasites et champignons non pathogènes constituant notre flore intestinale). En temps normal, notre muqueuse intestinale «reconnaît» notre propre flore, ce qui permet de vivre normalement (sans allergies, inflammations...). Toutefois, pour se défendre contre des bactéries «ennemies», il existe à la surface de notre muqueuse des récepteurs spécialisés appelés TLR (pour «*Toll-like receptor*» en anglais), capables de reconnaître les protéines de surface des bactéries. Si une bactérie étrangère est détectée, ces récepteurs transmettent un message au système immunitaire pour nous défendre. Et devinez qui joue un rôle important à ce niveau ? Le fucose, qui sert à la fois de point d'ancrage pour notre flore commensale sur les protéines de surfaces des cellules épithéliales, mais aussi sur les TLR où il diminue la réponse de ces derniers et permet à l'intestin de tolérer toutes nos bactéries. Il joue donc un rôle important dans le contrôle des bactéries amies et pathogènes. Il sert de site d'ancrage et de substrat aux bactéries commensales, principalement les bifidobactéries et est considéré comme un élément répulsif pour de nombreux pathogènes comme le *Candida albicans*. Ainsi, du fucose est secrété par les bactéries résidant normalement dans notre intestin et il est produit de façon accrue au cours d'infection et d'inflammation.

Toxicité des fucoïdanes

Les fucoïdanes, tirés de nombreuses espèces, apparaissent sans toxicité *in vitro* et *in vivo*. Dans des études récentes de toxicologie, les fucoïdanes de *Undaria pinnatifida* et *Laminaria japonica* se sont montrés non toxiques dans des modèles animaux à des doses très élevées[40,41]. Ainsi, Li et al. ont rapporté que les fucoïdanes étaient non toxiques pour des doses inférieures à 300 mg/kg/jour chez le rat. La dose orale sécure de fucoïdanes a été estimée lors d'études cliniques. Ces dernières ont montré chez l'homme une non toxicité pour une dose de 1 g par jour pendant 3 mois[42], ou 3 g par jour pendant 12 jours [43,44].

Précautions d'emploi et posologie

- Il ne devrait pas y avoir d'effet néfaste lorsque l'on prend des médicaments de prescription en même temps que le Fucoïdane, puisque ce serait la même chose que de prendre ces médicaments après avoir mangé des algues.

- Si l'apport de fucoïdanes se fait sous forme **d'un extrait d'algue, ces dernières renfermant en général de l'iode**, il est conseillé de vérifier la teneur du produit en **iode**. En effet, l'ANSES (Agence nationale de sécurité sanitaire de l'alimentation, de l'environnement et du travail) a rédigé en 2018 un rapport relatif au risque d'excès d'apport en iode lié à la consommation d'algues. Ce document recommande aux adultes un apport journalier de 150 µg d'iode. Pour les femmes enceintes ou allaitantes, il augmente légèrement, à 200 µg par jour. Dans ce cas-là, je vous recommande de consulter un professionnel de santé afin de recevoir les préconisations personnalisées, car, par exemple, de nombreuses algues sont contre-indiquées pour les personnes atteintes d'hyperthyroïdie.

- En cas de prise régulière de fucoïdanes purs à forte dose (>3 g/jour), il peut y avoir un effet sur la coagulation en fonction du fucoïdane apporté. Il faut donc en tenir compte en cas de prise concomitante d'**anticoagulants** et, bien sûr, arrêter la prise de fucoïdanes au moins une semaine avant toute intervention chirurgicale.

Posologie :

- Pour entretenir la santé au quotidien, vous pouvez prendre 500 mg à 1 g par jour de fucoïdanes.

- Pour toutes les autres indications, il est possible de prendre entre 1 et 3 g/jour (au Japon, la posologie dans certaines pathologies va de 2 à 8 g/jour, mais en étant suivi par un médecin).

Il est préférable de prendre la dose recommandée en 3 prises (matin, midi et soir).

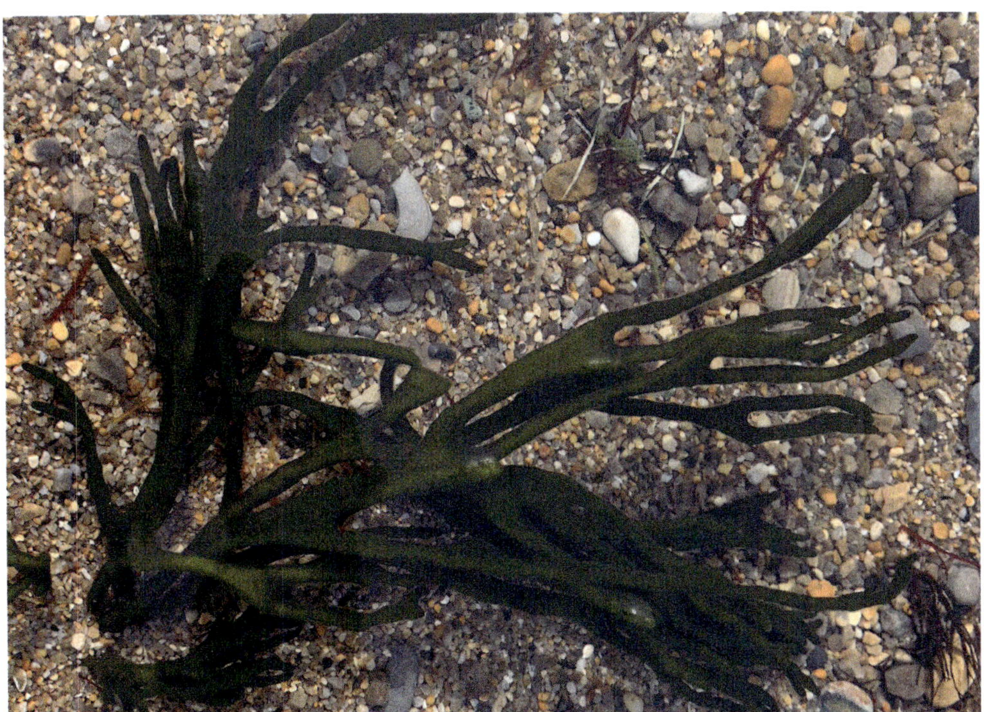

En conclusion, les fucoïdanes exercent des effets positifs et peuvent être conseillés dans les domaines suivants

- **En rapport avec leurs activités métaboliques**
  - Diabète de type 2 et syndrome métabolique

- **En rapport avec leurs activités sur les cellules souches**
  - Nécessité de régénération cellulaire : suite d'AVC (accident vasculaire cérébral), infarctus, blessures, fractures, brûlures, escarres, opérations chirurgicales, vieillissement...

- **En rapport avec les activités gastro-intestinales et hépatiques**
  - Ulcère de l'estomac (activité anti-Helicobacter Pylori)
  - Amélioration de l'environnement intestinal (Dysbioses)
  - Fibrose hépatique

- **En rapport avec les activités anti-inflammatoires et sur la matrice extracellulaire**
  - Arthrose
  - Emphysème, parodontite ou ulcère de la jambe
  - Adhérences post-opératoires

- **En rapport avec les activités cardiovasculaires :**
  - À dose élevée (>3 g/j de fucoïdanes) avec accompagnement médical : prévention et accompagnement du traitement des maladies cardio-vasculaires et cérébro-vasculaires.

- **Et à titre préventif :**
  - Prévention et accompagnement d'infections virales : grippe, herpès, hépatite B et C ;
  - Prévention de l'athérosclérose et des thromboses veineuses profondes.

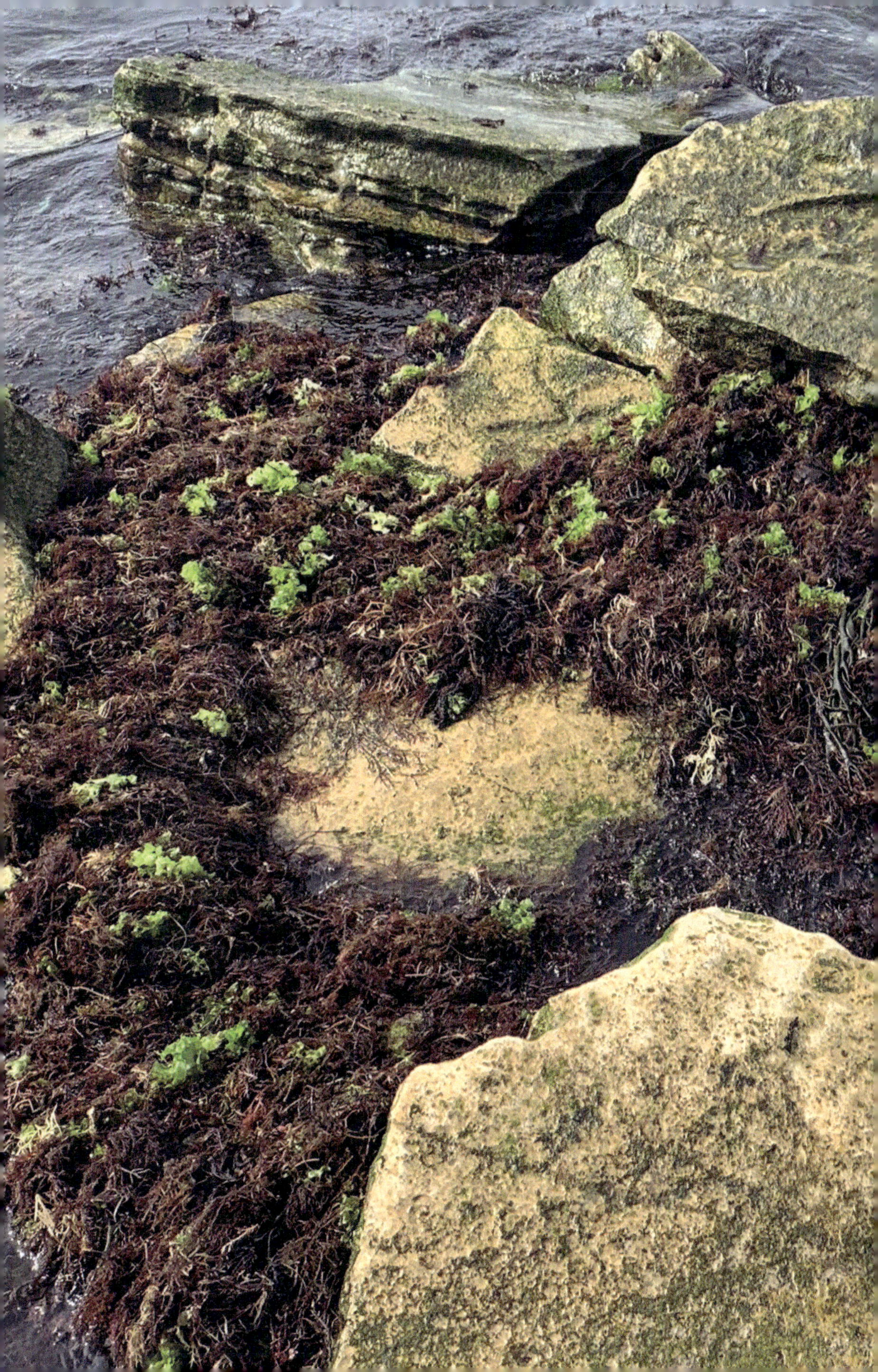

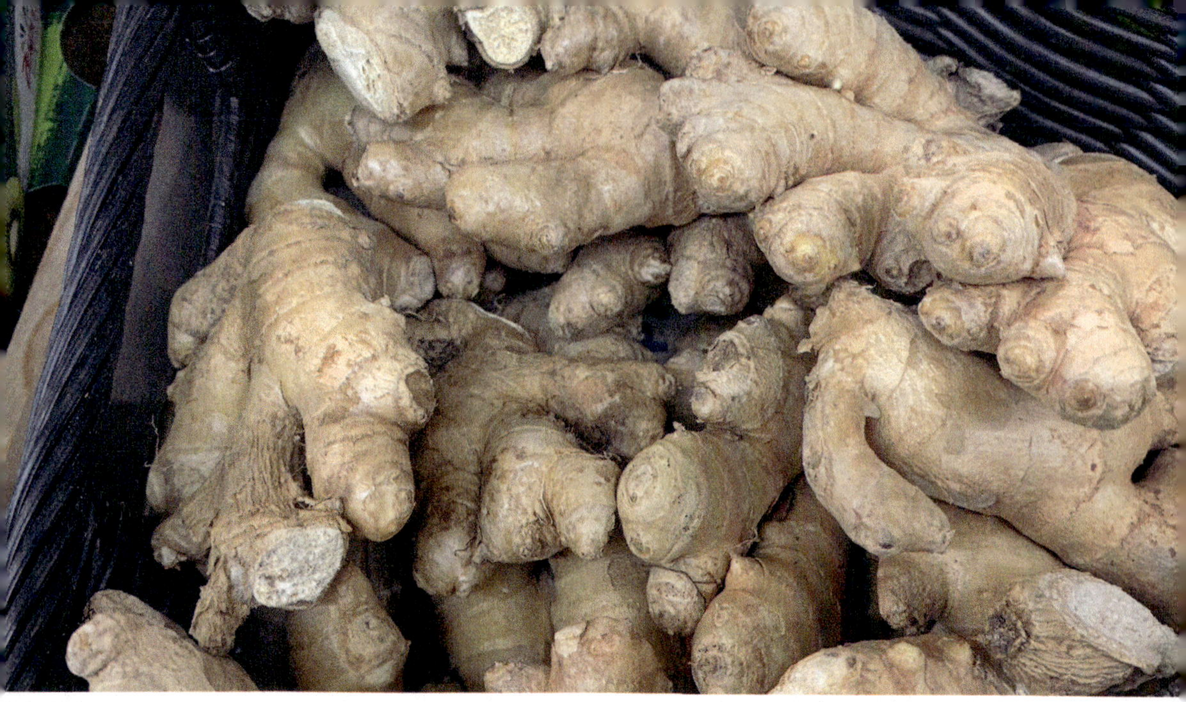

Le Gingembre

La « Star » de la médecine traditionnelle ayurvédique et chinoise

Longtemps inconnu en Occident, la culture et l'exploitation médicale du gingembre (*Zingiber Officinale* L.) sont déjà mentionnées dans de très vieux textes chinois, mais aussi sanscrits en provenance d'Inde. C'est un des piliers de la cuisine et de la médecine traditionnelle orientale : son rhizome est utilisé depuis des siècles pour soigner de nombreuses maladies en médecine chinoise et ayurvédique. Malgré cette célébrité, le pays d'origine du gingembre n'est pas connu, mais il est probable que l'espèce soit originaire de l'Inde.

Sa saveur, aromatique et plus ou moins piquante, n'est pas du goût de tout le monde, mais ses propriétés curatives remarquables dans de nombreux domaines devraient permettre de surpasser ce petit désagrément, surtout si on l'associe à d'autres plantes adoucissantes. S'il est surtout employé comme épice, il faut savoir que le gingembre est **une arme puissante contre certains virus et microbes, qu'il a des propriétés digestive et cholérétique, anti-ulcéreuse de l'estomac et anti-nauséeuse réelles, anti-inflammatoire et anti-oxydante, hyperthermique et stimulante de la**

circulation sanguine (il augmente l'action d'autres plantes et booste leur efficacité), qu'il améliore certains **désordres métaboliques (diabète et cholestérol)**, *a une action* **anti-tumorale, mais aussi anti-agrégante plaquettaire à forte dose.**

Quoi qu'en disent certaines personnes, le gingembre frais et son jus frais restent les plus actifs et ne peuvent être surpassés par tous les autres extraits (notamment secs ou lyophilisés) ou le rhizome sec [souvent obtenu après des séances de tortures (si, si !) du type bain dans l'eau bouillante, traitement à la chaux, au soufre...]. Personnellement, je préconise d'extraire le jus et de le congeler dans des bacs à glaçon ; ensuite, il n'y a plus qu'à sortir les glaçons de jus de gingembre pour faire ses propres préparations avec ce jus 100 % efficace !

Le genre *Zingiber*, appartenant à la famille des *Zingiberaceae*, renferme environ 85 espèces différentes qui poussent en Asie, en Amérique centrale et du sud ainsi qu'en Afrique. Bien que différents membres de ce genre aient des ressemblances morphologiques, ils diffèrent largement par leurs propriétés pharmacologiques et thérapeutiques.

L'épice la plus populaire, *Zingiber officinale*, est un cousin du curcuma qui est communément connu sous le nom français de gingembre, *ginger* en anglais, *zanjabil* en arabe, *Jengibre* en Espagnole... Gingembre est un mot oriental qui vient du latin *zingiberi* puis *zingiber* et du grec *ziggiberis*, ces derniers trouvant leur origine, semble-t-il, d'un mot sanscrit « shringavera » ou « Singabera » signifiant « corps, racine », ou encore « en forme de bois de corne », allusion aux rhizomes qui se présentent sous forme de fragments évoquant une ramure. C'est la partie souterraine, le rhizome, charnu et irrégulier, constitué de plusieurs articles tubéreux et noueux, qui constitue la partie active de la plante et que l'on utilisera donc en phytothérapie.

Histoires et légendes du gingembre[1,2,3,4]

Comme je vous l'ai déjà dit, le gingembre est mentionné dans de très vieux textes chinois et sanskrits. On le retrouve dans les « Analectes » ou « Entretiens (X.8) » du philosophe Confucius (philosophe chinois du Vème siècle avant J.-C.) qui, paraît-il, en avait toujours sur sa table. Le gingembre entrait aussi dans la composition des techniques de momification pratiquées dans l'Égypte antique.

Grâce au commerce établi dans le bassin méditerranéen par les Phéniciens et les Arabes, le gingembre arrive en Grèce et à Rome. Dioscoride (Ier siècle après J.-C.) et Pline l'Ancien (23 à 79 après J.-C.) décrivent son pouvoir aromatisant. Pline contredit les idées reçues : « *Le poivrier n'a pas pour racine, comme quelques-uns l'ont pensé, ce qui est nommé zimpiberi et par d'autres zingiberi, bien que la saveur en soit semblable. En effet, le gingembre croit en Arabie et en Troglodytie dans les champs cultivés ; c'est une petite plante herbacée, dont la racine est blanche... Le poivre et le gingembre sont sauvages dans les contrées où ils croissent, et cependant nous les achetons au poids, comme l'or ou l'argent*» (Pline l'Ancien, histoire naturelle, livre XII). Il le décrit également comme «*une racine blanche, âpre et piquante au goût*». Dioscoride rappelle ses propriétés digestives et comme antidote des poisons dans son traité *De universa medicina* : «*Il croît en Arabie et aux Indes, ses racines ont quasi le goust du poivre, bon à manger il aide à la digestion, mollit le ventre moyennement, est bon à l'estomac; on le mêle aux antidotes*». Le volumineux livre romain de cuisine *De re coquinaria*, paru en dix tomes au IIIème siècle — et qui porte le nom d'un gourmet réputé et malfamé, Marcus Gavius Apicius — évoque déjà le gingembre comme une épice précieuse pour les sauces de viandes et de volailles.

Il semble que le gingembre était connu en France et en Allemagne au IXème siècle et en Angleterre au Xème siècle tandis que son emploi se répand en Europe centrale au XIème siècle.

Au XIème siècle, Hildegarde de Bingen, religieuse allemande, l'utilisait non seulement dans des préparations médicinales antiseptiques, mais aussi pour faire retrouver la force aux plus affaiblis, stimuler l'appétit et lutter contre les affections de l'estomac.

À peu près à la même époque, il est cité dans une maxime par les médecins de l'école de Salerne (l'une des plus importantes écoles européennes de médecine du Moyen-Âge) :

«*Au froid de l'estomac, des reins et du poumon*

Le gingembre brûlant s'oppose avec raison,

Éteint la soif, ranime, excite le cerveau,

En la vieillesse éveille amour jeune et nouveau».

Par la suite, lors de leurs nombreuses conquêtes, les Espagnols l'implantèrent aux Caraïbes, particulièrement en Jamaïque et au Mexique, de sorte que, dès le milieu du XVIème siècle, l'Espagne put importer de cette partie du globe la précieuse épice. Ce sont les Jamaïcains qui ont inventé et popularisé la fameuse bière de Gingembre (*ginger beer* en anglais) — boisson gazeuse non alcoolisée qui a subi un processus de fermentation et dont le goût de gingembre est très prononcé — à ne pas confondre avec le soda au gingembre (*ginger ale*), vendu notamment en Amérique du Nord. Grâce à cette forte production outre-Atlantique, son prix devient plus abordable en Europe.

Aux XVIème et XVIIème siècles, dans plusieurs pays européens, fut mis au point le célèbre pain d'épices. S'il y a eu de nombreuses recettes avec de nombreuses variantes régionales, elles comprenaient toutes du gingembre à l'origine, tout simplement parce que le puissant goût aromatique de cette épice permettait de masquer la saveur de la farine, qui était pratiquement toujours rance ! On le retrouve même dans la pièce de Shakespeare *Peines d'Amour Perdues*, acte 5, scène 1, où il est cité : «*Et si je n'avais plus qu'un seul penny au monde, vous le recevriez pour acheter un pain au gingembre*».

À partir du XVIIème siècle, le gingembre est cultivé au Brésil. À cette même époque, dans son *Traité universel des drogues simples*, le médecin et chimiste français Nicolas Lemery suppose que le gingembre possède des propriétés aphrodisiaques...

En 1880, dans le livre *L'Officine* de Dorvault, on peut retrouver «les pastilles du sérail» — mélange d'épices et plantes comme le musc, la cannelle, le safran, la vanille… et le gingembre — utilisées en cas d'absence de désir…

Peu à peu, les Français le délaissèrent au profit du poivre, bien que ce dernier coûta plus cher, mais il reste bien présent sur les tables anglo-saxonnes. Le gingembre tombe donc dans l'oubli à partir du XVIIIème siècle et ses échanges commerciaux diminuent.

Ce n'est qu'à la fin du XXème siècle que le gingembre séduit à nouveau la France, grâce à la fois à l'essor de la cuisine orientale, et à la fois au succès grandissant de la phytothérapie. Dorénavant inscrit à la Pharmacopée française et à la Pharmacopée européenne, le gingembre ne cesse de faire l'objet de nouvelles études, et quantité de propriétés pourtant connues et reconnues autrefois sont redécouvertes.

Une racine aux nombreux composés biologiquement actifs

Des analyses chimiques innombrables ont montré que le rhizome de gingembre renferme une grande variété de composés biologiques actifs et que leur rapport et concentration varient selon la saison, le lieu (Inde, Sri Lanka, Australie, Madagascar, Chine…), la période de la récolte et l'état des rhizomes (frais ou secs). Il semblerait que plus de 400 composés chimiques aient été isolés et identifiés… Le but n'est donc pas de citer tous les composants du gingembre, mais plutôt de renseigner ceux impliqués dans les activités pharmacologiques connues du gingembre brut.

Le goût piquant du gingembre frais : il est dû principalement à l'oléorésine contenant notamment des composés phénoliques (gingérols, shogaols, paradol, zingérone). Parmi les **gingérols,** le composé le plus abondant est le 6-gingérol. On retrouve des **shogaols** qui se forment au cours du séchage et/ou stockage du gingembre frais et qui ont une odeur et un goût très piquant, plus prononcé que les gingérols. Le caractère piquant de la racine augmente ainsi au cours de sa conservation. Une forte teneur en shogaols peut indiquer que l'extrait de gingembre concerné est périmé et/ou traité par des procédés thermiques. Les gingérols sont reconnus comme les composés actifs du gingembre frais et les shogaols ceux du gingembre séché.

L'odeur caractéristique du Gingembre : elle vient principalement de son huile essentielle (1 à 4,3 %) avec plus de 160 constituants identifiés et une composition variant fortement selon l'origine du gingembre. Les constituants majeurs sont des **sesquiterpènes**, notamment le **Zingibérène** (teneur entre 7 et 50 %) accompagné de Bêta-bisabolène, Bêta-sesquiphellandrene, Alpha-farnésène, Curcumène… Présence aussi de **monoterpènes** comme le 1,8 — cinéole, nérolidol, linalol, citral… Cette huile essentielle confère au gingembre des propriétés anti-microbiennes reconnues. En effet, de manière générale, les monoterpènes ont une action décongestionnante respiratoire, antiseptique, antivirale, et carminative ; tandis que les sesquiterpènes ont une importante action anti-inflammatoire.

Autres composés : Les glucides représentent 70 % du poids d'un rhizome de gingembre, l'amidon constituant à lui seul plus de la moitié du poids. Des protéines (environ 9 %), des lipides (4 à 6 %), des vitamines (source importante de vitamines B3 et B6, et dans une moindre proportion de vitamines B2 et B9) et des minéraux (principalement le fer, le manganèse et le potassium) sont également présents.

Vertus thérapeutiques du gingembre

Le gingembre a une composition très complexe et ce sont les interactions entre ses différents constituants qui sont à l'origine de l'effet thérapeutique et de la grande palette d'effets bénéfiques pour la santé humaine. Toute la difficulté consiste à déterminer quelle substance agit sur telle cible et régule telle pathologie. Le problème est que, dans de nombreuses études, les extraits sont mal identifiés et la distinction n'est pas faite entre les actions du gingembre frais et celles des extraits secs. Si parfois les études cliniques sont manquantes ou de faibles qualités, il faut garder à l'esprit que le gingembre — pratiquement partout dans le monde — sert à soigner des pathologies comme le rhume et la grippe, les troubles digestifs, les nausées et une circulation sanguine insuffisante avec souvent de très bons résultats. Je vous propose toutefois d'essayer d'y voir un peu plus clair quant aux relations chimie/effet thérapeutique de cette racine aux mille effets.

1 Activités antivirale, antibactérienne et antifongique

De nombreuses plantes et épices ont développé des constituants naturels antimicrobiens vis-à-vis de nombreux micro-organismes pathogènes. Le gingembre a ainsi été étudié, depuis plusieurs années, pour ses propriétés antivirales, antimicrobiennes et antifongiques [5,6]. Malheureusement, ce sont souvent des études faites avec la drogue sèche alors que c'est la racine fraîche qui est la plus utilisée, de par le monde, pour traiter des affections comme les rhumes et la grippe ! Il est très rare que ce soit la racine fraîche qui soit testée... Quoi qu'il en soit, le gingembre a prouvé sa capacité à inhiber la croissance de différents virus, champignons et bactéries. Ces effets peuvent être attribués notamment à l'inhibition de la formation du biofilm bactérien, de la biosynthèse de l'ergostérol (constituant important de la membrane de certains champignons) et de l'adhésion et internalisation des virus[7]

POUR LECTEUR AVERTI

Comme antiviral, le gingembre inhibe l'adhésion et l'internalisation des virus, mais il agirait aussi sur les hémagglutinines, les protéases virales, les neuraminidases et stimulerait la production de cytokines (notamment l'interféron bêta) par les cellules infectées[8].

Activité antivirale

Le gingembre est utilisé dans le monde entier pour traiter des infections virales respiratoires incluant les rhumes et la grippe, mais aussi les hépatites, l'herpès, la fièvre jaune, la rougeole, la varicelle et les entérovirus.

– *Virus respiratoires*

Le gingembre frais a montré, *in vitro*, une activité antivirale sur le virus respiratoire syncytial[9] (VRS) humain. Ce virus est très contagieux, à l'origine d'épidémies de bronchiolites qui touchent en particulier les nourrissons et les jeunes enfants. Pour cette étude, des cellules des voies respiratoires humaines ont été mises en présence soit d'extrait aqueux de gingembre frais, soit d'extrait aqueux de gingembre séché. L'extrait de gingembre frais a inhibé la formation de plaques virales dans les cellules, confirmant son action antivirale qui est ici dose dépendante. En revanche, le gingembre séché n'a pas montré d'inhibition dose-dépendante. Concernant le mécanisme d'action, il semblerait que le rhizome de gingembre frais bloque à la fois l'adhésion du virus aux cellules, ainsi que son internalisation. Le gingembre frais, à une concentration élevée, pourrait stimuler la sécrétion d'interféron β (IFN- β) par les cellules de la muqueuse, qui est une protéine encore appelée « cytokine », et qui est synthétisée par les fibroblastes et les macrophages. Cette cytokine joue le rôle de médiateur dans l'activité antivirale, immuno-modulatrice et antiproliférative du gingembre.

– *Virus du rhume*

Le gingembre renferme plusieurs composés antiviraux actifs, notamment les sesquiterpènes, qui se sont montrés actifs contre les rhinovirus. Le plus actif d'entre eux est le β-sesquiphellandrène qui agit contre le rhinovirus humain de sérotype IB *in vitro* [10].

En cas de rhume ou de grippe, le gingembre sera particulièrement efficace s'il est pris dès les premiers symptômes[11]. Il peut réduire la durée de la maladie à 3 jours ou moins et les symptômes seront moins importants.

À NOTER

Le gingembre a un double avantage dans le traitement des pathologies virales respiratoires, en plus de son effet antiviral. Il renferme d'autres constituants (gingérols et shogaols) qui aident à soulager les symptômes comme la douleur, la fièvre, les frissons et surtout la toux. Le [6] — shogaol a un effet antitussif plus intense que celui du [6] — gingérol et qui est plus intense encore que celui du phosphate de Dihydrocodéine[12].

– *Virus de l'herpès labial (HSV-1) et sexuel (HSV-2)*

Dans le cas présent, c'est l'huile essentielle qui a été testée [13,14] en milieu de culture et qui a montré son efficacité sur ces deux types de virus. Les effets inhibiteurs contre les Virus Herpès Simplex (ou HSV) ont été testés par l'addition de l'huile essentielle à différents moments du cycle d'infection par le virus. La même conclusion a été tirée : l'huile essentielle de gingembre a une action antiherpétique dose-dépendante, en détruisant l'enveloppe virale avant son entrée dans la cellule hôte. Ces résultats n'ont pas été confirmés par des études cliniques, mais permettent de penser que le gingembre, et son huile essentielle, peuvent être de bons compléments au traitement de l'herpès.

– *Virus du chikungunya*

Le virus du chikungunya, transmis à l'homme par la piqûre du moustique tigre (*Aedes albopictus*) ou du moustique *Aedes aegypti*, provoque chez les patients des douleurs articulaires aiguës qui peuvent être persistantes. Les traitements existants sont uniquement symptomatiques. L'activité anti-chikungunya d'un extrait aqueux de gingembre a été testée *in vitro* sur une culture de cellules infectées[15] et a démontré un potentiel antiviral par perturbation de la réplication virale.

– *Virus de l'hépatite C*

Dans une étude clinique[16], le gingembre a permis de diminuer la charge virale de patients ayant une hépatite C, le niveau d'alpha fœtoprotéine (AFP) et il a amélioré les paramètres de la fonction hépatique (ASAT et ALAT). Cette étude présente toutefois plusieurs insuffisances, notamment le fait qu'il n'y ait pas de groupe placebo.

Si l'action antivirale du gingembre n'a pas encore été suffisamment confirmée par des études cliniques, j'ai tenu à mettre cette indication en première position dans ce texte pour deux raisons : 1/ il a la réputation d'être un antiviral dans le monde entier; 2/ personnellement, j'ai toujours eu de bons résultats notamment avec la recette du grog au gingembre citée plus loin. N'oubliez pas aussi que c'est un stimulant de la circulation qui augmente la diffusion d'autres molécules ou médicaments, et donc leur efficacité (voir partie « stimulant de la circulation sanguine »).

Activité antibactérienne

Le gingembre est, bien sûr, connu comme épice, mais son ajout aux plats alimentaires ne se fait pas uniquement pour aromatiser l'alimentation. Le gingembre permet aussi une meilleure conservation des plats grâce à son action antimicrobienne. Il peut donc être qualifié d'agent antibactérien naturel, car diverses familles de bactéries sont sensibles à son action.

Stephen Harrod Bhuner[17] le dit actif contre plusieurs bactéries, comme *Bacillus subtilis, Campylobacter jejuni, Coliform bacilli, Escherichia coli, Haemophilus influenzae, Helicobacter pylori, Klebsellia pneumoniae, Listera sp., Prevotella intermedia, Proteus vulgaris, Pseudomonas aeruginosa, Salmonella typhimurium, Shigella dysentariae, Staphylococcus aureus*, etc.

– *Maladies à* Pseudomonas aeruginosa

Aussi connue sous le nom de bacille pyocyanique, cette bactérie opportuniste est responsable de nombreuses infections nosocomiales et pneumonies mortelles. Grâce à des facteurs d'adhésion, ce bacille s'installe facilement sur la peau et les muqueuses pour ensuite se protéger en fabriquant un biofilm (matrice adhésive et protectrice). Les bactéries ayant un biofilm peuvent résister à la réponse immunitaire de l'hôte et sont beaucoup plus résistantes aux antibiotiques et aux désinfectants. Une étude[18] a mis en avant une inhibition de la croissance de souches de *P. aeruginosa* multi-résistants, par du gingembre, grâce à une altération de l'intégrité de la membrane du bacille et une inhibition de la formation du biofilm. C'est la zingérone (issu de la dégradation des gingérols) qui semble agir sur le biofilm et rendre le bacille plus sensible au système immunitaire et aux antibiotiques [19,20]. L'association « gingembre – antibiotique » peut donc être une alternative face à des germes résistants.

– *Caries dentaires et maladies parodontales*

Un extrait brut ainsi qu'une fraction méthanolique de gingembre ont également inhibé la formation du biofilm, la synthèse des glucanes et l'adhésion de *Streptococcus mutans*, bactérie responsable en partie des caries dentaires. En adéquation avec l'étude *in vitro*, une réduction du développement de caries, dues à cette bactérie, a été confirmée chez un groupe de rats traités[21]. Le gingembre peut donc être considéré comme un agent « anti-carie » et être utilisé à des fins préventives. De plus, le gingembre a une activité antibactérienne contre trois bactéries[22] à Gram négatif anaérobies, *Porphyromonas gingivalis, Porphyromonas endodontalis* et *Prevotella intermedia*, responsables de maladies parodontales.

- *Infections intestinales ou urinaires à entérocoques*

Les entérocoques sont habituellement présents dans notre flore digestive et génito-urinaire, mais ce sont surtout des pathogènes opportunistes, pouvant causer des septicémies, infections urinaires ou abdominales d'origine intestinale. L'équipe de Revati[23] a étudié, *in vitro*, l'activité antibactérienne de plusieurs plantes sur plus de deux cents souches d'entérocoques (*Enterococcus feacalis* et *Enterococcus faecium*) dont presque 70 % résistantes à l'antibiotique gentamicine. Le résultat est spectaculaire : la cannelle et le gingembre ont une activité antibactérienne sur la totalité des souches d'entérocoques testées (100 % des souches étaient sensibles). Le gingembre est donc à nouveau une alternative naturelle ou de synergie avec des antibiotiques.

- *Divers*

Enfin, pour avoir une vue plus globale, l'étude de Gull et al.[24] a permis de voir l'effet du gingembre (évalué par une méthode de diffusion sur disque) sur 8 souches de bactéries multi-résistantes responsables de graves maladies : *Escherichia coli, Pseudomonas aeruginosa, Bacillus subtilis, Shigella sonnei, Klebsiella pneumoniae, Salmonella typhi, Staphylococcus aureus, Staphylococcus epidermidis*. Le gingembre a agi sur toutes les bactéries, mais les plus sensibles ont été *Escherichia coli, Shigella sonnei, Klebsiella pneumoniae, Staphylococcus epidermidis* et *Salmonella typhi*.

Le gingembre permet aussi de lutter contre *Helichobacter pylori*, bactérie impliquée dans la genèse des gastrite et ulcère gastrique ou duodénal. Ce point est développé au chapitre « activité anti-ulcéreuse gastrique ».

Activité antifongique

Comme nous l'avons vu, le gingembre exerce un effet anti-biofilm sur certains agents pathogènes, ce qui a amené plusieurs chercheurs à s'intéresser à l'activité antifongique du gingembre, mais aussi de son huile essentielle. Certains composés de l'huile essentielle possèdent des propriétés lipophiles qui rendent les parois cellulaires et la membrane cytoplasmique plus perméables, entraînant une perte de l'intégrité membranaire chez certains champignons et levures[25].

- *Infections à* Candida albicans

Il s'agit d'une levure qui, habituellement, ne présente aucun caractère pathologique. Elle est présente normalement dans notre intestin grêle et sa prolifération est favorisée par l'hyperacidité, ce qui peut provoquer des infections appelées candidoses (candidoses cutanées et des muqueuses, voire plus grave candidose systémique). Bien que le gingembre ne soit pas la plante la plus active, plusieurs études *in vitro* ont montré son action anti-candida albicans[26,27]. Certains composés, comme les 6-gingerol et 6-shogaol, sont suspectés d'avoir l'action anti-biofilm et même une activité antivirulente[28]. En effet, *Candida albicans* est relativement inoffensif sous forme levurique.

Par contre, il inflige des dommages aux tissus quand il prend une forme hyphale (c'est-à-dire d'une cellule prolongée par des filaments). Or les deux molécules citées inhibent cette croissance hyphale.

– *Autres champignons*

Des champignons du genre *Aspergillus* ont été testés avec divers extraits de gingembre. Des espèces comme *Aspergillus fumigatus* ou *Aspergillus flavus* peuvent être responsables d'infections appelées aspergilloses (notamment pulmonaires). L'huile essentielle de gingembre a efficacement supprimé la croissance d'*A. flavus*, et, d'une moindre façon, la production d'aflatoxines et d'ergostérol[25].

À NOTER

L'effet du gingembre dans ce domaine peut être amplifié en lui associant des plantes comme la cannelle, l'origan, le clou de girofle ou encore le thym.

Que conclure au sujet de ce chapitre « Activités antivirale, antimicrobienne et antifongique » ? Comme pour les résultats de l'activité antivirale, il n'y a pas assez d'études cliniques avec le gingembre et une grande hétérogénéité existe dans la qualité des études menées. Ceci mériterait d'être approfondi. Cependant, le gingembre frais peut cependant jouer un rôle crucial :

- pour son action ciblée sur certaines souches pathogènes ;

- pour accélérer la guérison, dans certains cas, sans avoir recours à des traitements allopathiques. N'oublions pas les très nombreuses autres propriétés de cette racine sur l'arbre respiratoire comme une activité dilatatrice, relaxante et protectrice des muscles lisses des voies aériennes, un effet antitussif conséquent ainsi qu'une atténuation de l'inflammation à ce niveau ;

- ou encore pour diminuer le risque d'infections dans des situations bien particulières (sujets immunodéprimés, périodes d'épidémies…).

2 Propriétés digestive et cholérétique

Le gingembre est connu depuis des siècles pour sa capacité à améliorer la digestion. En fait, il a des propriétés apéritives et digestives en grande partie dues à son huile essentielle et son oléorésine responsables de sa forte odeur aromatique. Il agit sur les spasmes digestifs grâce à un effet antispasmodique et, en même temps, il facilite la motilité gastrique[29]. De plus, d'autres études réalisées chez l'animal montrent que le gingembre aurait une action stimulatrice de la sécrétion de bile (effet cholérétique) – ce qui facilite la digestion des graisses –, mais aussi stimulatrice de l'activité des enzymes digestives[30]. L'administration pendant plusieurs semaines de l'huile essentielle et de l'oléorésine, à des animaux, provoque une augmentation de l'activité des enzymes digestives comme les lipases, saccharases, maltases, trypsines et chymotrypsines intestinales.

Le gingembre, en agissant aussi sur le foie, va avoir un effet hypolipémiant (il normalise les taux de lipides sanguins) et hépato-protecteur. Administré au lapin[31] (extrait éthanolique 200 mg/kg par jour pendant 10 semaines), le gingembre réduit les taux sériques de cholestérol, triglycérides, lipoprotéines... et exerce une diminution significative des phénomènes d'athérosclérose par rapport au groupe témoin. Des résultats similaires sont obtenus chez le rat et la souris. Chez l'homme, il semblerait que le gingembre soit davantage actif sur les triglycérides[32] (essai clinique randomisé contre placebo, 36 patients, 1000 mg de gingembre/jour) que sur le cholestérol bien qu'il diminue les lipides sanguins et qu'il augmente l'excrétion du cholestérol et des acides biliaires[33]. Le gingembre est un agent prometteur aussi pour la prévention de la toxicité induite par les produits chimiques, prévention qui s'exerce via l'amélioration de l'activité anti-oxydante et de l'activité des enzymes de la phase II, notamment les enzymes métabolisant les médicaments.

3 Propriétés antiulcéreuse gastrique et anti-nauséeuse

Le gingembre exerce aussi une protection de l'estomac (effet gastro-protecteur)

Grâce à quatre propriétés confirmées : une action anti-ulcéreuse, une augmentation de la sécrétion de mucine, une inhibition de la sécrétion acide et une inhibition d'*Helicobacter pylori*.

Le gingembre, ainsi que les extraits secs obtenus par extraction à l'eau engendrent chez l'animal une réduction de la production de sucs gastriques et une inhibition de la sécrétion d'acide chlorhydrique. L'administration orale, à des rats, d'extrait de gingembre à 1000 mg/kg et de zingibérène à 100 mg/kg a inhibé les lésions gastriques respectivement de 97,5 et 53,6 %. Le 6-gingérol dosé à 100 mg/kg a inhibé les lésions gastriques de 54,5 %. Les résultats suggèrent que le zingibérène et le 6-gingérol sont les constituants qui jouent le rôle de protecteurs contre les lésions gastriques[34].

À NOTER

Le gingembre a une action anti-ulcérogénique quelle qu'en soit la cause[35] : médicaments, éthanol, acide acétique, stress ou encore *Helicobacter pylori*.

Helicobacter pylori est une bactérie qui infecte la muqueuse de l'estomac. 80 % des ulcères gastroduodénaux sont causés par des infections à *Helicobacter pylori*. Cette bactérie est trouvée chez plus de 90 % des personnes souffrant d'un ulcère duodénal et chez environ 80 % de celles qui ont un ulcère gastrique. L'infection à *H. pylori* est l'une des infections chroniques les plus répandues dans le monde. De plus, cette bactérie joue un rôle important dans la genèse des cancers gastriques. Le gingembre, et les constituants actifs du gingembre, les gingérols, sont efficaces *in vitro* contre *Helicobacter pylori*. Il a été prouvé que l'extrait de rhizome de gingembre est capable d'inhiber *in vitro* la croissance de 19 souches différentes d'*H. pylori*, dont cinq sont connues pour être responsables de cancers gastriques. Il semblerait que ce soient les gingérols et autres composés phénoliques qui soient actifs et ils sont également de puissants inhibiteurs de la pompe à protons. Ils seraient d'ailleurs six à huit fois plus puissants que le lansoprazole[36,37]. Très récemment, une étude pilote iranienne[38] de faible envergure a testé de la poudre de gingembre sec (1 g 3 fois/j pendant 4 semaines) chez 15 patients ayant une dyspepsie fonctionnelle liée à *H. pylori*. La prise du gingembre s'est soldée par un taux d'éradication significatif d'*H. pylori* (53,3 %) et une amélioration de tous les symptômes dyspeptiques.

Gingembre, nausées et vomissements

L'une des principales utilisations traditionnelles du gingembre est le traitement du « **mal des transports** », mais il rend de grands services aussi dans le traitement des nausées et des vomissements. L'activité antiémétique a été démontrée chez l'animal et chez l'homme par de nombreux essais cliniques[39,40] commencés dès les années 1980, le gingembre se montrant souvent plus efficace que certains médicaments pour calmer le mal des transports. En 2012, l'Agence européenne des médicaments a examiné 8 essais cliniques randomisés[41] qui apportent la preuve de la prévention du mal des transports par le gingembre. Pour être efficace, il est généralement recommandé de prendre chez l'adulte 1 à 2 g de gingembre une heure avant le début du voyage et 250 à 500 mg chez l'enfant de plus de 6 ans.

Les résultats de plusieurs études et méta-analyses confirment aussi que le gingembre est une alternative intéressante dans la prévention et le traitement des **nausées de la femme enceinte.** Le gingembre agit par plusieurs mécanismes, en stimulant la vidange et le péristaltisme gastrique, mais aussi grâce aux gingérols (et dans une moindre mesure les shogaols) qui agiraient comme des antagonistes sérotoninergiques au niveau des récepteurs 5-HT3. Des études de cohorte sur des mères et enfants norvégiens ont été menées pour examiner la sécurité d'utilisation du gingembre pendant la grossesse. L'utilisation du gingembre pendant la grossesse n'a pas été associée à un risque accru de malformations congénitales, de mort périnatale, de naissance prématurée ou de faible poids de naissance. Les études prouvent son innocuité chez la femme enceinte[42]. Cependant, dans le cadre d'une utilisation traditionnelle et bien établie, l'agence européenne du médicament, déjà citée, confirme qu'une «*quantité modérée de données sur les femmes enceintes ne montre aucune toxicité malformative ou fœto-néonatale avec l'utilisation du rhizome de gingembre, mais... les études sur les animaux sont insuffisantes en ce qui concerne la toxicité pour la reproduction... donc l'agence du médicament préconise, par mesure de précaution, qu'il est préférable d'éviter l'utilisation pendant la grossesse*». Ce qui va à l'encontre de l'avis de l'Organisation Mondiale de la Santé (OMS)[43] qui admet l'usage du gingembre dans le traitement des nausées liées à la grossesse, à la dose de 250 mg de rhizome séché, en infusion quatre fois par jour. Cette dose correspond à 10 g de gingembre frais par jour (une tranche de 6 à 7 mm d'épaisseur). Je pense donc qu'il est raisonnable, comme le recommande Stephen Harrod Buhner, tout simplement de ne pas utiliser de fortes doses chez la femme enceinte et de l'utiliser de façon traditionnelle.

Il existe aussi plusieurs études[44, 45, 46] mentionnant un effet positif du gingembre pour lutter contre les **nausées et vomissements liés aux chimiothérapies**. Fait important, l'innocuité du gingembre permet de l'utiliser sans crainte en complément des traitements classiques.

Le gingembre peut aussi être utilisé pour réduire les **nausées et vomissements après une intervention chirurgicale** (prise de 1 g de poudre de gingembre par voie orale), notamment pour calmer les nausées apparaissant dans les deux à quatre heures suivant la chirurgie (il est beaucoup moins efficace sur les nausées tardives).

4 Propriétés anti-inflammatoire et anti-oxydante

Le gingembre a une forte activité anti-oxydante [47,48] — il contient plus d'une quarantaine de composés antioxydants appartenant aussi bien à la classe des polyphénols (gingérols, shogaols) qu'à celle des sesquiterpènes — et les extraits alcooliques ont un pouvoir anti-oxydant supérieur aux extraits aqueux[49]. Plusieurs études ont confirmé que le gingembre était efficace dans la prévention du stress oxydatif. Les mécanismes, sous-jacents cette activité antioxydante, ont été étudiés sur des modèles cellulaires. Le gingembre stimule l'expression de plusieurs enzymes anti-oxydantes tout en réduisant la production d'espèces réactives oxydantes et la peroxydation lipidique[50].

À cet effet antioxydant vient s'ajouter une activité anti-inflammatoire et anti-œdémateuse. Or l'inflammation est suspectée d'être responsable de beaucoup de maladies chroniques telles que l'arthrose, les maladies inflammatoires de l'intestin, les troubles respiratoires, voire certains cancers et maladies cardiovasculaires. C'est la raison pour laquelle le gingembre (et le curcuma) est une des plantes les plus connues pour calmer de nombreuses maladies inflammatoires chroniques et douloureuses.

POUR LECTEUR AVERTI

L'activité anti-inflammatoire[51,52] du gingembre, et de ses constituants comme les 6-gingérol, shogaol et gingerdiones, se fait à trois niveaux :

- Inhibition des prostaglandines pro-inflammatoires (dont PGE2) par blocage des cyclooxygénases et lipo-oxygénases ;

- Inhibition des cytokines (IL-1, IL-6 notamment) par blocage de l'activation des macrophages ;

- Inhibition de la synthèse d'oxyde nitrique, dérivé nitré jouant un rôle majeur dans l'inflammation.

Des études cliniques ont montré une amélioration des troubles rhumatismaux après traitement avec des extraits de gingembre[53], notamment dans le cas d'ostéoarthrite du genou[54] où il y a une réduction significative des symptômes, à savoir la douleur et l'invalidité qui en découlent. La poudre de gingembre, mélangée à de l'eau et appliquée sur la peau en cataplasme, agit même sur les douleurs musculo-squelettiques. Cette façon d'utiliser le gingembre est traditionnelle en Chine depuis des millénaires, ces cataplasmes étaient appliqués sur les reins pour soulager les maux, mais aussi sur les douleurs et les raideurs articulaires.

Même s'il a une action modérée, l'effet anti-inflammatoire du rhizome de gingembre ne se limite pas aux affections articulaires, mais concerne l'ensemble des situations inflammatoires. Il peut améliorer, par exemple, des maladies inflammatoires de l'intestin et les colites[55] ou encore agir en synergie avec les traitements de la tuberculose. De plus, il peut être pris au long cours, potentialiser l'efficacité d'autres médicaments et sa bonne tolérance fait de cette plante un bon traitement alternatif naturel.

5 Propriétés hyperthermique et stimulante de la circulation sanguine

Il s'agit ici d'une des propriétés les plus importantes du gingembre qui explique, d'une part, un de ses modes d'action, et, d'autre part, son effet synergisant et potentialisateur vis-à-vis des principes actifs d'autres plantes.

Le gingembre a une action stimulatrice sur le muscle cardiaque ainsi que sur la circulation sanguine dans l'ensemble du corps[56] : il provoque une vasodilatation périphérique ce qui augmente le débit sanguin et les échanges entre le sang et les tissus environnants. À cette action vient s'ajouter l'effet hyperthermique du gingembre : il réchauffe en quelque sorte ! Il peut améliorer la sensibilité au froid[57] que ressentent certaines personnes. Il suffit de prendre une infusion de gingembre pour faire le test. Vous sentirez d'abord un réchauffement au niveau du ventre et ensuite dans le reste du corps. Si vous souffrez du froid au niveau des mains et des pieds (syndrome ou maladie de Raynaud), le gingembre pourra vous aider. En créant une vasodilatation, le gingembre aide aussi à réduire la tension artérielle.

Le gingembre va aussi réduire la fièvre, car il favorise la transpiration et donc disperse et évacue la chaleur. En médecine chinoise, le gingembre sec est considéré comme plus réchauffant que le frais.

Enfin, il potentialise et « booste » l'efficacité et l'action d'autres plantes grâce à cet effet relaxant sur les vaisseaux et sa capacité à stimuler la circulation sanguine permettant ainsi aux constituants actifs d'autres plantes d'être mieux diffusés dans tout le corps. C'est un potentialisateur de l'efficacité d'autres plantes, au même titre que la réglisse, et c'est la raison pour laquelle il est souvent associé à d'autres plantes en médecine chinoise, ayurvédique...

6 Propriétés en cas de désordres métaboliques : diabète et cholestérol

En plus des propriétés déjà avancées, certaines preuves viennent appuyer le rôle protecteur du gingembre vis-à-vis de pathologies cardiovasculaires et désordres métaboliques. Ces preuves *in vitro* et chez l'animal sont évidentes, mais plus compliquées à exploiter chez l'homme, car, à nouveau, il y a peu d'études cliniques et c'est souvent le gingembre sec qui est utilisé quand parfois même le type d'extrait employé n'est même pas renseigné !

Effet hypolipémiant

Chez la souris, l'administration ou la consommation d'extraits de gingembre standardisés diminue les surfaces de lésions athérosclérotiques aortiques, le cholestérol et les triglycérides, les lipoprotéines (LDL) et l'agrégation des LDL[58]. Chez le lapin soumis à un régime riche en graisses, l'administration d'un extrait éthanolique (200 mg/kg, per os) réduit la montée en flèche des taux sériques de cholestérol, triglycérides, des lipoprotéines et des phospholipides[59]. Et il faut noter, à nouveau, que les lésions d'athérosclérose sont beaucoup moins développées chez les animaux recevant le gingembre. Dans un essai clinique randomisé[60] intégrant 36 patients qui ont reçu soit 1000 mg/jour de gingembre, soit un placebo pendant 10 semaines, il a été démontré que l'administration de gingembre diminue de façon significative le taux de triglycérides dans le sang (d'environ 15 %). Aucune différence significative n'a pu être constatée concernant le cholestérol. Il faut augmenter la dose — semble-t-il — pour avoir un impact sur le cholestérol[61] (3 g/jour de poudre de gingembre, 1 capsule d'1 g x 3 fois/jour) : diminution du cholestérol, des LDL et des triglycérides, augmentation des HDL.

Effet sur le diabète

Les études faites sur les animaux (rats et lapins) montrent une diminution significative de la glycémie suite à l'administration d'extraits de gingembre, et ce, de façon dose-dépendante. L'effet maximal a lieu entre 2 et 4 heures après la prise du gingembre. L'Université des sciences médicales en Iran a étudié[62] l'effet du gingembre chez des patients atteints de diabète de type 2. Il s'agit d'une étude de contrôle randomisée sur 70 patients recevant soit 1,6 g par jour de gingembre soit 1,6 g de farine de blé pendant 12 semaines. Les résultats montrent que non seulement le gingembre peut réduire la glycémie et moduler les niveaux d'insuline, améliorer la sensibilité à l'insuline, réduire le taux de cholestérol sérique et de triglycérides, améliorant donc le profil lipidique chez ces patients, mais il permet également de diminuer l'inflammation en réduisant les taux de CRP (dont le taux augmente en réponse à l'inflammation) et qui est un facteur de risque cardiovasculaire. Si l'on regarde l'ensemble des études faites dans ce domaine, la majorité conclut à une action réductrice sur la glycémie à jeun, sur la résistance à l'insuline et sur l'hémoglobine glyquée, qui reflète l'équilibre glycémique des trois derniers mois. Bien sûr, il y a d'autres résultats qui viennent tempérer ces données et des études qui présentent un biais. Cependant, une méta-analyse[63] de 2019 (incluant 8 études cliniques randomisées avec en tout 454 patients ayant un diabète de type 2) ne trouve pas de différence significative sur la glycémie à jeun avant et après consommation de gingembre, mais, fait très important, confirme que la prise de gingembre diminue l'hémoglobine glyquée. Ceci prouve que cette plante peut avoir un impact sur le contrôle de la glycémie chez le patient diabétique.

Il est fait également mention d'un effet bénéfique du gingembre dans la prise en charge et la prévention de l'obésité, certains parlant même d'une activité « anti-obésité ». Mais même si le gingembre semble augmenter le catabolisme des acides gras via l'activation de l'AMPK (*in vivo* par la gingérone A), la preuve d'une efficacité dans ce domaine reste à apporter par des études supplémentaires.

En conclusion, le gingembre et ses composés actifs possèdent un potentiel antidiabétique certain, mais aussi un effet protecteur des complications du diabète, probablement en augmentant la libération d'insuline, mais aussi la sensibilité des récepteurs insuliniques.

7 Propriétés anti-tumorales

Quel est l'intérêt du gingembre pour les cancers ?

Plusieurs expérimentations ont démontré, *in vitro* et *in vivo*, l'activité anti-cancéreuse d'extraits entiers de gingembre et du 6-gingérol vis-à-vis des cancers gastrique, colorectal, de la prostate et de l'ovaire[64,65,66,67]. Les mécanismes potentiels anti-cancéreux impliquent une inhibition de la prolifération et l'induction de l'apoptose (mort cellulaire) des cellules cancéreuses. Des expérimentations chez l'animal montrent que le 6-gingérol et le 6-paradol freinent à la fois la promotion et la croissance tumorales. Le gingembre peut donc avoir une synergie d'action avec les traitements conventionnels du cancer, surtout que, jusqu'à présent, il n'a pas été démontré d'effets négatifs sur ces traitements avec la consommation de gingembre.

POUR LECTEUR AVERTI

L'activité anti-cancéreuse du gingembre est attribuée à sa capacité à moduler de nombreuses molécules de signalisation comme NF-κB, STAT3, MAPK, PI3K, ERK1/2, Akt, TNF-α, COX-2, cyclin D1, cdk, MMP-9, survivine, cIAP-1, XIAP, Bcl-2, caspases et autres protéines régulatrices de la croissance cellulaire. C'est un agent pro-apoptotique qui exerce une action cytotoxique sur les cellules tumorales en empruntant différentes voies :

- **Inhibition du facteur de nécrose tumorale, du facteur anti-apoptotique NF-kappaB et de certaines protéines anti-apoptotiques telle que Bcl-2 ;**

- **Inhibition du protéasome, induisant une réactivation de la protéine p53 protectrice du génome ;**

- **Production d'espèces réactives de l'oxygène à l'origine d'altérations de l'ADN tumoral.**

8 Autres propriétés bénéfiques du gingembre

Des expérimentations récentes ont révélé que le gingembre pouvait affecter positivement la **mémoire** et exercer une **neuro-protection**[68]. Le 10-gingérol confère au gingembre frais une forte capacité anti-neuro-inflammatoire. Ayant des propriétés antioxydante et anti-inflammatoire, le gingembre peut être utilisé, comme dans la médecine ayurvédique, dans le traitement des **migraines**[69]. Il faut prendre 500 à 600 mg, minimum, de poudre de gingembre mélangée à de l'eau et les prises doivent être répétées toutes les 4 heures durant 3 ou 4 jours. Des effets **anti-allergiques**[70] ont aussi été notés (rhinite allergique) et à forte dose (10 g de poudre en une seule prise), le gingembre freine l'**agrégation plaquettaire**[71], mais il reste un doute quand le gingembre est donné à des doses inférieures[72].

Remarques importantes

- En médecine ayurvédique, l'emploi du rhizome frais est privilégié sous forme liquide (infusion ou décoction). Le gingembre est souvent associé à du poivre pour amplifier l'action anti-inflammatoire, anti-allergique et carminative. Le rhizome sec, au goût plus prononcé et piquant, est souvent réservé au traitement des rhumatismes. Le jus de gingembre est, quant à lui, utilisé dans les troubles digestifs, les nausées et les vomissements, et est souvent associé à du jus d'oignon.

- Il existe des différences pharmacocinétiques – c'est-à-dire du devenir des principes actifs dans l'organisme après administration du gingembre à l'homme – notamment entre humains de type caucasien et indonésien[73]. Quand on procède à un dosage sanguin des 10-gingérol et 6-shogaol, chez les Caucasiens en bonne santé le 10-gingérol est plus concentré que le 6-shogaol alors que c'est l'inverse pour les Indonésiens. En outre, ces deux types de constituants sont éliminés plus lentement chez les Indonésiens par rapport aux Caucasiens. Des différences ethniques peuvent donc aboutir à des métabolismes et profils pharmacocinétiques différents (et donc, selon les pathologies, des efficacités différentes…).

- D'après une étude très récente[74] qui a comparé trois types d'extraits de gingembre séché (lyophilisé, séché au four ou au soleil), il semblerait que le séchage augmente la teneur en composés phénoliques, flavonoïdes et l'activité anti-oxydante. L'extrait séché au soleil semble avoir la plus forte activité anti-oxydante et anti-inflammatoire. Tout ceci paraît logique, car en éliminant l'eau du gingembre frais (qui en contient environ 79 %), on concentre les principes actifs. Le séchage concentre les principes actifs et permet donc de prendre une moindre quantité de gingembre sous forme de ces extraits (en général 500 mg à 2 g/jour), mais le jus frais apporte des quantités bien supérieures puisqu'on peut en prendre facilement 5 à 15 g/jour. Enfin, il faut savoir que dans certaines régions de l'Inde, pour obtenir du gingembre sec ayant un bel aspect et résistant aux attaques des insectes, ce dernier peut être recouvert de chaux, trempé et lavé dans du lait de chaux et même traité par du soufre avant d'être séché. Si l'on veut un gingembre sec de qualité, le mieux est encore de faire sécher son propre gingembre frais en le coupant en fines lamelles. Une fois séchées, ces lamelles peuvent être réduites en poudre à l'aide d'un moulin à café par exemple. À utiliser et consommer rapidement pour une efficacité maximale.

Effets indésirables, précautions d'emploi et contre-indications

Aucun effet secondaire et aucune toxicité aiguë ou chronique ne sont signalés quand le gingembre est utilisé comme condiment à des doses raisonnables.

Il est classique de retrouver, avec une très bonne tolérance, la consommation de doses quotidiennes de 2 à 4 g de gingembre frais et 500 mg à 2 g de poudre de gingembre. Par contre, quand on augmente les doses (supérieures à 4 à 6 g), de légers effets secondaires sont rapportés tels qu'une irritation de la bouche, des brûlures légères d'estomac et parfois une diarrhée.

Il est recommandé d'éviter le gingembre lors d'une **gastrite**, d'une **poussée de maladie inflammatoire gastro-intestinale ou de coliques biliaires (calculs).**

Pas de consommation excessive pendant la **grossesse** (en début de grossesse, deux grammes de gingembre par jour sont considérés comme la limite supérieure sûre) et en cas de **diabète** (voire à «interactions avec d'autres médicaments») ou de **troubles de la coagulation** (sinon adapter le traitement avec le médecin traitant).

Il est également recommandé **d'éviter des doses répétées ou excessives en cas de pathologies cardiaques** : possible action inotrope positive et chronotrope négative pouvant dégrader la fonction cardiaque chez les individus sensibles.

Interactions avec d'autres médicaments

À l'heure actuelle, il y a très peu d'interactions rapportées entre gingembre et médicaments.

Le gingembre peut augmenter l'effet des **médicaments antidiabétiques**[75] (glimépiride, insuline, glipizide et autres antidiabétiques) et entraîner une baisse de la glycémie.

Il pourrait y avoir aussi des interactions avec les **médicaments de l'hypertension et les inhibiteurs calciques** [75,76] (comme la nifédipine, le vérapamil, le diltiazem, la felodipine, l'amlodipine et autres). La prise du gingembre avec ces médicaments pourrait causer une baisse de tension et des battements de cœur irréguliers. Ces risques d'interactions sont cependant théoriques et n'ont pas nécessairement été observés chez des patients.

Le gingembre potentialise l'action d'un certain nombre d'**antibiotiques** comme les aminoglycosides (arbekacine, gentamicine, tobramycine, streptomycine) et d'autres antibiotiques tels que la polymyxine B, ce qui augmente leur puissance.

Posologie et mode d'administration :

Pour vous aider dans vos préparations, rappelez-vous que 10 g de gingembre frais équivalent environ à 1 à 2 g séchés.

Il est traditionnel de retrouver chez l'adulte et l'enfant de plus de 6 ans : 0,5 à 2 g de poudre de gingembre par jour en une seule prise ou divisé en plusieurs doses.

Pour le gingembre frais, les doses quotidiennes habituellement rencontrées sont d'environ 2 à 4 g de gingembre frais.

- **Prévention du mal des transports :**
  - pour les enfants de plus de 6 ans : ¼ à ½ cuillère à café de poudre de gingembre ½h avant le départ.
  - pour les plus de 18 ans : 1 à 2 g (environ 1 cuillère à café) de poudre 1 h avant le départ
- **Prévention des nausées avant une opération chirurgicale** : même posologie à prendre 1 h avant l'intervention.
- **Nausées liées à la grossesse** : 750 mg à 2 g par jour en prises fractionnées pendant 1 à 5 jours.
- Enfin, il faut savoir que la pharmacopée de la République populaire de Chine préconise 3 à 9 g de rhizome en poudre ou frais par jour pour soigner de nombreuses pathologies.

Jus de gingembre frais : recette de « grog non alcoolisé »

Le jus de gingembre est à privilégier comme « antiviral », dans cette indication, il ne peut pas être surpassé par les autres extraits ou poudre de gingembre.

Au moyen d'un extracteur de jus, extrayez le jus d'un ou plusieurs morceaux de gingembre qui représentent l'équivalent d'une carotte moyenne à grosse. Mélangez ¼ de tasse de ce jus frais avec 300 à 400 ml d'eau chaude, une cuillère à soupe de miel, un quartier de citron et une pincée de piment de Cayenne (1/8 de cuillère à café). Laissez infuser 10 à 15 minutes. Boire 4 à 6 tasses par jour. Les principes actifs du gingembre passeront dans le sang au bout de 30 minutes et il faut 60 minutes pour atteindre la concentration maximale, ensuite leur teneur dans le sang diminue. C'est pourquoi il faut prendre une tasse toutes les 2 à 3 heures pour maintenir, en permanence, une concentration active dans le sang.

À NOTER

Personnellement, j'extraie de plus grosses quantités de jus que je congèle ensuite dans des bacs à glaçons. Il n'y a plus qu'à sortir les glaçons de gingembre pour réaliser ses préparations (un glaçon fait environ 30 ml de jus).

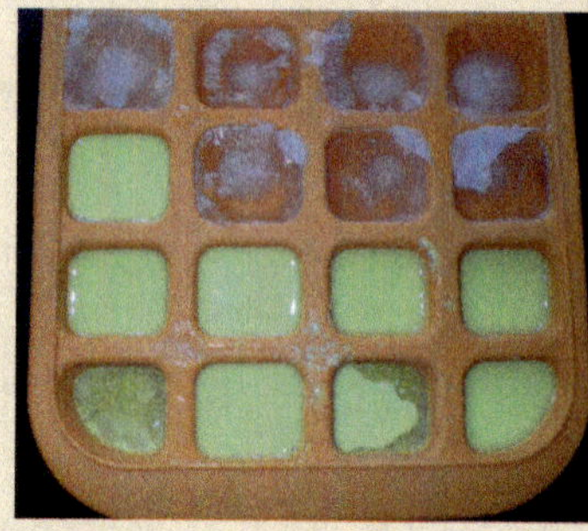

Infusion ou décoction

Raper ou hacher un morceau de gingembre de la taille de votre pouce, aussi finement que possible. Pour la décoction, mettre ce gingembre à bouillir pendant 15 minutes, en couvrant, dans 250 à 350 ml d'eau et laisser infuser 1 h. Pour l'infusion, jeter le gingembre dans la même quantité d'eau bouillante, arrêter le feu et couvrir. Laisser macérer 3 à 4 heures. Boire 4 à 6 tasses par jour.

Alcoolature et teinture

- Gingembre frais (1:2) : 1 part de gingembre dans 2 parts d'alcool à 90° (ou à 55-60°, si vous n'avez pas à 90°)

- Gingembre sec (1:5) : 1 part de gingembre dans 5 parts d'alcool à 45 - 50°.

Pour augmenter l'efficacité de ces mélanges, rajouter 1 cuillère à soupe de poudre de réglisse ou de curcuma ou de cumin et laisser macérer 15 jours.

Prendre 10 à 20 gouttes jusqu'à 4 fois par jour

Application cutanée

Vous pouvez appliquer le jus de gingembre frais ou un macérat huileux pour calmer les douleurs musculaires et les brûlures. Le jus est aussi un bon antibactérien et antifongique sur les infections cutanées.

Enfin, je rappelle que le gingembre s'associe à merveille avec le curcuma et le citron, à la fois pour le goût et pour l'effet synergique thérapeutique.

En conclusion, le gingembre exerce des effets positifs et peut être conseillé dans les domaines suivants

◇ En rapport avec les activités gastro-intestinales et anti-nauséeuses

- Prévention des nausées et vomissements : mal des transports, mal de mer, réveil post-chirurgical, chimiothérapie anti-cancéreuse, grossesse, etc.
- Mauvaise digestion, dyspepsies avec spasmes intestinaux et flatulence
- Ulcère gastrique (*Helicobacter pylori*)

◇ En rapport avec les propriétés antimicrobiennes et antivirales

- Infections virales (notamment des voies respiratoires) rhume, grippe, maux de gorge... et herpès, hépatite C
- Infections bactériennes : notamment diarrhées bactériennes avec crampes (choléra, dysenterie, *E.coli*, etc.) ; infections urinaires à entérocoques ; infections parodontales
- Fièvre et toux, particulièrement si inflammation des bronches avec excès de mucosités
- Candidose à *Candida albicans*

◇ En rapport avec son effet anti-inflammatoire

- Rhumatismes articulaires (ostéoarthrite du genou), arthrose et douleurs musculaires
- Migraines
- Dysménorrhées (douleurs lors des règles) et syndrome prémenstruel

◇ En rapport avec son activité métabolique

- Diabète
- Hypercholestérolémie
- Hypertriglyceridémie

◇ En rapport avec les effets stimulants de la circulation sanguine

- Troubles circulatoires avec sensation de froid dans les extrémités des membres (mains, pieds) et syndrome de Raynaud.

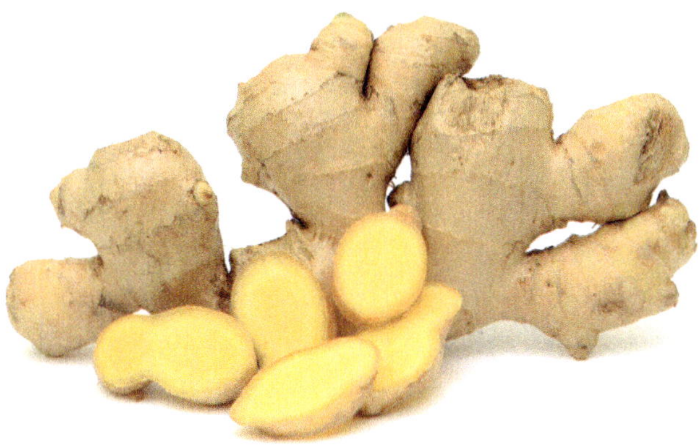

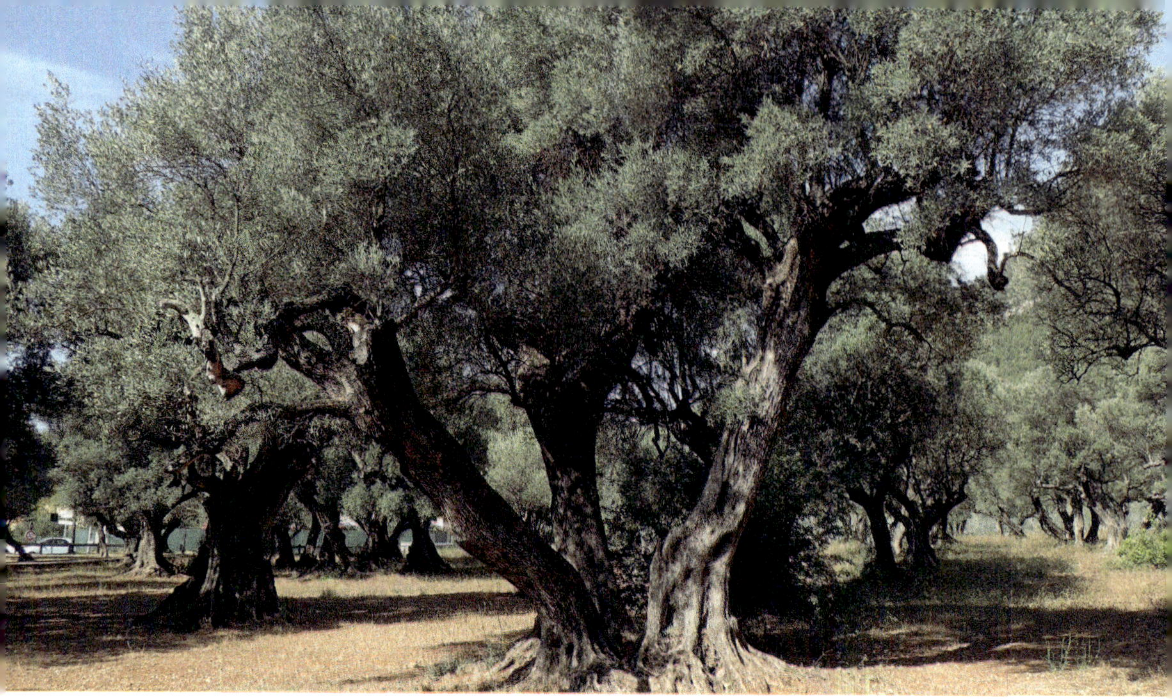

Hydroxytyrosol

L'antioxydant secret de l'olivier

L'olivier est un arbre hautement symbolique qui, depuis la nuit des temps, a contribué à l'économie, la santé et l'alimentation des populations du bassin méditerranéen. La production de l'huile d'olive a toujours été le principal objectif de la culture de l'olivier et cette huile représente le produit phare de l'alimentation méditerranéenne. Les bienfaits d'une alimentation de type méditerranéen sont bien connus notamment pour réduire le risque de maladies telles que le diabète, les maladies cardiaques, l'hypercholestérolémie et plus encore. La comparaison de la mortalité et de la morbidité, par maladies cardiovasculaires et cancers, entre pays du nord et pays du bassin méditerranéen est largement en faveur de ces derniers. L'effet bénéfique de ce régime est dû à une alimentation variée, certes, mais qui respecte les bonnes proportions entre les différentes familles d'aliments pour profiter au mieux de la synergie protectrice des différents constituants du régime méditerranéen. L'huile d'olive y joue un rôle fondamental par sa composition en acides gras, unique parmi les huiles, et par la présence de polyphénols spécifiques que l'on retrouve également dans la feuille d'olivier. C'est à ces polyphénols que l'on attribue maintenant, pour notre santé, une grande partie des nombreuses propriétés bénéfiques de l'olivier. L'hydroxytyrosol est un de ces polyphénols que l'on retrouve dans les feuilles d'olivier et l'huile d'olive extra-vierge. C'est certainement actuellement le polyphénol le plus étudié en raison de ses **propriétés anti-oxydantes, anti-inflammatoires, anti-tumorales, antivirales, antibactériennes et antifongiques** [1,2]. Il améliore aussi la dysfonction endothéliale, réduit le LDL cholestérol (LDL-c appelé aussi «mauvais cholestérol»), diminue le stress oxydatif (notamment l'oxydation des LDL-c) et est neuro-protecteur et cardio-protecteur. Alors, vous l'avez compris, je ne vous parlerai pas des vertus de l'huile d'olive, mais bien de l'hydroxytyrosol, qui, parmi ces composés phénoliques, est celui qui présente les plus importantes activités biologiques.

Arbre de la civilisation méditerranéenne, l'olivier (*Olea europea* L.) est cultivé depuis les temps les plus anciens pour produire les olives de table et l'huile d'olive. La zone naturelle de répartition géographique de l'olivier dans le monde se situe principalement entre le 26e et le 45e degré de latitude nord et sud. Cependant, environ 97 % des 850 millions d'oliviers, qui couvrent une superficie de 9 500 000 hectares dans le monde, poussent en région méditerranéenne. La consommation d'huile d'olive vierge, composante clef du régime méditerranéen, est recommandée pour sa capacité à protéger des risques cardiovasculaires individuels, son potentiel protecteur de différents types de cancer, du diabète de type 2, de l'obésité et du syndrome métabolique, mais aussi pour ses effets bénéfiques sur les personnes en bonne santé. Cette huile d'olive vierge est une source importante d'acides gras mono-insaturés et de composés dits «mineurs» comme des vitamines liposolubles, des chlorophylles, des phytostérols, des caroténoïdes et des polyphénols. Cependant, si on s'attache particulièrement aux nutriments favorisant un bon état de santé, on s'apercevra vite que les polyphénols de l'olivier représentent le centre d'intérêt de la recherche scientifique. On leur attribue des propriétés anti-oxydante, anti-inflammatoire, cardio-protectrice, neuro-protectrice, anti-cancer, anti-diabétique, anti-obésité, anti-stéatosique, antimicrobienne et beaucoup d'autres vertus encore[3-5].

Parmi ces polyphénols de l'olivier, deux sont à mettre en exergue, car c'est à ces deux derniers que l'on attribue une grande partie de toutes ces propriétés : l'oleuropéine (un sécoiridoïde) et l'hydroxytyrosol (un alcool phénolique). Les sécoiridoïdes (comme l'oleuropéine) et ses dérivés (comme l'hydroxytyrosol) sont presque exclusivement retrouvés dans l'olive, l'huile d'olive et les feuilles d'olivier et sont, de ce fait, intéressants dans l'établissement de la relation qu'il peut exister entre la consommation d'huile d'olive et l'incidence des maladies cardiovasculaires.

La concentration totale des composés phénoliques dans l'huile d'olive extra-vierge varie entre 50 et 800 mg/kg avec une concentration moyenne de 230 mg/kg[6]. Bien que le contenu phénolique puisse varier considérablement, la concentration en hydroxytyrosol se situe entre 130 et 350 mg/kg dans l'huile d'olive vierge et peut atteindre 20 g/kg dans l'olive[7].

Qu'est-ce qu'un polyphénol et quelles sont ses propriétés médicinales[8,9,10,11] ?

Initialement dénommés «tanin végétal», les polyphénols n'ont été définis qu'au début des années 1980 pour caractériser une classe de plusieurs milliers de molécules bioactives, aux structures très hétérogènes, présentes dans les plantes. Les polyphénols sont des composés issus du métabolisme secondaire des végétaux et caractérisés par la présence d'un ou plusieurs groupements phénoliques dans leur structure. Ils forment le groupe des composés organiques phytochimiques le plus important, dans le royaume des végétaux, avec plus de 8000 structures phénoliques présentes dans tous les organes de nombreuses plantes. Ils sont largement présents dans de nombreux aliments d'origine végétale, tels que les fruits, les légumes, les céréales, le chocolat et des boissons (thé, café et vin). Les plus célèbres, à l'heure actuelle, sont la curcumine et le resvératrol.

Dans le règne végétal, ces substances sont souvent impliquées dans les mécanismes de défense élaborés par les végétaux contre la prédation par des insectes, des herbivores et contre les infections et les agressions microbiennes multiples. Ils participent aussi à de nombreux processus physiologiques : croissance cellulaire, différenciation, dormance des bourgeons, floraison, tubérisation...

Chez l'être humain, de nombreuses études épidémiologiques ont mis en évidence une diminution du risque de maladies cardiovasculaires associée à une alimentation riche en fruits et légumes, et à la consommation régulière de thé, vin rouge, chocolat ou de cacao. Cet effet protecteur a été attribué, du moins en partie, à leurs fortes teneurs en composés polyphénoliques. Beaucoup d'études indiquent que les polyphénols pourraient diminuer le risque de survenue d'un certain nombre de pathologies, en particulier celles liées au vieillissement et aux lésions oxydatives (cancers, maladies cardiovasculaires ou neurodégénératives).

POUR LECTEUR AVERTI

On peut résumer leurs propriétés à quelques points essentiels :

- Des études chez des modèles animaux et chez l'homme montrent que les polyphénols agiraient sur les facteurs du syndrome métabolique, en améliorant les métabolismes des lipides, des glucides et la sensibilité à l'insuline. Ils peuvent donc diminuer d'autres facteurs de risque des maladies cardiovasculaires impliqués dans le syndrome métabolique (hyperglycémie, taux de lipides élevé, insulino-résistance, obésité abdominale et hypertension artérielle).

- L'administration de différents polyphénols améliore la sensibilité à l'insuline et augmente les taux plasmatiques d'adiponectine, connue pour potentialiser les effets de l'insuline.

- Les polyphénols circulent en faible concentration dans le plasma et, généralement, sous des formes conjuguées, leurs effets anti-oxydants directs sont peu probables *in vivo*.

- Plusieurs études, conduites in vitro, montrent que les polyphénols interviendraient dans des mécanismes non anti-oxydants, incluant la régulation génique via différentes voies de signalisation intracellulaire. De nombreux travaux suggèrent que les polyphénols ont la capacité de réguler une diversité de processus cellulaires et moléculaires par interaction avec des cibles protéiques, leur conférant des propriétés anti-athérogéniques, anti-inflammatoires, anti-thrombotiques, anti-carcinogéniques et neuro-protectrices.

- De nombreuses études épidémiologiques ont montré qu'il existait une association inverse entre la morbi-mortalité cardiovasculaire et la consommation de produits riches en polyphénols tels que les fruits, les légumes, le vin rouge, le cacao et le thé. L'effet bénéfique des polyphénols sur la santé cardiovasculaire a été attribué en partie à leur effet direct sur les vaisseaux sanguins et plus particulièrement sur l'endothélium.

Remarque[9] : étude SUVIMAX et intérêt des polyphénols

Les résultats décevants de plusieurs études de supplémentation avec les micronutriments «classiques» (vitamines et oligo-éléments ayant des propriétés anti-oxydantes), dont ceux de l'étude SU.VI.MAX[12], et la démonstration d'une corrélation négative entre consommation de fruits et légumes et incidence des cancers ont par la suite remis en lumière l'importance des autres composés phénoliques présents dans les fruits et légumes. Il est sur ce plan tout à fait intéressant de noter que des extensions de l'étude SU.VI.MAX ont révélé que l'apport le plus important en polyphénols dans la population française se fait via les fruits et les boissons non alcoolisées[13] et que les capacités cognitives des participants d'âge moyen à distance de l'étude (13 ans après) sont associées positivement à leurs apports alimentaires en polyphénols[14].

Intérêts des feuilles d'olivier pour la santé humaine

De façon tout à fait traditionnelle, les feuilles sont utilisées depuis très longtemps par voie orale en tisane pour favoriser l'élimination rénale d'eau, diminuer les hypertensions modérées accompagnées ou non d'excès de cholestérol. Les médecins avaient remarqué assez tôt que l'infusion provoquait, d'une part, la diurèse et, d'autre part, une diminution de l'hypertension artérielle qu'ils expliquaient par une action vasodilatatrice périphérique de l'olivier. Les phytothérapeutes ont aussi rapidement constaté et donné la préférence à l'utilisation de la plante fraîche ainsi qu'aux préparations aqueuses, obtenues extemporanément, qui permettent d'extraire les principes actifs hydrosolubles.

La recherche moderne a permis de confirmer les propriétés des feuilles d'olivier[15] : effets antihypertenseurs et dilatateurs des coronaires, effet hypocholestérolémiant, effet hypoglycémiant, effet antispasmodique et enfin une action antibactérienne *in vitro* contre de nombreuses bactéries.

Principaux composés phénoliques de l'olive et des feuilles d'olivier : leurs effets biologiques

Les composés phénoliques dans les feuilles d'olivier sont très divers et leurs structures sont très variables. Les composition et teneur en composés phénoliques dans les feuilles sont très variables (entre 2,8 mg/g de matière sèche et 44,3 mg/g de matière sèche, elle peut même dépasser les 250 mg/g de matière sèche). Ces variations dépendent de la variété de l'olivier, des conditions climatiques, de l'époque de prélèvement des échantillons des feuilles, de l'âge des plantations et des échantillons des feuilles. Tout ceci peut expliquer les différences d'efficacité observées selon le type d'extrait d'olivier ou de préparation utilisés.

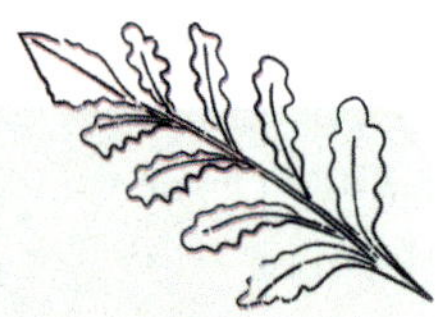

POUR LECTEUR AVERTI

Selon Obied[16] et ses collègues, les polyphénols de l'olivier sont très variés et peuvent être répertoriés en sept groupes majeurs, à savoir : les alcools phénoliques (dont l'hydroxytyrosol), les dérivés benzoïques, les dérivés cinnamiques, les flavonoïdes, les isochromanes, les lignanes, et les secoiridoïdes (dont l'oleuropéine).

Comme je l'ai déjà dit, le groupe de composés phénoliques connu sous le nom de sécoiridoïdes (i.e. oleuropéine) et ses dérivés (i.e. hydroxytyrosol) est presque exclusivement retrouvé dans l'olive, la feuille d'olivier et l'huile d'olive.

Les polyphénols de l'olivier sont pourvus d'un grand effet anti-oxydant supérieur à celui du vin rouge, du thé vert et de la vitamine C.

L'extrait de feuilles d'olivier, riche en polyphénols, est efficace contre le virus de l'immunodéficience humaine de type 1 (VIH-1) [17]. L'efficacité de cet extrait est due à la présence de l'oleuropéine et de l'hydroxytyrosol. Ces deux composés sont actifs au niveau de plusieurs étapes du cycle de vie du VIH-1. Ils inhibent sa transmission d'une cellule à l'autre et ralentissent considérablement sa multiplication virale.

Il a été également prouvé que l'hydroxytyrosol améliore la fonction mitochondriale et pourrait donc prévenir le vieillissement cellulaire[18].

Petite histoire de la découverte d'un ibuprofène végétal : dans l'huile d'olive extra-vierge fraîchement pressée, on retrouve un polyphénol, l'oléocanthal (Ty-EDA), qui donne la sensation de picotement dans la gorge. Ce polyphénol a la même activité pharmacologique que l'ibuprofène, un médicament anti-inflammatoire. Sa découverte, comme le raconte le Dr Martin Juneau (https://observatoireprevention.org consulté le 24/12/2021) est le fruit du hasard :

«*On dit que le hasard fait parfois bien les choses, et c'est vraiment le cas en ce qui concerne la découverte de la molécule responsable de l'irritation typique causée par l'huile d'olive. En voyage en Sicile pour assister à un congrès sur les propriétés organoleptiques de différents aliments, le Dr Gary Beauchamp et ses confrères ont été invités par les organisateurs de l'événement à un repas où on proposait aux hôtes de déguster l'huile d'olive extra-vierge provenant des oliviers cultivés sur leur domaine. Même si c'était la première fois qu'il goûtait à ce type d'huile d'olive, le Dr Beauchamp a immédiatement été frappé par la sensation de picotement au niveau de la gorge qui était en tout point semblable à celle provoquée par l'ibuprofène et qu'il avait expérimentée à de multiples reprises dans le cadre de son travail visant à remplacer l'acétaminophène par l'ibuprofène dans les sirops contre la toux. Soupçonnant que l'huile d'olive contenait un anti-inflammatoire similaire, le Dr Beauchamp et son équipe sont par la suite parvenus à isoler la molécule responsable de cette irritation, un polyphénol qu'ils ont appelé "oléocanthal". Ils ont par la suite découvert que l'oléocanthal possédait, tout comme l'ibuprofène, une puissante action anti-inflammatoire et que la consommation régulière d'huile d'olive extra-vierge, riche en oléocanthal, procurait un apport équivalent à environ 10 mg d'ibuprofène et pourrait donc contribuer aux effets anti-inflammatoires bien documentés du régime méditerranéen.*»

Les composés phénoliques de l'olivier jouent également un rôle préventif important des maladies cardiovasculaires, cancers, diabète et maladies neurodégénératives [19,20]. L'importance des composés phénoliques de l'huile d'olive pour les bénéfices cardiovasculaires a été démontrée en comparant des huiles d'olive de teneur différente en phénols. La consommation d'huile d'olive augmente le niveau d'HDL-c («bon cholestérol») et diminue celui des LDL oxydés («mauvais cholestérol») proportionnellement à sa concentration en phénols.

POUR LECTEUR AVERTI

Quelques mots sur l'oleuropéine

L'oleuropéine est le composé phénolique majoritaire dans les feuilles d'olivier qui peuvent en contenir jusqu'à 9 % et on lui attribue des propriétés antimicrobienne, anti-oxydante, antivirale, anti-athérogénique, cardio-protectrice et antihypertensive[21]. Les activités biologiques majeures de cette molécule sont des effets anti-oxydant et anti-inflammatoire de même qu'une capacité à traiter les maladies qui en découlent telles que les maladies cardiovasculaires, les désordres hépatiques, l'obésité et le diabète. L'oleuropéine montre des activités anti-clastogéniques (qui s'oppose aux effets génotoxiques de certaines substances qui peuvent provoquer des ruptures de l'ADN), des propriétés éliminatrices de radicaux libres, et elle inhibe le développement de plusieurs types de tumeurs cellulaires. Ce composé phénolique peut inhiber l'oxydation des LDL et lipoxygénases. De plus, il a un potentiel hypoglycémiant et hypocholestérolémiant. Il est connu aussi pour sa capacité à améliorer le métabolisme lipidique et les problèmes de l'obésité comme décrit dans plusieurs études[22,23]. Tout ceci est logique, car une des cibles récemment rapportée des sécoiridoïdes est l'adénosine monophosphate protéine kinase (AMPK) qui augmente à la fois l'absorption et l'oxydation du glucose et des acides gras (voir chapitre «Berbérine»).

L'hydroxytyrosol

L'hydroxytyrosol, que l'on retrouve dans l'olive, l'huile d'olive et les feuilles, provient de l'hydrolyse de l'oleuropéine. Cet hydroxytyrosol est le principal phénol de l'huile d'olive et il possède de nombreuses vertus thérapeutiques. Il est reconnu comme l'initiateur des nombreux effets bénéfiques de l'huile d'olive, notamment pour sa capacité à réduire les maladies cardiovasculaires et le diabète de type 2. C'est certainement un des composés les plus actifs qui partage les propriétés suivantes avec de nombreux polyphénols de l'huile d'olive extra-vierge :

- Capacité anti-oxydante puissante
- « Dopant » des mitochondries
- Régulateur du profil lipidique (protection de l'oxydation des LDL)
- Bon anti-inflammatoire qui diminue les molécules d'adhésion, les marqueurs inflammatoires comme TNFα, Cox-2...
- Capacité à maintenir une pression sanguine normale
- Contribution à maintenir en bonne santé les voies aériennes supérieures
- Participation aux défenses naturelles contre des agents extérieurs (effet antimicrobien)

Tous ces effets peuvent être obtenus avec une consommation quotidienne de 20 g d'huile d'olive extra-vierge contenant 5 mg d'hydroxytyrosol et de ses dérivés[24], notamment pour les effets cardioprotecteurs comme exposé dans la figure 1.

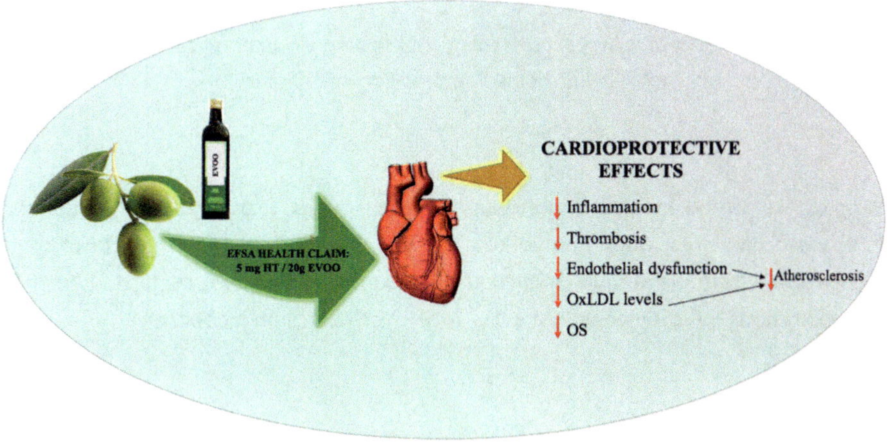

Figure 1 : Huile d'olive extra-vierge et son action protectrice sur le système cardiovasculaire (source EFSA[24]).

L'hydroxytyrosol est un alcool phénolique dont le nom chimique est le 3,4-dihydroxyphényléthanol.

Au cours de la maturation de l'olive, au cours des procédés de préparation des olives de table et de la fabrication et stockage de l'huile d'olive, les systèmes enzymatiques présents dans le fruit sont capables d'hydrolyser[25] l'oleuropéine, en premier sous sa forme aglycone, et ensuite sous forme d'hydroxytyrosol et d'acide élénolique comme décrit dans la figure 2. Ce mécanisme chimique est responsable, en partie, des saveurs complexes et variées de l'huile et de l'olive.

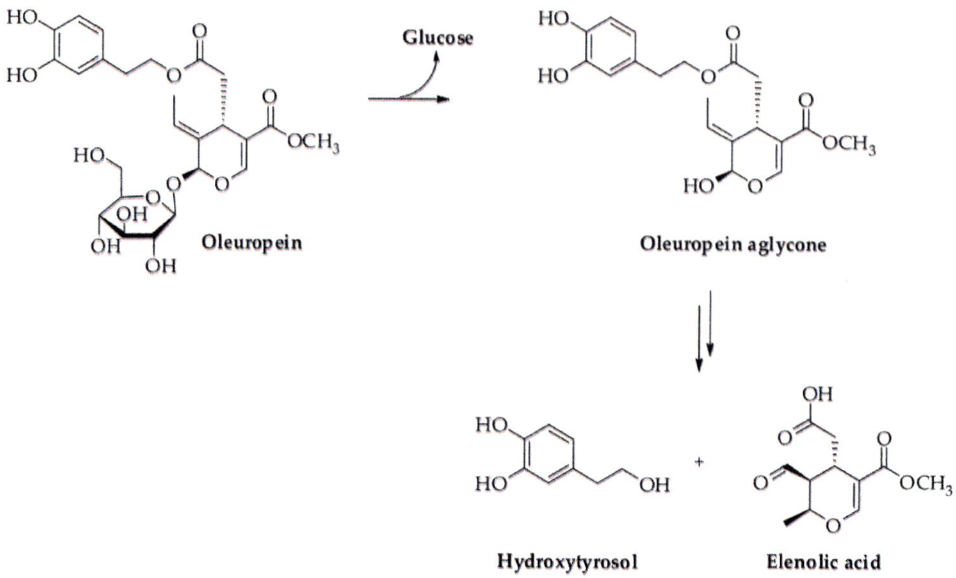

Figure 2 : L'hydroxytyrosol et l'acide élénolique sont issus de l'oleuropéine (d'après Romani A. et al[2])

Si l'olivier est la source la plus importante d'hydroxytyrosol, le vin est aussi une source non négligeable[26]. Certains auteurs décrivent des concentrations plus élevées dans les vins rouges (3,66-4,20 mg/l) que dans les vins blancs (1,72-1,92 mg/l). L'hydroxytyrosol pourrait se former à partir du tyrosol lors de la fermentation alcoolique.

Biodisponibilité et absorption de l'hydroxytyrosol

Plusieurs études chez l'homme et chez l'animal ont montré que l'absorption des polyphénols de l'huile d'olive, et particulièrement de l'hydroxytyrosol et de ses dérivés, était dose-dépendante. L'absorption de l'hydroxytyrosol est rapide, atteignant les concentrations maximales dans le plasma au bout de 5-10 minutes après ingestion, suivi d'un rapide déclin[27]. Près de 98 % de l'hydroxytyrosol et du tyrosol sont conjugués sous la forme de glucuronides et de sulfates après consommation d'huile d'olive. Les produits majeurs du métabolisme de l'hydroxytyrosol sont les conjugués 3 - et 4-O-glucuronides et les dérivés sulfates.

Une fois absorbé, l'hydroxytyrosol est rapidement capté par différents organes tels le muscle squelettique, les reins, le foie, les poumons, le cœur et le cerveau et il s'accumule de manière dose-dépendante dans le foie[27,28]. C'est un des rares polyphénols capable de franchir la barrière hématoencéphalique, ce qui explique son fort potentiel neuro-protecteur. Il existe d'ailleurs une formation endogène d'hydroxytyrosol à partir du métabolisme de la dopamine.

Propriétés biologiques de l'hydroxytyrosol

Que peut-on attendre de l'hydroxytyrosol et dans quels cas recommander son utilisation ?

L'hydroxytyrosol est l'un des antioxydants les plus puissants que la nature nous offre généreusement. À titre d'exemple, le schéma suivant (figure 3) représente les effets de l'hydroxytyrosol sur le syndrome métabolique et ses complications[29]. Le syndrome métabolique, aussi appelé « syndrome X », désigne la coexistence de plusieurs troubles de santé d'origine lipidique, glucidique ou vasculaire associés à un excès de poids (tour de taille important), chez un même individu. Les nombreux effets de l'hydroxytyrosol renseignés dans ce schéma rendent compte des capacités thérapeutiques incroyables de cette molécule qui peut être utilisée dans un large éventail de pathologies.

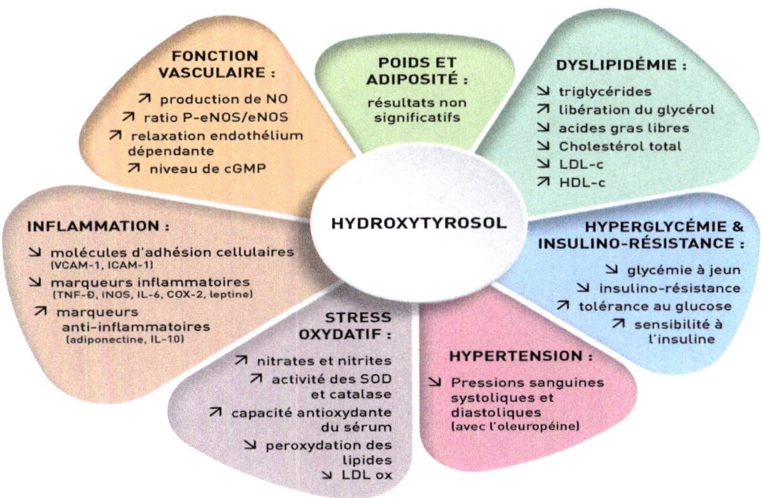

Figure 3 : Graphique des propriétés de l'hydroxytyrosol dans le syndrome métabolique et ses complications, adapté de Peyrol J[29].

1 Stress oxydant : effet anti-oxydant de l'hydroxytyrosol

Le stress oxydant est le sujet le plus étudié aujourd'hui. Il a fait l'objet de 126 000 publications ces vingt dernières années. Ce processus est impliqué dans de nombreuses maladies : maladies cardio-vasculaires, maladies neurodégénératives (Alzheimer), cancers, maladies inflammatoires chroniques, diabète et dans le vieillissement.

Le stress oxydant est donc une agression due à un excès de radicaux libres. Dans ce cas, la production de radicaux libres s'emballe et les mécanismes de défense (les anti-oxydants) ne peuvent plus protéger les cellules. Une production non contrôlée et intensive va induire des dégâts biologiques sur les membranes, sur l'ADN, sur certaines fonctions de l'organisme...

L'hydroxytyrosol est un puissant anti-oxydant qui va protéger les milieux dans lesquels on le retrouve. Dans le test *in vitro* ORAC[30] (Capacité d'Absorber les Radicaux Oxygénés), il démontre une grande puissance anti-oxydante, deux fois supérieure à celle du resvératrol (figure 4).

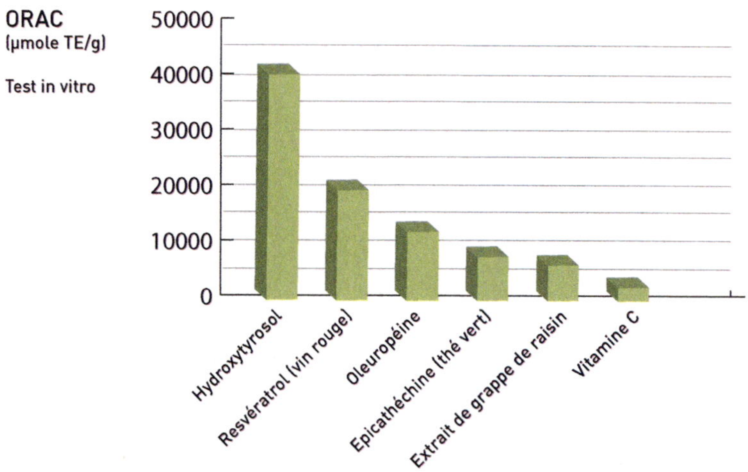

Figure 4 : Pouvoir antioxydant de l'hydroxytyrosol par rapport à d'autres antioxydants (Curtay J-P, 2016) [30]*. Quand on le compare à d'autres composés phénoliques, même au tyrosol, l'hydroxytyrosol démontre une capacité anti-oxydante nettement supérieure.*

L'hydroxytyrosol a aussi un effet chélateur de métaux comme le fer et le cuivre et il permet ainsi de limiter la libération d'espèces réactives de l'oxygène dérivant de réactions associées à ces métaux.

POUR LECTEUR AVERTI

Cette molécule a une action anti-oxydante *in vitro* permettant d'éliminer nombre de radicaux libres, mais elle offre aussi une protection indirecte en augmentant les systèmes de défense endogène. L'hydroxytyrosol permet notamment d'augmenter l'activité et l'expression de protéines anti-oxydantes telles la glutathion peroxydase, la glutathion réductase, la glutathion S-transférase et l'hème oxygénase[31,32,33]. Enfin, il est capable de neutraliser le fer et le cuivre tout en restant anti-oxydant en leur présence ce qui n'est pas le cas de la vitamine C qui devient pro-oxydante.

Une autre voie de protection anti-oxydante passe par les mitochondries. L'hydroxytyrosol et nombre des polyphénols de l'olivier permettent de réduire le stress oxydant et l'inflammation par un mécanisme mitochondrial.

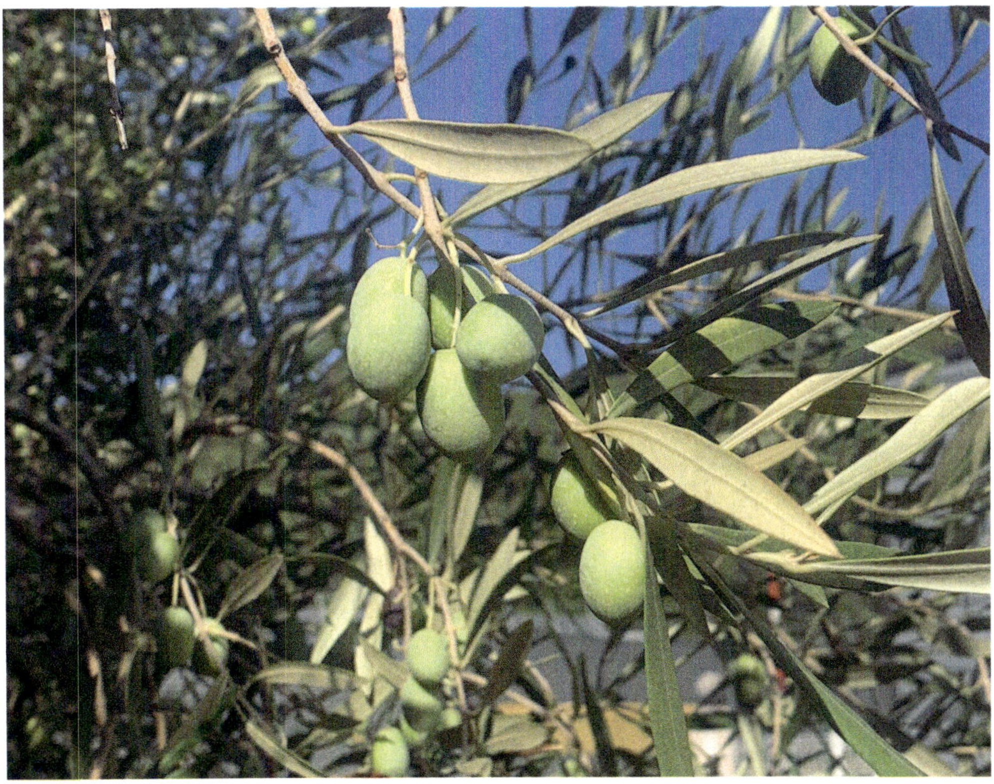

À NOTER

Les mitochondries sont à l'origine de la production d'énergie nécessaire au fonctionnement cellulaire. Elles interviennent dans la phase finale de l'oxydation des substrats énergétiques (lipides, glucides et protides). Le nombre de mitochondries, compris entre 500 et 2000 par cellule, varie en fonction du type cellulaire. Dans une cellule eucaryote normale, environ 90 % de l'énergie nécessaire au fonctionnement cellulaire est fournie par la mitochondrie[34]. Les réactions de la phosphorylation oxydative, qui ont lieu au niveau de la membrane interne mitochondriale, permettent la transformation de l'énergie contenue dans les nutriments en énergie utilisable par la cellule : l'ATP. Dans une cellule à l'état de repos, 1 à 2 % des électrons transportés au niveau de la chaîne respiratoire mitochondriale vont aboutir à la production d'anions superoxydes[35,36]. En l'absence de stress oxydatif majeur, les systèmes anti-oxydants neutralisent les effets de la production de ces anions, mais en cas de stress, les systèmes de défense sont débordés et la mitochondrie émet un nombre important de molécules délétères. Il peut advenir un dysfonctionnement de la chaîne respiratoire mitochondriale se traduisant par un déficit énergétique à l'origine de maladies mitochondriales. Les mitochondries étant présentes dans toutes les cellules, une pathologie mitochondriale peut toucher n'importe quel tissu ou organe. L'expression clinique de ces affections est donc très hétérogène (encéphalomyopathie, retard mental, épilepsie, diabète, cardiomyopathie, surdité, cécité, insuffisance hépatique...) [37]. Les maladies mitochondriales touchent environ 2,5 personnes sur 10 000...

POUR LECTEUR AVERTI

Plusieurs recherches ont démontré que l'hydroxytyrosol protégeait les mitochondries du stress oxydant chimique[38] — et donc améliorait la fonction mitochondriale — mais aussi qu'il stimulait la biogenèse[39] (fabrication) mitochondriale via l'activation du «*peroxisome proliferator-activated receptor gamma, co-activator alpha*» (PPARγC 1α). En stimulant la biogenèse des mitochondries, l'hydroxytyrosol est un des moyens de lutte contre les maladies dégénératives qui ont tendance à augmenter avec l'âge et comportent toutes une composante de dysfonction mitochondriale.

Si on considère la capacité anti-oxydante inhérente à l'hydroxytyrosol, ce dernier peut être recommandé dans la prévention de pathologies telles que les cancers, les maladies cardiovasculaires, les désordres dégénératifs, le diabète, les maladies inflammatoires...

2 Effets antiathérogène et cardio-protecteur

L'athérosclérose se caractérise par le dépôt d'une plaque essentiellement composée de lipides (on parle d'athérome) sur la paroi des artères. À terme, ces plaques peuvent entraîner la lésion de la paroi artérielle (sclérose), conduire à l'obstruction du vaisseau, ou encore se rompre, avec des conséquences souvent dramatiques.

L'athérosclérose est une atteinte fréquente, qui se développe avec l'âge, a fortiori chez les personnes exposées à certains comportements liés à l'hygiène de vie (sédentarité, tabagisme...) et présentant des facteurs de risque cardiovasculaires (hypercholestérolémie, hypertension artérielle...). Ainsi, la quasi-totalité des adultes serait touchée[40].

La création de la plaque d'athérome dépend de l'équilibre entre les apports alimentaires en cholestérol, son taux circulant et son élimination. Le premier pas vers l'athérosclérose est l'oxydation des LDL-c de la circulation sanguine qui se sont accumulés à un endroit précis de la paroi vasculaire. Ces LDL oxydés créent une inflammation de la paroi interne qui va être à l'origine du mécanisme créant le thrombus final. Or, les polyphénols de l'olivier, et notamment l'hydroxytyrosol, peuvent contrer les deux mécanismes principaux à l'origine de l'athérosclérose : l'oxydation des LDL et l'inflammation. L'inflammation est un paramètre déterminant du risque de complications, ce qui a été récemment confirmé à travers deux études cliniques d'ampleur, dont l'étude CANTOS.

On sait déjà depuis longtemps que la consommation d'huile d'olive sur le long terme est bénéfique au niveau cardiovasculaire, car elle modifie le taux des HDL-c circulants, mais surtout diminue l'oxydation des LDL-c, deux études objectivant ceci de façon très claire :

- L'étude EUROLIVE — 200 volontaires en bonne santé — a montré que la consommation de 25 ml d'huile d'olive pendant trois semaines menait à une augmentation du niveau de HDL-c, indépendamment de la teneur en phénols, et du ratio glutathion réduit/oxydé. Cette étude a aussi confirmé que la consommation d'huile d'olive, avec une concentration en composés phénoliques de moyenne à élevée, diminuait les niveaux circulant de marqueurs oxydatifs tels les LDL oxydés. Mais, le résultat le plus important à souligner est que l'augmentation du niveau d'HDL-c, ainsi que la diminution des dommages oxydatifs des lipides étaient linéaires avec l'augmentation du contenu en phénols.

- Ce résultat est renforcé par l'étude PREDIMED — 7447 participants à haut risque cardiovasculaire — qui a montré que l'alimentation méditerranéenne, enrichie en huile d'olive avec un contenu élevé en phénols (316 mg/kg), diminuait le niveau de LDL oxydés en comparaison d'un groupe contrôle (i.e. alimentation faible en lipides). Pour chaque 10 g d'huile d'olive consommée en plus par jour, le risque d'accident cardiovasculaire diminue de 10 % et la mortalité de 7 % !

La méta-analyse (synthèse de plusieurs études) de Schwingshackl et al[41]., comprenant 32 études et 841211 personnes, conclut que la consommation d'huile d'olive permet une réduction de :

- 9 % des accidents cardiovasculaires,
- 17 % des accidents vasculaires cérébraux,
- 12 % de la mortalité cardiovasculaire,
- 11 % de la mortalité de toutes causes.

Comme je vous l'ai dit, l'oxydation des LDL-c est une des clefs de l'initiation des plaques d'athérome. L'hydroxytyrosol est très efficace pour prévenir l'oxydation des lipides et protéger les LDL-c de l'oxydation[42], mais aussi capable d'augmenter le HDL-c[43]. Il a aussi été démontré que les métabolites de l'hydroxytyrosol pouvaient exercer une protection anti-oxydante du HDL et qu'ils pouvaient prévenir les modifications oxydatives de l'apolipoprotéine A-I (ApoA-I), principale protéine impliquée dans le flux sortant du cholestérol.

POUR LECTEUR AVERTI

L'hydroxytyrosol exerce un effet bénéfique également sur la fonction plaquettaire : il réduit l'agrégation plaquettaire *in vitro*. La consommation d'huile d'olive riche en polyphénols par 21 patients ayant une hypercholestérolémie diminue le taux de l'Inhibiteur de type 1 de l'Activateur du Plasminogène (PAI-1) et le facteur VII, permettant d'obtenir un état moins trombogènique[44].

À NOTER

Un taux élevé de PAI-1, à l'origine d'une hypofibrinolyse, est trouvé dans de nombreuses circonstances pathologiques favorisant les thromboses veineuses : obésité, cancers, période postopératoire... mais aussi dans le cadre des thromboses artérielles (infarctus du myocarde), dans les états inflammatoires et les troubles métaboliques (hypertriglycéridémie, hyperinsulinémie).

L'hydroxytyrosol et les polyphénols de l'huile d'olive peuvent donc jouer un rôle préventif majeur, mais qu'en est-il chez le patient déjà atteint de maladie cardiovasculaire ?

Concernant le développement de l'athérosclérose, une étude[45] centrée sur des lapins hyperlipidémiques, nourris avec une alimentation enrichie en hydroxytyrosol, montre une amélioration du statut anti-oxydant et une réduction de la taille des lésions athérosclérotiques par rapport au groupe d'animaux contrôle.

Il a été mis en évidence aussi que l'hydroxytyrosol (20 mg/kg/jour) durant 8 semaines[46] permettait d'augmenter le diamètre du ventricule gauche en fin de diastole, le volume diastolique, le débit cardiaque, de diminuer la pression systolique, de réduire le poids du ventricule gauche et la fibrose cardiaque, un marqueur de l'ischémie chez des rats atteints de syndrome métabolique.

En ce qui concerne des marqueurs d'inflammation, comme la protéine C réactive ou des cytokines, il y a une amélioration significative de leurs taux après consommation d'huile d'olive vierge riche en polyphénols chez des patients coronariens[47].

Dans un essai contrôlé randomisé[48] à Naples, 180 sujets souffrant d'un trouble métabolique ont été invités à suivre une alimentation méditerranéenne enrichie en huile d'olive. Après 2 ans, on constate une nette amélioration de la fonction endothéliale, avec une diminution statistiquement significative de la tension artérielle, du cholestérol, des taux d'insuline, de glucose ainsi que de l'agrégation plaquettaire. Plus de 66 % des sujets ont connu une réduction des facteurs de risque, de telle sorte qu'ils ne sont plus classés comme souffrant d'un syndrome métabolique.

Plusieurs études ont également permis de constater que les polyphénols de l'huile d'olive étaient responsables des effets anti-hypertenseurs de l'huile d'olive, comme démontré chez le patient hypercholestérolémique[49] ou hypertendu[50].

Enfin, il a été rapporté que l'hydrydroxytyrosol inhibe l'agrégation plaquettaire dans le plasma riche en plaquettes sanguines. Or, l'agrégation plaquettaire est un processus impliqué dans le développement des lésions athéroscléreuses, cette étape précédant la formation du thrombus. Une étude[51] réalisée sur du sang de volontaires sains des pays européens a renforcé l'idée que c'est bien l'hydroxytyrosol qui inhibe l'agrégation plaquettaire. Pour certains auteurs, l'effet de l'hydroxytyrosol est similaire à celui de l'acide acetylsalicylique[52] et explique son action anti-thrombotique.

3 Effets neuro-protecteurs

L'importance de l'huile d'olive, comme composé majeur de l'alimentation méditerranéenne, pour lutter contre les maladies neurodégénératives liées à l'âge, telles que la maladie d'Alzheimer ou de Parkinson, a été avancée voilà bien longtemps.

Déjà, l'étude des Trois cités[53] — étude épidémiologique en 1999 qui a inclus 9 294 participants âgés de 65 ans et plus, vivant à leur domicile à Bordeaux, Dijon et Montpellier — dont l'objectif était d'analyser la part des démences due à des facteurs vasculaires (les participants étant examinés tous les deux ans environ pendant 10 ans) a révélé que les participants ayant une consommation modérée à intensive d'huile d'olive, comparés à ceux qui n'en consomment jamais, avaient moins de risques d'avoir un déficit cognitif affectant la fluidité verbale ou la mémoire visuelle.

De même, les résultats publiés par Scarmeas et al. (2006)[54], concernant un suivi de 2258 patients, ont permis de constater qu'une adhésion importante au régime méditerranéen est associée à une réduction du risque de maladie d'Alzheimer.

Tout ceci n'est pas surprenant, car la consommation d'huile d'olive apporte de grandes quantités de polyphénols dont l'hydroxytyrosol qui est rapidement capté par différents organes, dont le cerveau, où il est capable de franchir la barrière hémato-encéphalique et d'exercer son activité antioxydante.

À NOTER

Le cerveau est particulièrement vulnérable au stress oxydant, en raison de la composition des membranes des neurones en acides gras polyinsaturés à longue chaîne très sensibles à la peroxydation. De plus, les réactions de production d'énergie à partir du glucose, principal substrat pour le cerveau, s'accompagnent d'une production de radicaux libres pro-oxydants. Paradoxalement, le cerveau est assez pauvre en systèmes de défense enzymatiques anti-oxydants et leurs activités semblent diminuer avec le vieillissement. Des facteurs inflammatoires comme les cytokines, synthétisées en grande quantité par les cellules microgliales du cerveau au cours du vieillissement, viennent exacerber le stress oxydant qui accompagne l'inflammation, augmentant la susceptibilité du cerveau à la neuro-dégénérescence. Un cercle vicieux s'installe alors.

L'hydroxytyrosol, qui a un effet anti-inflammatoire et anti-oxydant, devrait donc pouvoir limiter l'impact des lésions neurodégénératives et ainsi retarder le cours de la maladie.

POUR LECTEUR AVERTI

Dans la maladie d'Alzheimer, les lésions des tissus associent l'accumulation de protéine ß-amyloïde (plaques séniles) et l'hyperphosphorylation de la protéine tau, responsable de la dégénérescence neuro-fibrillaire. Dans de nombreuses maladies appelées tauopathies, la protéine tau, qui est hyperphosphorylée, est libérée et s'agrège anormalement sous forme de filaments hélicoïdaux. Ces amas empêchent les nutriments de rejoindre les neurones qui finissent par mourir menant à une perte progressive et irréversible de la mémoire. La protéine Tau a la capacité de se propager aux neurones environnants par les synapses jusqu'à envahir progressivement tout le cerveau.

Plusieurs études soulignent la capacité de l'hydroxytyrosol à inhiber l'agrégation de la protéine Tau[55]. Cette molécule a été étudiée sur des modèles *in vitro* de maladie d'Alzheimer. Elle protège les cellules neuronales de la toxicité induite par la protéine ß-amyloïde et prévient l'hyperphosphorylation de la protéine tau[56].

L'hydroxytyrosol semble aussi une molécule d'avenir pour les patients atteints de la maladie de Parkinson[57], car elle inhibe à la fois l'oxydation spontanée et enzymatique de la dopamine endogène; elle atténue l'oxydation spontanée au cours de l'inhibition par les MAO; elle exerce un effet protecteur de la mort cellulaire dopaminergique induite par certaines substances, etc.

D'autres recherches *in vivo* ont permis d'établir que cette molécule atténuait le déficit spatio-cognitif, restaurait la capacité de mémorisation et les performances de la mémoire, et favorisait également la fonction cognitive [58,59].

L'accumulation d'études *in vitro, ex vivo, in vivo*, etc. démontre la capacité de protection neurologique de l'hydroxytyrosol, parfois en utilisant des doses ou concentrations élevées. Pour les auteurs de ces études, de nouvelles recherches sont nécessaires pour affirmer et mieux comprendre les mécanismes de cet effet. À l'heure actuelle, malheureusement trop peu d'études chez l'homme ont été réalisées et ceci mériterait d'être approfondi afin de mieux circonscrire son utilisation à des fins neurologiques et surtout définir les doses à utiliser.

4 Cancers

On sait déjà depuis un certain temps, grâce à des études épidémiologiques, que la consommation d'huile d'olive réduit le risque de cancer du sein. D'autres études montrent une amélioration significative des marqueurs de dommage oxydatif de l'ADN, après la prise d'huile d'olive, suggérant la capacité de cette dernière à protéger de plusieurs types de cancers.

Dans une méta-analyse[60] sur 19 études, comprenant 37140 personnes, il a été confirmé que la population consommant la plus grande quantité d'huile d'olive avait un risque réduit de :

- 59 % tous cancers confondus;
- 55 % pour les cancers du sein;
- 64 % pour les cancers digestifs;
- 59 % pour les autres.

Les polyphénols de l'huile d'olive constituent donc un atout préventif contre les risques de cancer.

En ce qui concerne l'hydroxytyrosol, celui-ci aurait un effet protecteur sur le développement de certaines formes de cancers. Des études menées *in vitro* sur des lignées cellulaires de différentes formes de cancer (sein, côlon, sang, estomac, foie, prostate, peau...) ont montré une réduction de la multiplication des cellules cancéreuses, de la croissance et de la migration ainsi qu'une augmentation de l'apoptose.

D'autre part, l'hydroxytyrosol agirait également sur deux facteurs clefs de l'évolution des cancers :

- l'inflammation : l'interconnexion entre inflammation chronique et cancer est bien connue des chercheurs et on estime même que l'inflammation contribue pour 15 à 20 % de tous les cancers[61]. L'hydroxytyrosol a une capacité anti-inflammatoire, démontrée notamment dans le domaine cardio-vasculaire, qui explique sa capacité anti-cancérigène.

- l'angiogenèse (croissance de nouveaux vaisseaux sanguins) : l'hydroxytyrosol permet de réguler l'angiogenèse voire de l'inhiber[62]; or la croissance de nouveaux vaisseaux est impliquée dans des pathologies comme le cancer, mais aussi la dégénérescence maculaire et l'arthrite rhumatoïde, maladies contre lesquelles l'hydroxytyrosol pourrait avoir des effets protecteurs non négligeables.

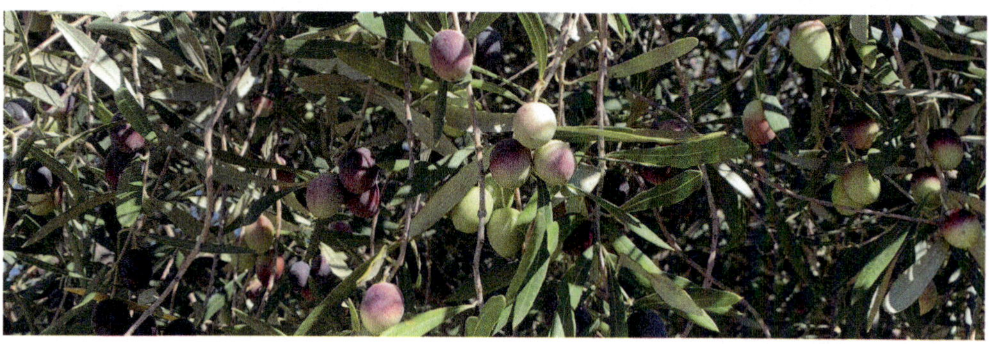

POUR LECTEUR AVERTI

L'effet sur les cellules cancéreuses[57] peut s'expliquer par l'activation de voies de signalisation telles que ERK ½, NF-KB ou encore Akt ainsi qu'une production excessive de ROS induisant une mort cellulaire. L'activité anti-inflammatoire passe par un blocage de la transcription des enzymes COX-2 et 5-lipoxygénase, réduisant notamment la synthèse des prostaglandines E2 et donc l'impact de l'inflammation sur l'évolution cancéreuse cellulaire[63]. L'effet anti-angiogénique[64] passe par une réduction de l'activité des métallo-protéinases et une inhibition du récepteur de VGEF-2.

Une étude, *in vivo*, réalisée chez le rat présentant une tumeur du sein, a confirmé la réduction de la prolifération et de la croissance des cellules cancéreuses[65].

Hydroxytyrosol et cancer du sein triple négatif :

Une étude menée en Espagne[66] souligne l'intérêt de l'hydroxytyrosol comme thérapie alternative pour la prévention du cancer du sein triple négatif. Ce cancer du sein triple négatif est un type très agressif de cancer du sein avec une probabilité métastatique élevée. Diverses lignées cellulaires de cancer du sein triple négatif, *in vitro*, ont été utilisées pour la recherche, qui a rapporté pour la première fois le rôle inhibiteur de l'hydroxytyrosol sur les cellules souches du cancer du sein et la migration des cellules tumorales, via l'altération de la transition épithéliale à mésenchymateuse et embryonnaire. Les résultats de l'étude ont été publiés dans la revue internationale *European Journal of Nutrition*. L'hydroxytyrosol agirait directement sur les cellules souches cancéreuses, responsables des récidives tumorales métastatiques en réduisant leur nombre et leur capacité de se reproduire. Les chercheurs ont également montré que ce composé réduit à la fois l'agressivité ainsi que la capacité migratoire et invasive des cellules tumorales de ce type de cancer et donc leur potentiel métastatique. D'autres études complémentaires devront cependant être effectuées pour valider le protocole d'utilisation de l'hydroxytyrosol dans ce cas-là.

POUR LECTEUR AVERTI

À noter en guise de conclusion

Si l'hydroxytyrosol peut être pris sans risque, à titre préventif de nombreux cancers, son emploi, en cas de cancer avéré, doit se faire au cas par cas avec l'oncologue ou le médecin traitant. En effet, il ne faut pas systématiquement prendre de l'hydroxytyrosol avec tous types de cancers, car il faut tenir compte des traitements en cours[67]. À titre d'exemple, la prise de suppléments nutritionnels d'hydroxytyrosol peut être bénéfique pour les patients cancéreux atteints d'adénocarcinome de l'estomac sous traitement au docétaxel, mais doit être évitée si vous suivez un traitement à la cytarabine pour les néoplasmes myéloprolifératifs. De même, la prise de supplément nutritionnel hydroxytyrosol peut bénéficier aux personnes en bonne santé qui présentent un risque génétique de cancer en raison de la mutation du gène TP53. Mais évitez de prendre le complément nutritionnel hydroxytyrosol en cas de risque génétique de cancer dû à une mutation du gène TERT.

5 Effets antimicrobiens et antiviraux

L'activité antibactérienne de l'olivier, notamment des feuilles et de ses extraits, est connue depuis très longtemps, mais apparemment tombée dans l'oubli. Pour rappel, les Égyptiens momifiaient les pharaons avec les feuilles d'oliviers pressées pour les protéger contre l'attaque des champignons, bactéries et autres parasites. Cet usage est certainement la suite logique du constat qui avait été fait au sujet des feuilles d'olivier, ces dernières étant capables de résister à l'attaque de différents insectes et maladies microbiennes.

On sait aujourd'hui que les composés phénoliques de l'olivier, ses produits et ses sous-produits, ont la capacité d'arrêter ou de retarder la prolifération de diverses bactéries. Ceci a été prouvé par l'étude[68] de Caturla et al. en 2005. Dans cette étude, les souches *Vibrio parahaemolyticus*, *Salmonella typhi*, *Staphylococcus aureus* (y compris les souches résistantes à la pénicilline), *Klebsiella pneumoniae* et *Escherichia coli* (agents causals d'infection du système gastro-intestinal et des voies respiratoires chez l'homme) mises en présence d'extraits de feuilles d'olivier n'ont pas pu se développer sur les milieux de culture.

On sait aussi que l'hydroxytyrosol exerce une forte action bactéricide[69] sur un large spectre de micro-organismes, avec une action plus marquée sur les bactéries Gram + que sur les Gram -. On a démontré que l'hydroxytyrosol possédait une action antimicrobienne contre des agents infectieux — responsables de pathologies gastro-intestinales et des voies respiratoires — tels que *Vibrio parahaemolyticus, Vibrio cholerae, Salmonella typhi, Haemophilus influenzae, Staphylococcus aureus*, ou *Moraxella catarrhalis* — et ceci même pour de faibles concentrations inhibitrices[70] — mais aussi contre des micro-organismes bénéfiques comme *Lactobacillus acidophilus* et *Bifidobacterium bifidum* ou des pathogènes d'origine alimentaire tels *Listeria monocytogenes, Staphylococcus aureus, Salmonella enterica, Yersinia*[71]. L'hydroxytyrosol inhibe l'activité hémolytique induite par la streptolysine O produite par *Septococcus pyogenes*[72] responsable d'infections potentiellement graves chez l'Homme; il a aussi un effet antibactérien sur *Propionibacterium acnes*[73] (que l'on retrouve dans la flore cutanéomuqueuse de l'homme et qui contribue à l'éclosion de l'acné, mais surtout qui est responsable d'infections postopératoires en neurochirurgie) et sur des mycoplasmes comme *Mycoplasma pneumoniae*[74] responsable de pneumonies. Très intéressant, *in vitro*, il a une activité antibactérienne forte vis-à-vis de *Helicobacter pylory*[75] ce qui permet d'envisager son utilisation comme agent préventif des ulcères et cancers gastriques.

Au vu de toutes ces données, l'hydroxytyrosol peut être considéré comme un agent antimicrobien potentiellement efficace dans l'accompagnement du traitement des infections gastro-intestinales ou des voies respiratoires, mais aussi comme principe actif adjuvant chez des patients déjà traités par d'autres médications.

L'olivier et les préparations de feuilles d'olivier sont utilisés depuis très longtemps également à des fins antivirales. Dans les années 2000, un bulletin paru dans *Positive Health News*, magazine abordant les traitements alternatifs du SIDA, relate qu'à la suite de prises quotidiennes de gélules de feuilles d'olivier, des patients ont vu leur charge virale diminuer de façon conséquente. De façon générale, cette activité antivirale des feuilles d'olivier est due notamment à des molécules comme l'élénolate de calcium, l'oleuropéine et l'hydroxytyrosol. Dans le cas du VIH, ces molécules agissent en synergie en particulier sur deux étapes différentes du cycle viral[76] : la fusion (virus-lymphocytes) et l'intégration (de l'ADN viral dans l'ADN humain). La réponse est dose-dépendante mais — et c'est important de le rappeler — s'il existe une réelle activité de ces molécules sur le VIH, elle reste insuffisante comme traitement de première intention.

L'hydroxytyrosol a une activité antivirale à large spectre, en particulier contre les virus à enveloppe comme les virus influenza[77] (grippe), VIH (virus de l'immunodéficience humaine responsable du SIDA) ou les coronavirus[78] (comme le SARS-CoV-2). Par exemple, l'hydroxytyrosol est capable d'induire des modifications morphologiques qui réduisent les capacités infectieuses du virus influenza[79]. Il augmente aussi l'activité anti-inflammatoire en réduisant les niveaux de cytokines pro-inflammatoires IL-6 and TNF-α, comme observé chez des modèles animaux[80]. Ceci est très intéressant, car ces deux cytokines augmentent rapidement de façon conséquente dans les cas sévères de COVID-19[81], c'est le fameux « orage de cytokines ».

6 Autres effets de l'hydroxytyrosol

- **Diabète** : les études cliniques démontrant l'impact de l'hydroxytyrosol sur le métabolisme des sucres sont encore insuffisantes, mais il a été rapporté, études *in vivo*, que cette molécule pouvait exercer une activité hypoglycémiante, améliorer la sensibilité à l'insuline et restaurer une bonne signalisation de l'insuline[82]. Chez l'animal, cette molécule pourrait également prévenir des neuropathies liées au diabète [83,84].

- **Maladies inflammatoires** : un rôle bénéfique de l'hydroxytyrosol dans plusieurs pathologies inflammatoires[85] a été proposé. Son emploi pourrait être recommandé dans l'arthrite rhumatoïde, maladie auto-immune caractérisée par une inflammation chronique. Les effets protecteurs peuvent être attribués à l'inhibition des Mitogen-activated protein kinases (MAPK ou MAP kinases) et des voies de signalisation NF-κB[86].

- **Divers** : enfin, plusieurs études rapportent l'intérêt de l'hydroxytyrosol pour lutter contre l'arthrose[87], l'ostéoporose[88], la rectocolite hémorragique [89], entre autres.

Métabolisme et biodisponibilité de l'hydroxytyrosol

Une des premières études[90] sur la biodisponibilité de ce composé a été conduite par Visioli et al. en 2000, qui a confirmé que l'hydroxytyrosol et le tyrosol sont absorbés de manière dose-dépendante après consommation d'huile d'olive en dépit d'une demi-vie courte, de l'ordre de 2,5 h. L'hydroxytyrosol est fortement métabolisé [91,92] comme en atteste les 98 % retrouvés dans le plasma et l'urine, sous forme glucurono-conjugués ou sulfates. Cela indique l'existence d'un métabolisme au niveau de l'intestin ou du foie. La forte métabolisation de l'hydroxytyrosol, au niveau de l'intestin, en dérivés glucurono-conjugués ou en dérivés sulfatés suggère que les glucurono-conjugués de l'hydroxytyrosol sont actifs *in vivo*, compte tenu de leurs effets anti-oxydants attestés. Le temps nécessaire à la complète élimination de l'hydroxytyrosol est d'environ 6 heures. Il s'accumule en partie dans les reins jusqu'à son excrétion, jouant ainsi un rôle néphro-protecteur dû à ses propriétés anti-oxydantes. L'hydroxytyrosol et ses métabolites ont une très bonne capacité de distribution dans des tissus comme les muscles, le foie, le cerveau et les testicules en plus des reins.

On sait aussi que c'est le petit intestin qui permet d'absorber une grande partie des phénols de l'huile d'olive et qu'il est capable d'hydrolyser l'oleuropéine en hydroxytyrosol et tyrosol. Le microbiote est un facteur important de l'absorption et de la biodisponibilité de ces composés phénoliques. D'ailleurs, la transformation de l'oleuropéine en hydroxytyrosol est sous la dépendance de bactéries lactiques, en particulier de *Lactobacillus plantarum*[93] qui peut potentialiser cette transformation.

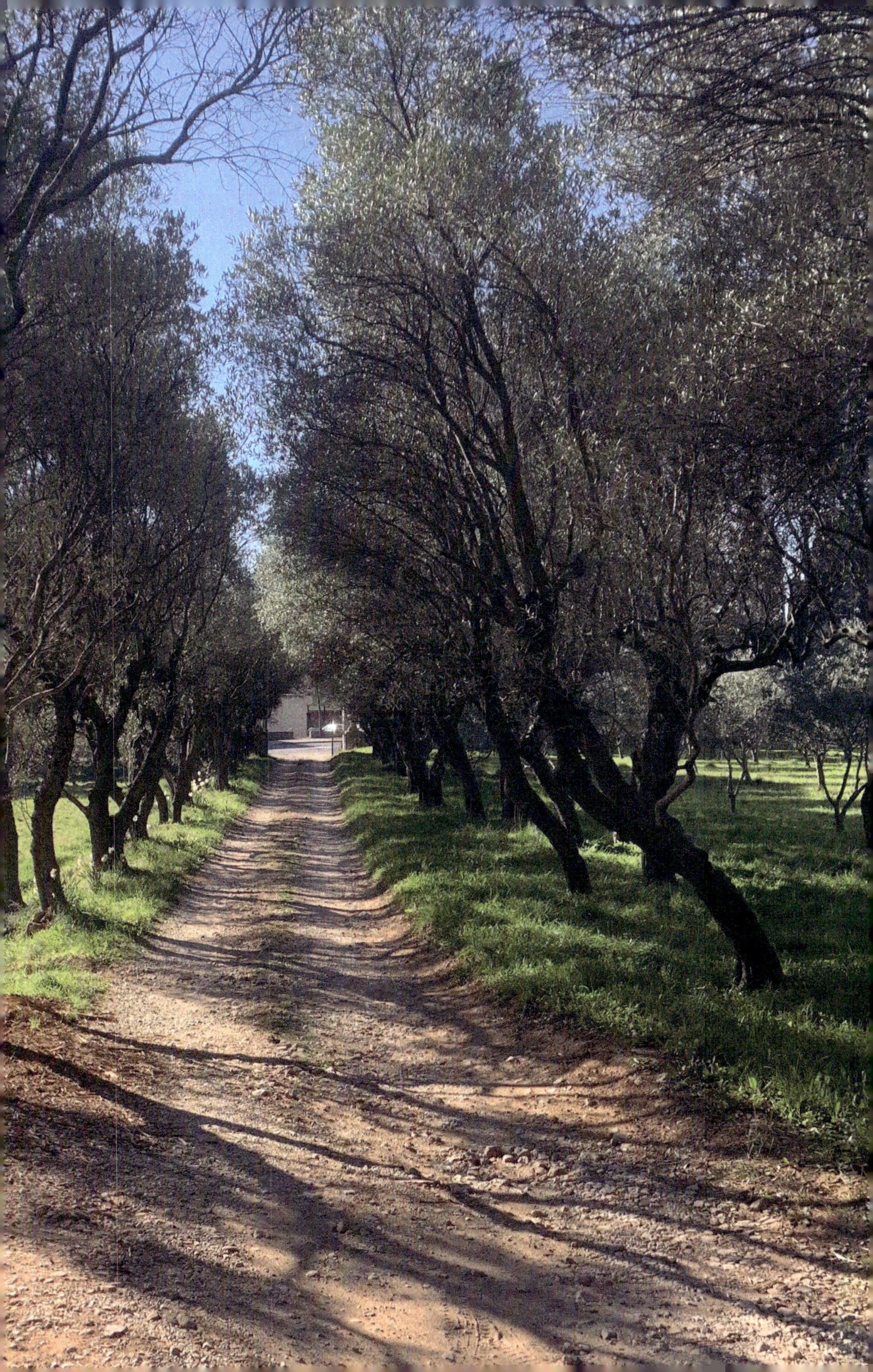

Effets indésirables et contre-indications

L'hydroxytyrosol n'a aucun effet indésirable. Un consensus permet de considérer que l'hydroxytyrosol n'exerce aucun effet cytotoxique sur les cellules[94] ou chez l'animal [95,96]. La FDA reconnaît cette molécule comme sûre («*Recognized as Safe*»).

Interactions avec d'autres médicaments

1 Hydroxytyrosol

Aucune interaction n'est à craindre quand l'hydroxytyrosol est utilisé à des doses raisonnables ou consommé dans l'alimentation (huile d'olive, vin...).

Les études cliniques ont démontré des effets santé significatifs dès 5 mg/jour d'hydroxytyrosol et de ses métabolites, et amplifiés à 20 mg/jour. Quand on utilise ces dosages (voire des dosages bien supérieurs) à l'aide de compléments alimentaires ou de médicaments, **l'hydroxytyrosol peut potentialiser les médicaments antiplaquettaires, antihypertenseurs et hypocholestérolémiants**.

2 Feuille d'olivier

La feuille d'olivier possédant des propriétés antihypertensives et hypoglycémiantes, son emploi pourrait augmenter l'effet des médicaments hypotenseurs et hypoglycémiants. Il est donc recommandé de bien surveiller la tension et la glycémie au début des prises d'extraits de feuilles d'olivier avec un médicament hypotenseur ou hypoglycémiant.

Posologie et mode d'administration

1 Teinture de feuilles sèches d'olivier au 1 :5 (1 part de feuilles pour 5 parts de solvant)

Pour extraire un maximum de composés phénoliques, je vous recommande, pour fabriquer votre teinture, d'utiliser le mélange eau/ éthanol en respectant le rapport 3 volumes d'eau/1 volume d'éthanol, des feuilles sèches d'olivier et un rapport matière végétale /solvant de 20 % = 1:5.

Procurez-vous des feuilles sèches d'olivier (bien sûr, n'ayant pas subi de traitements chimiques) ou cueillez des feuilles fraîches que vous laisserez sécher à l'ombre (environ 10 à 15 jours) jusqu'à perte de 50 à 70 % du poids frais. Les meilleures feuilles sont celles des rejets émis par l'arbre et à cueillir au mois de novembre.

Une fois sèches, coupez ou broyez très finement les feuilles d'olivier. Préparez votre mélange eau/alcool à 96° en mettant 3 volumes d'eau pour 1 volume d'alcool.

Par exemple, pour obtenir environ 500 ml de teinture : mélangez 375 ml d'eau à 125 ml d'alcool à 96°, agitez bien et rajoutez à macérer 100 g de feuilles sèches d'olivier découpées et broyées au Blender. Laissez macérer 15 jours à trois semaines en agitant régulièrement. Pressez bien et filtrez.

Posologie : 60 à 100 gouttes, deux fois par jour avant les repas, dans un verre d'eau et jusqu'à ½ cuillère à soupe 2 fois par jour.

2 Décoction de feuilles d'olivier

Faire bouillir une vingtaine de feuilles fraîches d'olivier dans 300 g d'eau jusqu'à réduction d'un tiers. Filtrer et sucrer si besoin. À boire en totalité au cours de la journée en cas d'hypertension et contrôler régulièrement la tension dans le cadre d'un usage prolongé. Je recommande d'alterner, chez les hypertendus, les cures d'aubépine et les cures de feuilles d'olivier. Pour tout autre usage, boire une à deux petites tasses au cours de la journée. Le surplus de décoction non consommée peut être conservé au réfrigérateur pour une consommation le lendemain.

2 Hydroxytyrosol (compléments alimentaires)

Au moins 20 mg/jour

En conclusion, l'hydroxytyrosol exerce des effets positifs et peut être conseillé dans les domaines suivants :

- **En rapport avec ses activités métaboliques**
  - Dyslipidémie, hypercholestérolémie : en particulier avec élévation du LDL-Cholestérol
  - Diabète de type 2, insulino-résistance et syndrome métabolique en association avec un régime adapté et/ou un traitement antidiabétique
  - Obésité viscérale

◆ **En rapport avec ses activités cardiovasculaires**

- Prévention des complications cardiovasculaires (athérothrombose)
- Hypertension légère à modérée
- Dysfonction endothéliale suivant un exercice de haute intensité (sport intense, exercice épuisant)

◆ **En rapport avec les propriétés neuro-protectrices**

- Maladies dégénératives avec notamment dysfonctionnement mitochondrial

◆ **En rapport avec les propriétés antimicrobiennes et antivirales**

En complément d'un traitement déjà mis en place :

- des infections gastro-intestinales ou des voies respiratoires
- de maladies virales à virus influenza (grippe), VIH (virus de l'immunodéficience humaine responsable du SIDA) ou à coronavirus (comme le SARS-CoV-2 responsable de la maladie infectieuse respiratoire appelée Covid-19).

◆ **À titre préventif**

- du déclin cognitif associé à l'âge ou à des maladies neurologiques comme Alzheimer ou Parkinson
- de nombreux cancers, notamment le cancer du sein triple négatif

La feuille et les extraits d'olivier exercent des effets positifs et peuvent être conseillés dans les domaines suivants :

◆ **Pour les effets antihypertenseurs et dilatateurs des coronaires** : hypertension artérielle légère à modérée. L'extrait de feuilles d'olivier agit sur la régulation de la tension, propriétés hypotensives, mais sans effets chez la personne normo-tendu. Donc les personnes qui ont une tension normale peuvent l'utiliser sans crainte dans d'autres indications.

◆ **Pour les effets hypocholestérolémiants :**

- Dyslipidémie, en particulier avec élévation du LDL-Cholestérol, en association avec un régime adapté et/ou un traitement anti-cholestérolémiant
- En prévention des complications cardiovasculaires (athérothrombose)

◆ **Pour les effets hypoglycémiants** : insulino-résistance et diabète de type 2, en association avec un régime adapté et/ou un traitement antidiabétique

◆ **Pour les 3 effets précédents** : syndrome métabolique

◆ **Pour les effets sur la fonction rénale :** rétention d'eau et lithiases urinaires.

- L'extrait de feuilles d'olivier permet de favoriser la diurèse. L'Agence Européenne des Médicaments reconnaît d'ailleurs son usage traditionnel dans l'élimination rénale de l'eau dans les cas bénins de rétention d'eau.

- **Pour les effets immunitaires** : l'olivier renforce le système immunitaire et permet de lutter, en association avec d'autres traitements, contre les infections, virus et parasites, champignons, lichens (*Escherichia coli, Klebsiella pneumoniae, Staphylococcus aureus, Salmonella typhimurium, Staphylococcus aureus, Pseudomonas aeruginosa, Bacillus cereus, Candida albicans, Candida neoformans, Aspergillus flavus*).

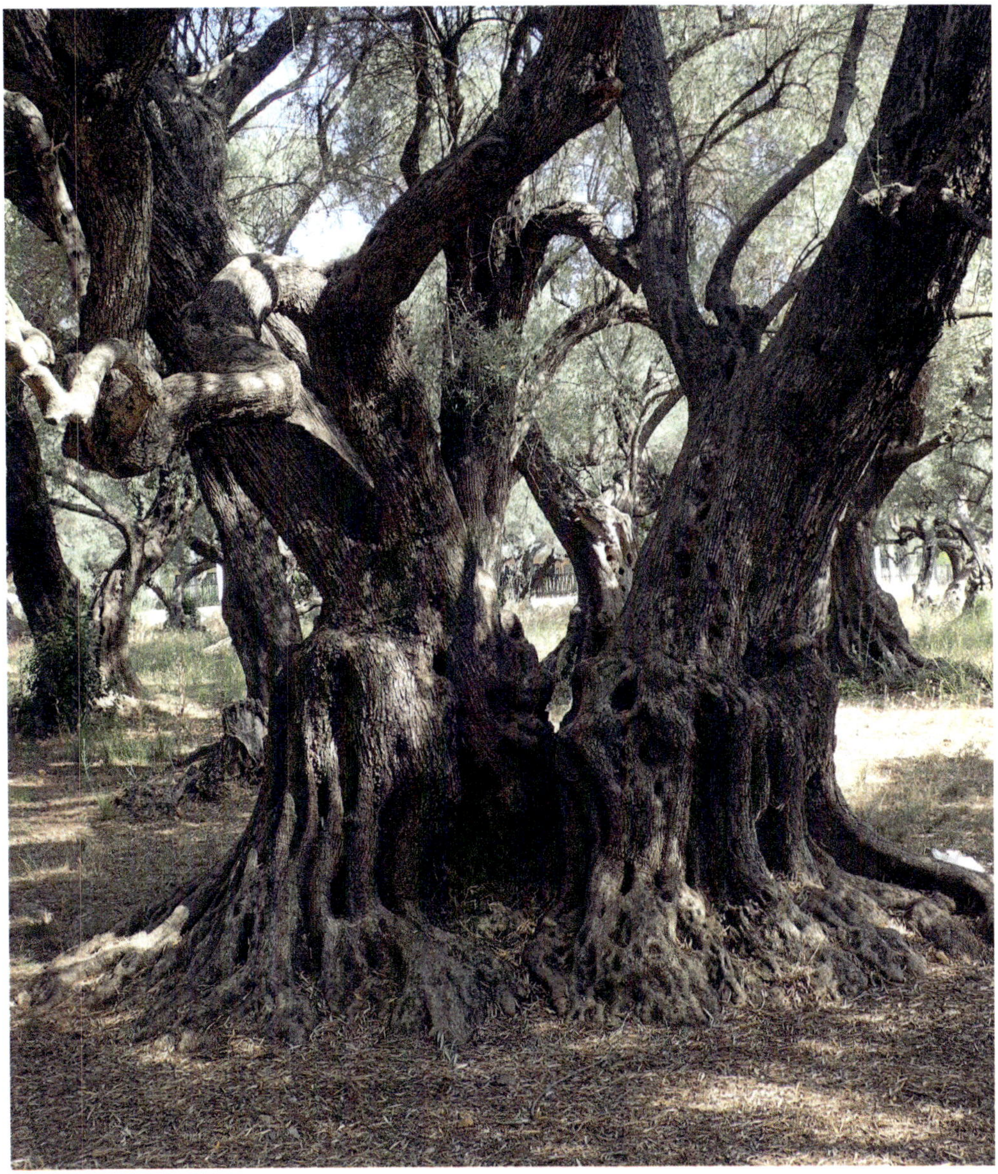

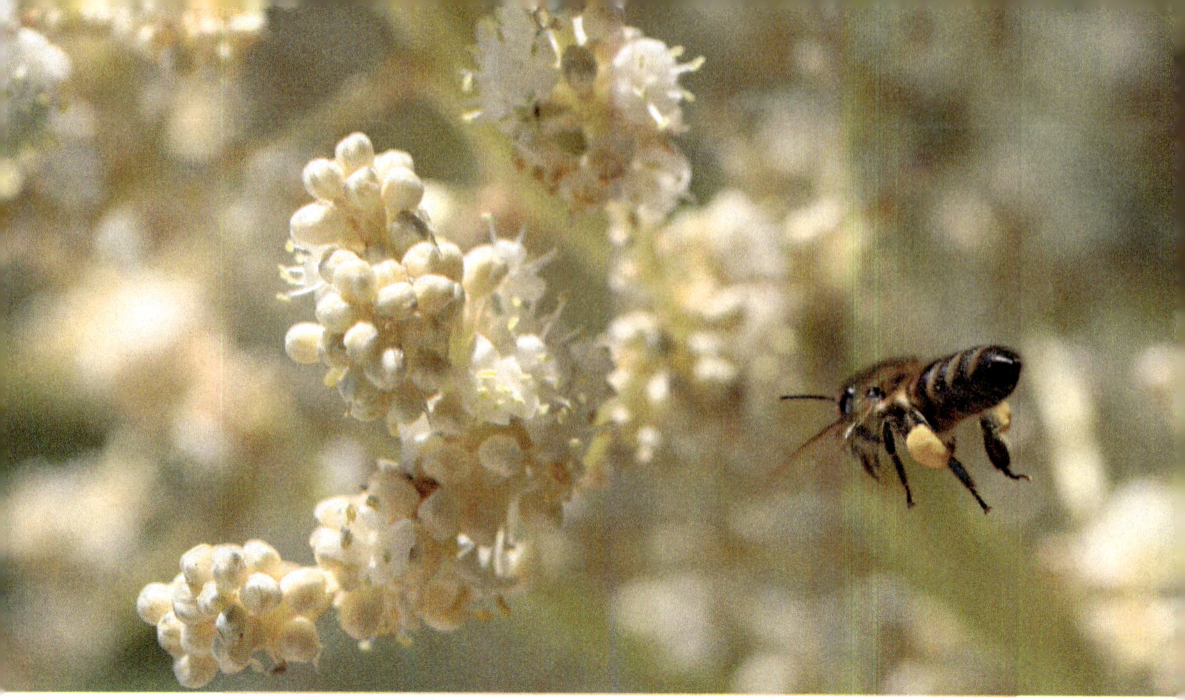

Propolis

Du matériau de construction de la ruche… au remède millénaire

Si l'homme utilise la propolis depuis plusieurs millénaires – on trouve les traces de son emploi chez les Égyptiens, Grecs, Romains et Mayas – l'idée de l'utiliser à des fins thérapeutiques modernes est assez récente (depuis une trentaine d'années durant lesquelles plus de 2500 articles scientifiques, concernant la propolis, ont été publiés sur le website Pubmed !) et s'impose grâce aux études de nombreux chercheurs du monde entier. Cette substance naturelle est auréolée de nombreuses vertus, au même titre que les autres «produits de la ruche» qui ont le vent en poupe, comme la gelée royale par exemple. Si elle est réputée pour ses propriétés **antibactérienne, immuno-stimulante et cicatrisante,** la recherche scientifique moderne a dévoilé bien d'autres propriétés et possibilités d'utilisation médicinale que je vous propose de découvrir ligne après ligne.

Dans un premier temps, il faut se familiariser avec cette substance (qu'est-ce que la propolis ? son origine ? son historique ?) avant de mieux explorer sa chimie responsable de ses propriétés biologiques et pharmacologiques qui font de cette substance un atout, soit pour améliorer la santé, soit pour prévenir certaines maladies dans le monde entier et surtout aux États-Unis, en Europe, au Brésil et au Japon où elle est très utilisée.

Qu'est-ce que la propolis ?

La propolis, produite par les abeilles à partir de la récupération de résine de divers végétaux, peut être définie de la façon suivante :

« La propolis désigne toute une série de substances résineuses, gommeuses et balsamiques, de consistance visqueuse, recueillies par les abeilles sur certaines parties de végétaux (essentiellement les bourgeons et les écorces de certains arbres), substances qu'elles rapportent à la ruche et qu'elles modifient vraisemblablement en partie par l'apport de certaines de leurs propres sécrétions (cire et sécrétions salivaires principalement) » (Donadieu 2008).

Il s'agit donc d'une substance à la fois d'origine végétale et animale qui va avoir, au sein de la ruche, un intérêt architectural et sanitaire.

La propolis est une substance généralement brune, mais qui peut être également de couleur rouge, verte, voire même jaune. Ceci est fonction de la zone géographique de la ruche, des espèces végétales présentes et de l'espèce à laquelle appartient l'abeille. En moyenne, une colonie peut produire de 50 à 300 g de propolis par an.

Principales essences d'arbres connues pour être productrices de propolis[1,2,3]

- **La propolis brune, ou européenne**, est issue la plupart du temps des peupliers (*Populus sp.*) mais aussi des bouleau, aulne, marronnier d'Inde, frêne, saule, épicéa, chêne, pin.

- **La propolis verte vient du Brésil** et est issue de *Baccharis dracunculifolia* DC (Asteraceae).

- **La propolis rouge** – celle qui provient de **Cuba et du Venezuela** – est issue de *Clusia nemorosa* Forsteronia G. Mey (Clusiaceae) et *Clusia scrobiculata* Benoist (Clusiaceae) tandis que celle originaire du nord du Brésil est issue de *Dallergia ecastaphyllum* (L.) Taub. (Leguminosae)

Composition de la propolis[4]

Si la composition de la propolis est variable en fonction de la source végétale visitée, on connaît plus de 300 composants différents qui ont été identifiés dans celle-ci. Les principaux composants chimiques de la propolis brute sont les suivants :

Substances principales	Constituants chimiques	Quantité
Résines et baumes	Flavonoïdes, acides phénoliques, esters	45-55 %
Cire et acides gras	Cire d'abeille et des plantes	25-35 %
Huiles essentielles volatiles	Anéthol et eugénol	10 %
Pollen	Protéines (6 AA libres >1 %). Arginine et proline jusqu'à 45 % du total	5 %
Autres composés organiques et substances minérales diverses	Cétones, lactones, quinones, stéroïdes, acide benzoïque, vitamines A et B, sucres, 14 traces de minéraux.	5 %

La composition de la propolis est d'une extrême richesse en substances biologiquement actives. Comme il existe des « chémotypes » différents de propolis (propolis verte, rouge...) aux compositions variées, il est important d'arriver à standardiser ces « chémotypes » qui ont des propriétés différentes afin d'appréhender au mieux leurs propriétés et indications médicales. D'où la nécessité de vérifier la propolis que vous utilisez, grâce au cahier des charges du vendeur ou laboratoire qui la commercialise, afin de connaître la composition précise, les critères de pureté, la recherche de pesticides, métaux lourds... et surtout si elle est compatible pour une utilisation par voie orale.

On peut toutefois citer, parmi les nombreux constituants, ceux qui ont une activité pharmacologique connue :

- **Les flavonoïdes** : tels que les flavones, flavonoles, chalcones, la quercétine, la chrysine, la galangine, la pinocembrine. La pinobanksine est le principal représentant de la propolis et agit comme antimicrobien et anti-inflammatoire. Les flavonoïdes luttent contre le stress oxydatif et permettent une bonne oxygénation.

- **Les acides phénoliques** : on retrouve de l'acide caféique (aux propriétés antalgiques et anti-inflammatoires), de l'acide ferrulique (anti-inflammatoire, anti-oxydant et favorisant la régénérescence cellulaire) et l'acide myristique.

- **L'huile essentielle** : contient des terpènes (anéthol, eugénol, géraniol) avec des propriétés antiseptiques et aromatisantes

Enfin, il faut savoir que la teneur en cire impacte l'efficacité de la propolis : plus il y a de cire et moins la propolis est bonne.

Un peu d'histoire[5,6]

« D'abord, la propolis des ruches fait sortir les dards et tous les corps étrangers, résout les tumeurs, mûrit les indurations, calme les douleurs des nerfs et referme les ulcères dont la cicatrisation est désespérée ». Pline L'Ancien, *Histoire naturelle*, livre XXII, 1er siècle après J.-C.

Le mot propolis est d'origine grecque (« pro » – devant et « polis » — cité, *propolis* est l' « entrée d'une ville »), en référence aux observations des apiculteurs qui avaient mis en évidence cette résine à l'entrée de la ruche.

De -3200 à -1100 ans avant J.-C., la propolis avait un rôle religieux dans l'Égypte ancienne. Les Égyptiens utilisaient cette résine pour embaumer les morts, elle était réputée pour ses propriétés conservatrices et son arôme. On l'employait aisément lors de la momification.

Elle fut certainement utilisée par les Grecs anciens, car Aristote la signale comme un remède aux affections de la peau, plaies et suppurations dans son Histoire des animaux. Les Romains l'ont donnée à leurs soldats pour soigner leurs blessures pendant les différentes invasions. Les anciens textes grecs rapportent que les médecins l'utilisaient pour fabriquer des baumes.

Les ouvrages du Moyen-Âge européen décrivent les préparations médicales à base de propolis pour les traitements de la sphère ORL et de la respiration. Son activité anesthésiante reconnue permet, à cette époque, la chirurgie des fentes labiales chez l'enfant.

C'est surtout au XVIIIème-XIXème siècles que la propolis fut utilisée pour panser les plaies. Elle était très répandue sur les champs de bataille notamment lors de la guerre des Boers en Afrique du Sud pour soigner les soldats et accélérer le processus de cicatrisation. À la fin du XIXème siècle, son usage est en plein essor et elle est employée sous forme d'onguent, d'emplâtre, de lotion et de fumigation.

Parmi les usages non médicaux, il faut citer son emploi comme vernis pour le traitement des violons, ce qui leur donne un meilleur son et les protège contre le ver à bois.

Les propriétés thérapeutiques de la propolis

Les nombreuses propriétés médicinales de la propolis sont essentiellement basées sur des données empiriques issues de son utilisation très ancienne dans le domaine de la médecine humaine. Je dois avouer qu'il y a un nombre limité d'études de qualité et qu'un grand nombre d'études la concernant pèchent par leur faible niveau de preuve scientifique. Par exemple, la méta-analyse de Hwu Y-J et Lin F-Y[7] en 2014 n'a retenu, sur 128 publications scientifiques parues de 1997 à 2011, que 8 articles qui présentaient les qualités méthodologiques suffisantes.

Alors, me direz-vous, pourquoi s'intéresser à cette substance si toutes les preuves scientifiques ne sont pas suffisantes? Eh bien, je répondrais qu'il n'a pas fallu attendre les lois de la physique pour expliquer que l'eau, ça mouille et que le feu, ça brûle ! Pour le tradipraticien comme pour le phytothérapeute qui sait utiliser la propolis, les preuves de son efficacité s'observent quotidiennement ne serait-ce que par le confort qu'elle apporte au patient dans de nombreux domaines.

D'autre part, malgré des différences de composition entre les propolis, un certain nombre d'activités pharmacologiques et/ou d'effets biologiques communs font consensus[5,8,9] : **effet antimicrobien, antiviral, antifongique, anti-inflammatoire, cicatrisant et anesthésiant, anti-cancéreux, anti-oxydant, ...** c'est ce que nous allons voir à présent.

1 Effet antimicrobien

Les effets antimicrobiens de la propolis vont s'exercer contre différents micro-organismes : bactéries, virus, levures et parasites.

1-1. Propriétés antibactériennes

Les propriétés antibactériennes de la propolis sont les plus connues et les plus documentées.

Les essais montrent que les différentes propolis ont un spectre antibactérien très large, avec une forte activité sur les Gram positif, tels que *Staphylococcus aureus, Streptococcus, Paenibacillus alvei, Bacillus subtilis, Enterococcus faecalis* ou encore sur les Gram négatif comme les salmonelles, *Proteus mirabilis* ou *Helicobacter pylori,* responsables d'ulcère gastroduodénal. En revanche, on note une faible activité de la propolis sur *Escherichia coli* et les *Pseudomonas*[10, 11].

Les mécanismes antibactériens de la propolis sont multifactoriels : blocage de la division cellulaire, désorganisation du cytoplasme, inhibition de la synthèse protéique ou encore inhibition du processus d'adhésion de la bactérie[12].

Il a également été démontré[13] que lorsqu'elle est prise en association avec certains antibiotiques, la propolis augmente leur efficacité (ampicilline, gentamycine, streptomycine...). Une autre étude menée en 2006[14] s'est interrogée sur l'effet synergique de la propolis associée à la clarithromycine vis-à-vis de *Helicobacter pylori,* bactérie qui colonise la muqueuse gastrique et s'avère être la principale cause des ulcères gastroduodénaux. Cette étude a prouvé que la propolis augmentait l'effet bactéricide de cet antibiotique qui fait partie des trois médicaments utilisés pour éradiquer cette bactérie et soigner les ulcères gastroduodénaux.

1-2. Propriétés antivirales

L'activité antivirale de la propolis, quant à elle, est due à sa composition en acide caféique, en lutéoline et en quercétine. La propolis agit sur les virus du type *Herpès,* sur les adénovirus ou encore possède un effet prophylactique contre le virus de la grippe et en atténue les symptômes[15,16,17].

Propolis et herpès génital

Une pommade contenant de la propolis canadienne a donné de meilleurs résultats que l'aciclovir ou le placebo dans le traitement de l'herpès génital[18]. Cette étude a été menée sur 90 personnes, hommes et femmes confondus, porteurs du virus herpès simplex de type 2 (HSV de type 2) responsable d'une infection sexuellement transmissible à l'origine de l'herpès génital. Les patients ont été répartis en trois groupes :

- groupe 1 : patients traités par l'aciclovir (traitement de référence pour ce virus) ;
- groupe 2 : patients traités par la propolis ;
- groupe 3 : patients traités par un placebo.

Cette étude montre que les personnes traitées par la propolis sont soulagées beaucoup plus rapidement et que leurs lésions disparaissent plus vite que les personnes traitées par l'aciclovir.

Propolis et virus de l'immunodéficience humaine (VIH/SIDA) :

La propolis de peuplier et l'un de ses principaux composés, l'ester phényléthylique d'acide caféique (CAPE), ont un potentiel anti-VIH[19] et un effet additif avec l'AZT[20] qui est un des médicaments utilisé pour traiter le VIH.

POUR LECTEUR AVERTI

Les résultats obtenus montrent que le CAPE a une action de type anti-intégrase sur le VIH. L'intégrase est une enzyme qui catalyse l'intégration de l'acide désoxyribonucléique (ADN) étranger dans la cellule hôte. En ayant une action contre cette intégrase, la propolis empêche l'ADN étranger de rentrer dans la cellule hôte afin de s'y répliquer.

Les propriétés antivirales de la propolis semblent donc dépendre principalement de la présence du CAPE et de ses composés dérivés. D'ailleurs, il a été prouvé que le CAPE est capable de supprimer, *in vitro*, la réplication du virus de l'hépatite C[21].

Ce CAPE est une molécule remarquable qui a aussi des propriétés anti-cancéreuses comme nous le verrons un peu plus loin.

1-3. *Propriétés antifongiques*

Un antifongique est une substance capable de traiter les mycoses, c'est-à-dire les infections causées par des champignons microscopiques.

L'activité antifongique de la propolis s'exerce sur plusieurs espèces de champignons parasites[22] générateurs de mycoses chez l'homme, notamment :

- le genre *Candida*, et particulièrement *Candida albicans*
- les *Trichophytons*
- les *Microsporum canis*.

Cette activité antifongique provient essentiellement de l'acide caféique, du coumarate de benzyle, de la pinocembrine et de la pinobanksine. Les mécanismes d'action ne sont pas totalement élucidés, mais il y aurait une action antifongique par inhibition de la division cellulaire et par stimulation du système immunitaire et plus particulièrement des macrophages.

La propolis trouve donc une indication dans les mycoses de la peau, des muqueuses ORL, du vagin ou encore les infections causées par *Candida albicans* au niveau du tube digestif chez le nourrisson.

Une étude, menée en 2002 sur des souches de *Candidas albicans* prélevées sur des patients atteints du VIH, a comparé l'action antifongique d'un extrait éthanolique de propolis avec des médicaments antifongiques : la nystatine, le fluconazole, l'éconazole et le cotrimazole[23]. L'extrait éthanolique de propolis s'est avéré aussi efficace que la nystatine et même plus efficace que les autres molécules testées.

Enfin, les extraits alcooliques de propolis sont des composés naturels prometteurs pour soigner les mycoses des ongles, car ils ne sont pas toxiques, ont un fort pouvoir de pénétration dans l'ongle et de bonnes performances antifongiques[24].

2 Effet cicatrisant et anesthésiant

L'utilisation de la propolis sur la peau et les muqueuses va avoir un double impact :

◇ D'une part, elle accélère la régénération des différents tissus abîmés ou lésés en stimulant le métabolisme cellulaire épidermique, les vaisseaux et la formation du collagène grâce à un phénomène de stimulation fibroblastique.

Des études sur l'animal, mais aussi des études cliniques chez l'homme, ont montré l'effet cicatrisant de la propolis sur des ulcères de pieds de diabétiques ainsi que d'autres blessures tissulaires cutanées[25,26]. Ces études ont montré l'efficacité de pommades à 3 et 7 % de propolis, avec une bonne tolérance cutanée, mais ont permis aussi de s'apercevoir qu'à partir d'une concentration de 8 %, il y avait des intolérances locales chez les patients (18 % des patients) après 9 jours de traitement.

L'efficacité d'une crème à base de propolis a été comparée au traitement de référence des brûlures (à base de sulfadiazine argentique)[27]. Les patients traités avec de la crème contenant de la propolis ont vu l'inflammation diminuer plus rapidement qu'avec la sulfadiazine argentique et leur cicatrisation a été plus rapide.

Cette action cicatrisante s'explique par l'activité anti-oxydante de la propolis et la présence de proline et arginine. La proline est impliquée dans la synthèse du collagène, composé essentiel du tissu conjonctif et ayant un rôle majeur dans la structure architecturale du derme. L'arginine est un acide aminé fortement impliqué dans le renouvellement cellulaire, ce qui confère à la propolis un rôle cicatrisant.

Par son activité cicatrisante, la propolis va permettre de réduire la formation de cicatrices, réduire le temps de guérison, accélérer la réparation des tissus, ce qui améliorera la qualité de vie du patient traité. L'aloe vera potentialiserait l'effet de la propolis et accélèrerait la réparation tissulaire.

◇ D'autre part, l'utilisation topique de la propolis engendre une diminution de la sensibilité cutanée. Il a été démontré que cet effet est dû en particulier à la pinocembrine, l'acide caféique ainsi qu'aux esters[28].

Il y a un moyen très facile d'avoir un aperçu de l'effet anesthésiant de la propolis : appliquez un peu de teinture mère de propolis (à l'aide d'un coton-tige) localement sur la muqueuse buccale et vous constaterez rapidement une anesthésie locale. Il a été prouvé que l'activité anesthésiante était 3 fois plus puissante que la cocaïne et 52 fois que la procaïne, tout en ayant moins d'effets indésirables[28]. C'est la raison pour laquelle, en dehors de son utilisation cutanée, la propolis est remarquable dans les soins bucco-dentaires (effet désinfectant et anesthésiant).

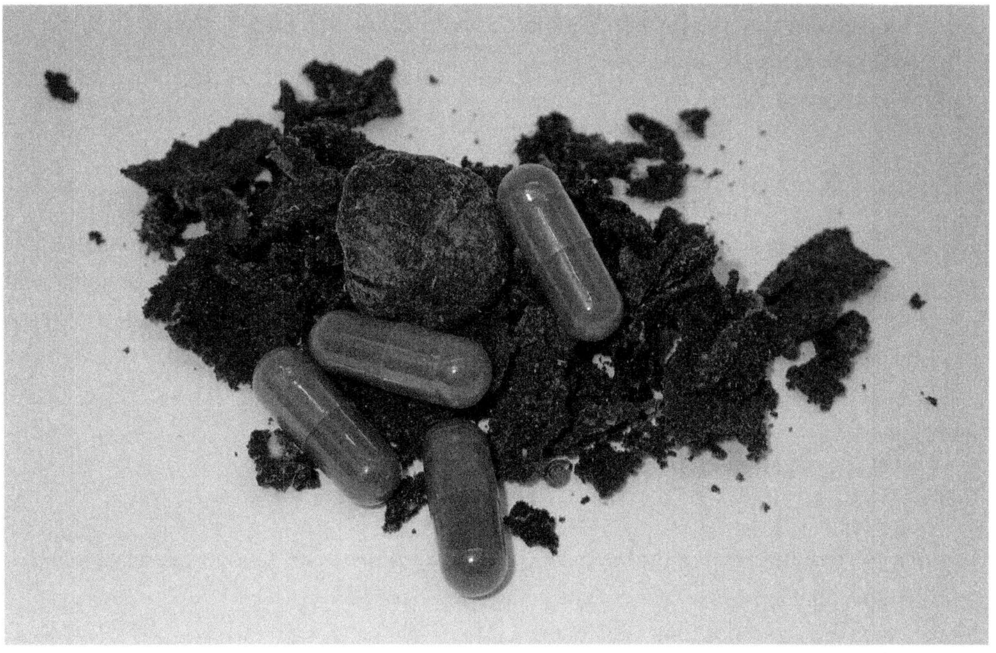

3 Effet anti-cancéreux

Un très grand nombre d'études pré-cliniques et *in vitro*, sur les effets anti-cancéreux de la propolis, sont disponibles, mais très peu d'études cliniques qui présentent d'ailleurs des résultats controversés. Toutefois, de très nombreux travaux scientifiques mettent en avant une activité anti-cancéreuse des flavonoïdes (dont la quercétine) et surtout du CAPE qui agit comme un inhibiteur du processus tumoral[29,30,31].

POUR LECTEUR AVERTI

On estime actuellement qu'environ 70 % des cancers sont dépendants de la voie de signalisation PAK1 pour leur croissance. Diverses études ont montré que l'extrait alcoolique de propolis et/ou de ses principaux constituants était capable d'inhiber la voie de signalisation PAK1 en modulant l'expression et/ou l'activité d'un certain nombre de facteurs impliqués dans cette voie de signalisation. L'effet antiprolifératif de la propolis s'exerce par restauration du signal d'apoptose et donc mort de la cellule cancéreuse.

Des agents cytotoxiques naturels (qui attaquent spécifiquement les cellules cancéreuses) ont été identifiés dans la propolis, comme les flavanones, l'artépilline C, les diterpénoïdes qui induisent l'apoptose des cellules cancéreuses[32]. Ils donnent d'excellents résultats sur la croissance des tumeurs malignes — le diterpénoïde du clerodane étant utilisé dans le traitement du cancer de l'utérus (action antivirale surtout) et du foie[33].

De plus, le spectre étendu de l'activité antiseptique de la propolis offre une couverture prophylactique très utile à des patients fragilisés. En effet, les traitements chimiothérapiques doivent souvent être interrompus pour cause d'infections chez ces patients et la propolis est bien tolérée dans la plupart des cas.

4 Autres effets

La quarantaine de flavonoïdes présents dans la propolis lui confèrent une action antioxydante[34], c'est d'ailleurs une des substances les plus riches en flavonoïdes après le thé et le vin rouge !

Elle a aussi une **action antiparasitaire**, notamment contre la toxoplasmose[22]; **anti-ulcéreuse**[35] avec effet inhibiteur sur les souches d'*Helicobacter pylori* ; **radio-protectrice** démontrée chez le rat[36] et une action préventive contre les **neutropénies, anémies et thrombopénies** consécutives aux traitements de chimiothérapies et radiothérapies[37,38,39]; enfin, elle potentialise l'effet du cranberry (*Vaccinum macrocarpon*) contre la virulence d'une bactérie (*Escherichia coli*) responsable d'infections des voies urinaires[40].

Posologie et mode d'administration

Une propolis de qualité doit contenir très peu d'impuretés, ne doit pas contenir de contaminants tels que des pesticides ou des antibiotiques, je vous recommande d'utiliser une propolis d'origine biologique. De même, elle doit avoir une proportion faible en cire et élevée en résine ainsi qu'une teneur élevée en principes actifs. Une propolis de qualité doit également contenir une certaine quantité de polyphénols (au moins 21 %) ou une concentration importante en flavonoïdes (au moins 11 %).

La propolis est retrouvée sous plusieurs formes : fraîche, micronisée, extrait sec alcoolique ou bien encore en teinture alcoolique, macérat mère concentré...

Administration par voie orale

1. Propolis fraîche (fragments ou tablettes à mâcher) ou sous forme de poudre ou granulés

3 g par jour répartis en 3 prises en cures d'une à trois semaines. Il est recommandé de commencer par 1 g le 1er jour, 2 g le 2ème puis 3 g/jour.

2. Poudre micronisée ou extrait sec alcoolique

3 fois 100 à 200 mg par jour.

3. Teinture alcoolique

De 30 à 50 gouttes 2 à 3 fois par jour.

Selon l'usage que l'on veut faire de cette teinture, il est possible :

- de diluer les gouttes dans un peu d'eau tiède ou de lait sucré, à avaler une heure avant les repas ou à garder en bouche (bain de bouche)
- de mettre directement quelques gouttes sous la langue
- de mélanger les gouttes à du miel ou une huile pour une application locale

Exemple de préparation d'une teinture alcoolique : prendre une à deux parties de propolis (débarrassée de ses impuretés éventuelles et de préférence pilée), pour dix parties d'alcool éthylique à 70°. Par exemple 10 à 20 g de propolis dans 100 g d'alcool à 70°. Placer ce mélange dans un récipient opaque, bien fermer et laisser macérer à température ambiante pendant 2 semaines en agitant quotidiennement le mélange. Filtrer le mélange afin d'éliminer toutes les parties non dissoutes.

Doses recommandées :

- **Chez l'adulte** : de 30 à 50 gouttes 2 à 3 fois par jour
- **Chez l'enfant de plus de 3 ans** :
  - enfant de 10 à 12 kilos : 1/6 de la dose adulte soit 5 à 8 gouttes 2 à 3 fois/jour
  - enfant de 20 à 30 kilos : 1/3 de la dose adulte soit 10 à 16 gouttes 2 à 3 fois/jour
  - enfant de 30 à 40 kilos : 1/2 de la dose adulte soit 15 à 25 gouttes 2 à 3 fois/jour

4. Macérat mère concentré de bourgeons de peuplier (gemmothérapie)

Au printemps, récoltez des bourgeons de peuplier (peu importe le peuplier) quand ils s'ouvrent, gonflés de sève et recouverts d'une sorte de résine légèrement gluante, la propolis. Remplissez un petit pot.

Avant la cueillette, vous aurez réalisé le mélange suivant qui permettra d'extraire tous les principes actifs des bourgeons, y compris la propolis : 1/3 de glycérine alimentaire (ou bien du miel liquide ou du sirop d'agave) + 2/3 d'alcool à 40°-45° (eau-de-vie de fruit, cognac...). Par exemple, mélangez 200 g de glycérine et 400 g d'alcool à 45°. Ouvrez ensuite votre pot contenant les bourgeons et complétez à ras bord avec ce mélange. Fermez le bocal et conservez-le à température ambiante, à l'abri de la lumière, pendant au moins 21 jours (même plus si vous voulez) en agitant régulièrement. Filtrez et répartissez le liquide dans des flacons compte-goutte teintés.

Posologie :

- **En préventif** pendant les périodes d'épidémies ou pour doper les défenses immunitaires : 1 à 5 gouttes le matin

- **En curatif** : 15 gouttes matin et soir et même 5 à 10 gouttes toutes les 2 heures pendant les premières 24/48 heures en cas de crise aiguë (infections ORL, bronchique, urinaire...)

- **Action cicatrisante sur la vessie** : 1 à 5 gouttes par jour pendant plusieurs mois.

Administration locale externe

1. La propolis peut s'utiliser, de manière topique, en onguent ou en pommade, en application 2 à 3 fois par jour, sous pansement occlusif (notamment pour les brûlures) ou encore d'emplâtre pour les verrues, les furoncles, l'eczéma, le psoriasis, les mycoses ou encore l'herpès. On peut aussi utiliser du « propomiel » : associée au miel, elle permet une cicatrisation plus rapide et une action antibactérienne plus prononcée au niveau des plaies (la propolis va être retrouvée à une teneur de 1 % de teinture de propolis dans le miel).

2. La teinture alcoolique peut être utilisée, diluée avec de l'eau ou du lait, en gargarisme ou encore en inhalation ou bien en usage externe. Des solutions aqueuses de propolis, de l'ordre de 2,5 % diluée dans de l'eau distillée, sont intéressantes pour aider à traiter un eczéma, mais leur conservation est limitée à 2 semaines pour éviter tout risque de contamination fongique.

3. Macérat mère concentré : Il peut être aussi appliqué, souvent à l'aide d'un flacon spray, sur les lésions d'herpès, eczéma, piqûres d'insectes, etc.

4. Spécialités pharmaceutiques : crèmes, gels, collyres, sprays, dentifrices, bains de bouche, gommes à mâcher et autres émulsions peuvent contenir de la propolis, y compris les ovules ou encore les suppositoires dans certaines affections vaginales ou rectales.

Enfin, notez que le stockage de longue durée ne semble pas diminuer sa teneur en composants actifs ni son action antibactérienne.

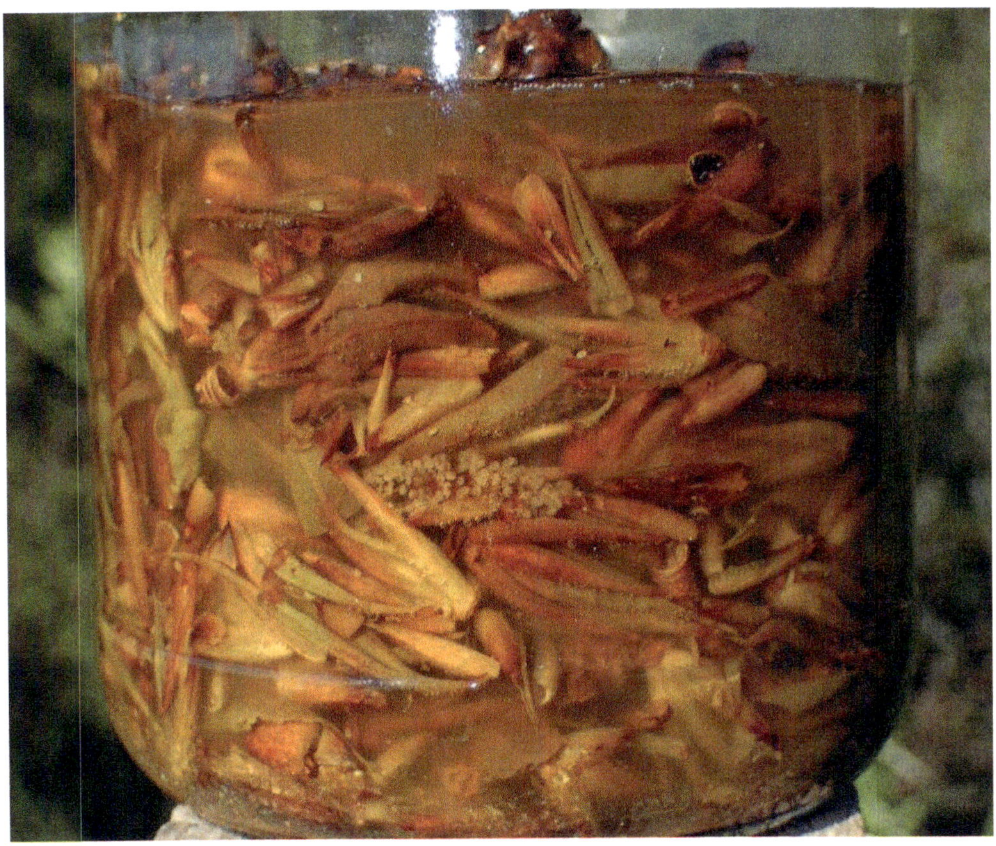

Durée des cures de propolis

La durée est variable, mais de façon générale, il est recommandé de ne pas utiliser la propolis pendant plus de trois semaines consécutives, afin d'éviter le risque de développer des allergies ou une accoutumance qui signifierait une moindre efficacité.

Si vous l'utilisez pour soigner une infection (otite, angine, bronchite...) et que vous n'avez pas une nette amélioration au bout d'une semaine, il est recommandé de consulter un médecin.

Effets indésirables et précautions d'emploi

En respectant les doses maximales recommandées (2 à 3 g/j), il n'y a pratiquement pas d'effets secondaires.

Les effets indésirables de la propolis sont rares, ils se manifestent surtout par des gastralgies (douleurs de l'estomac), dermatite de contact et eczéma.

Le principal risque, bien que minime, est le **risque d'allergie** à la propolis. Celle-ci touche environ 1 personne sur 2000, principalement des personnes possédant déjà un terrain allergique et notamment aux piqûres d'abeilles. Pour vérifier si une personne est allergique, il est souhaitable d'appliquer un produit contenant de la propolis sur une zone peu dangereuse comme l'oreille. S'il y a apparition de démangeaisons en quelques minutes, cela signifie que la personne doit s'abstenir de consommer la propolis, au risque d'être victime d'asthme en cas d'inhalation ou de dermite en cas d'application cutanée.

Prudence chez les personnes asthmatiques (inhalations) ou sujettes à l'urticaire (application cutanée).

Enfin, il est à noter qu'il existe un risque léger d'allergie croisée entre la propolis et le baume du tigre (utilisé pour soulager les douleurs articulaires) et/ou au baume du peuplier baumier.

Interactions médicamenteuses connues

Les flavonoïdes de la propolis (galangine et apigénine) inhibent fortement les monoamines oxydases A et B (MAO-A et MAO-B). Même si cette inhibition est réversible dans le temps, il peut y avoir des interactions avec des **médicaments antidépresseurs inhibant les MAO**[41].

En conclusion, la propolis exerce des effets positifs et peut être conseillée dans les domaines suivants :

Nous avons vu que la propolis est une arme antimicrobienne qui aide le système immunitaire à mieux se défendre contre les agressions de différents types.

Elle sera d'un recours majeur :

1. À titre préventif : en cures discontinues de 7 à 10 jours par mois

- pour stimuler le système immunitaire, notamment à l'approche des changements de saisons ou chez les personnes à faible immunité ;
- pour prévenir les problèmes d'infections respiratoires et ORL ;
- pour prévenir les crises d'herpès à répétition (avec des gélules de lysine) ;
- pour prévenir les neutropénies, anémies et thrombopénies au cours des chimiothérapies anti-cancéreuses et radiothérapies ;
- pour prévenir certaines maladies virales comme la Covid-19.

2. À titre curatif :

- en traitement adjuvant des infections ORL (angines banales, pharyngites, laryngites, rhinites, sinusites, rhumes des foins, otites, infections dentaires...) ;
- en traitement adjuvant de certaines maladies digestives : mycoses intestinales, candidoses, les gastrites et ulcères gastroduodénaux ;
- pour soigner les affections des muqueuses, spécialement celles de la gorge et de la bouche (gingivites, stomatites, aphtes, parodontites) et de la peau (plaies, brûlures...) ;
- en traitement adjuvant des infections génito-urinaires : herpès génital, vaginite, infections urinaires et inflammation de la vessie ;
- pour traiter les algies dentaires (ex : dues aux caries) et améliorer l'hygiène bucco-dentaire.

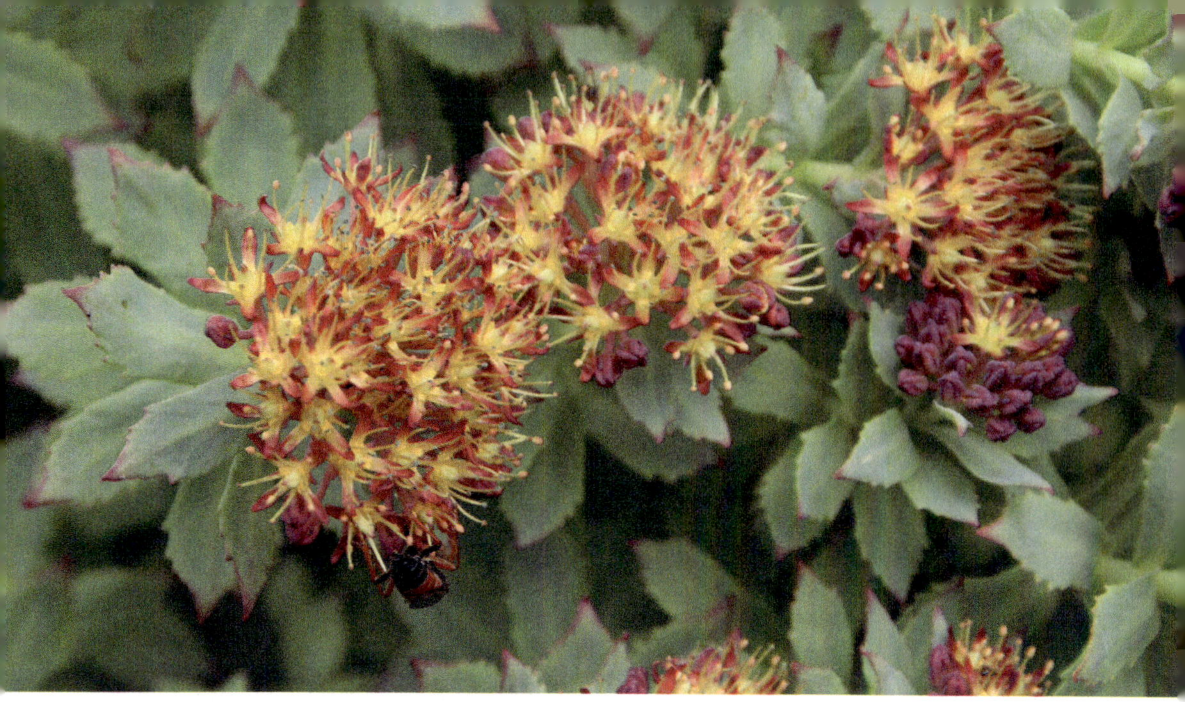

Rhodiola rosea

La plante qui permet de voir la vie en rose ?

Certaines plantes ont une notoriété qui dépasse toutes les frontières et connaissent une utilisation internationale. C'est la raison pour laquelle l'orpin rose est le plus souvent cité sous son nom scientifique *Rhodiola rosea* (en anglais *golden root, artic root* ou *roseroot*). Cette plante est particulièrement utilisée en médecine traditionnelle russe, scandinave et asiatique comme stimulant immunitaire et pour vaincre la fatigue.

Elle aurait la capacité de combattre le stress, cette maladie de notre civilisation moderne qui est un concept fourre-tout dont souffrent tant de personnes. Il y a quelques années, réputation grandissante oblige, elle attire la curiosité du grand public et des médias pour cette action anti-stress (journal Newsweek de février 2003 : *Herbal stress buster* — en français «un antistress végétal»). Classée parmi les plantes adaptogènes, elle sera particulièrement étudiée par les scientifiques de Russie, Chine, Taïwan, Japon, États-Unis, Norvège, Finlande... afin de déterminer les vertus de l'orpin rose.

Les effets pharmacologiques de *Rhodiola rosea*, incluant sa capacité à augmenter la longévité, son **effet stimulant du système nerveux central** et d'augmentation des performances de travail, de même que ses **effets cardio-, neuro-, et hépato-protecteurs,** ainsi que ses **activités immuno-modulatrices, antivirales, antibactériennes et anti-inflammatoires**, ont été étudiées en profondeur. La Rhodiole rose est utilisée depuis très longtemps en Asie et en Europe de l'Est pour augmenter les performances physiques et mentales. Elle y est aussi employée en médecine traditionnelle pour stimuler le système nerveux, soulager la fatigue et la dépression, augmenter les performances de travail, prévenir le mal des montagnes en haute altitude et l'hypoxie (manque d'apport en oxygène au niveau des tissus de l'organisme). En Russie et Mongolie, elle sert à traiter les maladies et faiblesses de longue durée causées par une infection.

Aujourd'hui, l'orpin rose est classé comme une plante adaptogène au même titre que le ginseng chinois (*Panax ginseng*), l'éleuthérocoque ou ginseng russe (*Eleutherococcus senticosus*)...

Le genre *Rhodiola* renferme plus de 200 espèces, dont approximativement 20 espèces, incluant *Rhodiola rosea, Rhodiola alterna, Rhodiola brevipetiolata, Rhodiola crenulata, Rhodiola kirilowi, Rhodiola quadrifida, Rhodiola sachalinensis,* et *Rhodiola sacra,* sont utilisées en médecine traditionnelle en Asie.

Rhodiola rosea a été décrite par Linné et a gardé ce nom jusqu'à nos jours comme dénomination commune. La racine de rhodiole dégage, quand elle est coupée, une agréable odeur de rose diront certains quand d'autres reconnaîtront l'odeur de violette. C'est ce que Linné a doublement rappelé : *rhodiola,* vient d'un mot grec qui signifie « ayant trait à la rose » et *rosea* est une allusion latine qui veut dire semblable à la rose. Les noms vernaculaires français les plus courants sont l'orpin rose ou la rhodiole rose. Cette plante a été autrefois classée parmi les sedums et on peut encore la retrouver parfois sous le nom de *Sedum rosea*. Il s'agit d'une plante vivace des hautes montagnes qui pousse en Europe centrale et boréale; Sibérie occidentale et Amérique septentrionale. En France métropolitaine, elle est présente dans les Vosges, les Alpes et les Pyrénées. Je l'ai parfois trouvée dans les Alpes lors de randonnées et son port était conforme aux descriptions qui en sont faites, à savoir une plante herbacée de 15-30 cm poussant dans des endroits rocheux. Mais, lors d'une sortie botanique dans les Pyrénées, nous avons eu la chance de tomber sur une station extraordinaire : la plante s'était développée, tel un serpent, le long d'un petit torrent poussant l'exubérance jusqu'à recouvrir les rochers du bord de l'eau en touffes énormes de 80-100 cm de diamètre !

Histoires et légendes de l'orpin rose

La renommée médicinale de la rhodiole n'est pas récente, son usage s'est transmis depuis plus de deux mille ans et elle a été consommée par de nombreux peuples. La première mention médicinale de son utilisation se retrouve chez Dioscoride (médecin militaire grec, Ier siècle après J.-C.) dans son ouvrage *De Materia Medica*. Dans ce manuscrit paru à la fin du premier siècle après Jésus-Christ, *Rhodiola rosea* est nommée *Rhodia radix*, la « racine de rose »[1]. Le médecin et botaniste grec précise « qu'elle est très utile chez les personnes souffrant de maux de tête, humectée avec un peu de vinaigre rosa et appliquée humide sur le front et les tempes. Elle est aussi nommée *Rhodida* ». D'ailleurs, Matthiole dans ses « commentaires » la nomme la « racine sentant les roses », car dit-il, « cette racine mâchée étant fraîche, ou broyée, sent bien fort les roses d'où le nom de *Rhodia* » et confirme qu'elle est « bonne pour toutes les douleurs de tête ».

La légende de Jason et des Argonautes retrace le périple du héros Jason envoyé en Colchide pour rapporter la toison d'or, la peau d'un bélier légendaire confiée à la garde d'un dragon. Grâce à la complicité de Médée, magicienne experte dans la préparation des plantes, Jason réussit à terrasser le dragon et à s'emparer de la toison d'or. Mais comme l'explique Jean-François Astier[2], ce qu'il faut surtout retenir de cette histoire, c'est que Médée a donné un breuvage magique à Jason élaboré à partir d'une fleur caucasienne née du sang de Prométhée... Or selon le poète *Caius Valerius Flaccus*, qui l'évoque dans ses *Argonautiques*, la rhodiola serait née des miettes du foie de Prométhée répandues sur les monts caucasiens lors de son supplice par les aigles ! Pour le grand spécialiste américain de la *rhodiola*, Richard P. Brown[3], qui s'est particulièrement intéressé au sujet, c'est bien de la *rhodiola* que Médée aurait donné à Jason : tout l'indiquerait et cette plante se trouvait alors dans les montagnes de Colchide.

Au VIIIème siècle, les Vikings découvrent l'Islande et une plante qui poussait à l'état sauvage sur toute l'île. La Rhodiole est médicinale, mais aussi comestible et il semblerait qu'ils consommaient cette plante pour augmenter leur force physique ainsi que leur endurance. Ils considéraient un peu la Rhodiole comme une plante magique, car « l'homme qui consomme la racine rose restera puissant pendant deux cents ans ». Pour certains auteurs, ceci n'est que spéculation...

L'orpin rose est utilisé depuis des siècles en Asie centrale, en Sibérie et en Chine. Les empereurs chinois lancèrent de nombreuses expéditions en Sibérie pour pouvoir bénéficier des vertus de la « racine d'or » dans leurs préparations médicinales. Cette plante fait d'ailleurs partie du folklore sibérien et il est coutume d'offrir aux jeunes mariés un bouquet contenant ces racines, pour augmenter la fertilité et assurer la naissance d'un enfant en bonne santé.

Différentes parties de cette plante étaient consommées, notamment par les Inuits. Ils buvaient des décoctions de fleurs en cas de malaises gastriques et intestinaux et ingéraient les fleurs crues pour guérir de la tuberculose. La Rhodiole faisait partie des vingt plantes les plus utilisées dans de nombreuses tribus d'Alaska et de Sibérie. Les feuilles étaient bouillies et permettaient de réaliser un plat similaire à la choucroute[4]. Son nom en dialecte inuit est « Tullirunak » et ses jeunes tiges ainsi que les feuilles étaient consommées. Les Tanainas d'Alaska, population autochtone, pouvaient même utiliser des lotions ophtalmiques à base de Rhodiole[5].

Entre la première moitié du XVIIIème et le milieu du XXème siècle, on retrouve l'utilisation de *Rhodiola rosea* dans la littérature scientifique en Suède, Norvège, France, Allemagne, Islande ainsi qu'en Union soviétique.

Valmont de Bomare (17 novembre 1731 - 24 août 1807), dans son *Dictionnaire raisonné universel d'histoire naturelle*, écrit au sujet de la racine « qu'on en fait usage pour guérir les taches qui viennent des coups de soleil. On la vante en cataplasme pour les maux de tête et les migraines ; on l'applique sur les tempes. On nous envoie la racine sèche des Alpes... cette plante croît aux lieux ombragés des Alpes ou du Nord ».

Linné, dans son ouvrage *Materia medica*, datant de 1749, recommande l'utilisation de la racine de l'orpin rose dans le traitement des migraines, « hystéries », hernies, suppurations et comme astringent.

L'utilisation de la racine est aussi présente dans la première pharmacopée suédoise[6] de 1775.

Dans un vieux livre de 1783 traitant des plantes utiles d'Islande[7], il est rapporté l'usage suivant de la Rhodiole : « La racine peut servir pour les maladies de peau sévères. Moulue, pressée et mixée avec du beurre, elle est reconnue pour soulager les gonflements et diminuer les douleurs du dos, des articulations et autres situations douloureuses, particulièrement si elle est appliquée chaude. La racine sèche a été utilisée pour soigner les gonflements, éliminer les taches de rousseur et fortifier la tête ».

Pendant la guerre d'Afghanistan, dès 1979, les soldats soviétiques, venus de Sibérie, recevaient de leurs mères des racines et des rhizomes secs de *Rhodiola rosea* pour en faire des tisanes et s'aider ainsi à mieux résister au stress, à l'angoisse et à la fatigue.

Durant la guerre froide, les scientifiques russes ont manifesté un intérêt important pour la Rhodiole et de nombreux travaux ont été réalisés dont une majorité classée « secret défense ». Les Russes en ont donné à toutes leurs élites : sportifs, militaires, joueurs d'échecs, danseurs du Bolchoï... Ces études ont même donné lieu à l'utilisation secrète de la plante par les cosmonautes à bord de la station Mir.

La médecine traditionnelle chinoise utilise *Rhodiola rosea* pour « booster » le qi (énergie vitale), diminuer la stase sanguine et « débloquer » les vaisseaux sanguins, soulager les douleurs, fortifier la rate, traiter les palpitations, soulager la toux et l'essoufflement, réduire la fatigue et la faiblesse.

Cependant, c'est grâce aux Soviétiques que l'Europe a redécouvert cette plante légendaire et riche d'avenir. Malheureusement, dès 1960, les publications ont fleuri, mais en langues slave ou scandinave et, par conséquent, sont restées méconnues en Europe de l'Ouest. C'est l'article du journal américain Newsweek en 2003 – *Herbal stress buster, en français* : *Un antistress végétal* – qui fait connaître l'orpin rose au grand public. Il faut dire que les Russes, inventeurs du terme « adaptogène », avaient suscité un engouement pour cette plante qu'ils disaient capable de permettre à l'organisme de se défendre contre des agents de stress physiques, chimiques ou biologiques en générant une résistance de l'organisme non spécifique.

Comme nous l'avons vu, l'orpin rose est classé parmi les plantes adaptogènes. Il est important de bien définir ce terme et

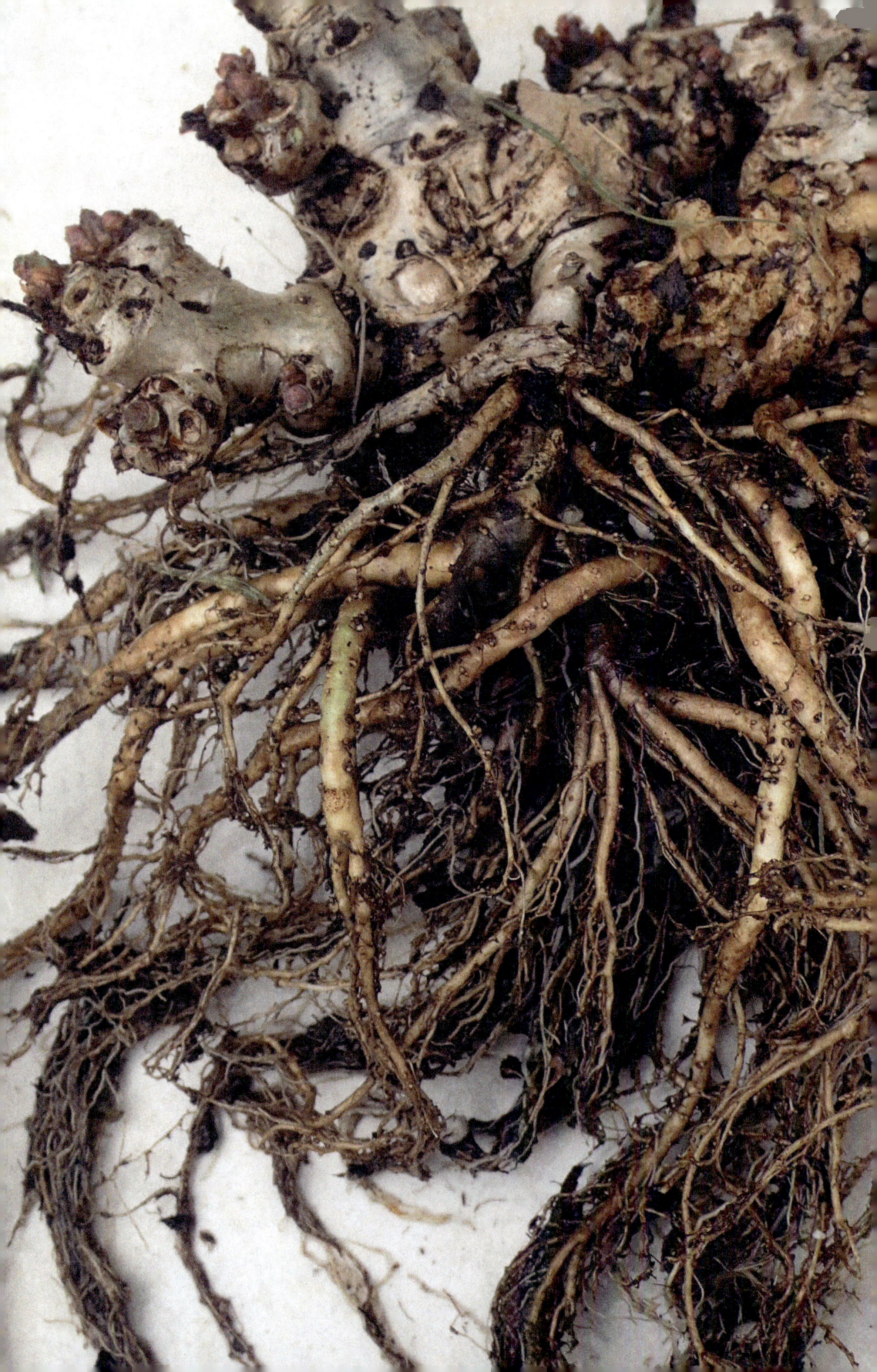

Qu'est-ce qu'une plante adaptogène ?

les mécanismes pharmacologiques sous-jacents à cette activité dont certains ne sont pas encore entièrement élucidés.

Le terme adaptogène signifie, *stricto sensu*, « qui génère l'adaptation ».

En 1947, le russe Nicolaï Lazarev crée ce terme suite à l'observation d'effets inattendus du

À NOTER

Dibenzol, dilatateur artériel largement répandu en France, et qui « augmentait l'état de résistance non spécifique de l'organisme ». Staline avait en effet donné au chercheur pour mission de trouver les moyens d'augmenter la résistance physique et les capacités intellectuelles du peuple russe. Ses recherches portaient également sur les plantes et Lazarev élargit ce concept notamment au ginseng. Il a donné une définition précise du terme adaptogène. Il peut s'agir d'une plante, ou de tout composé, qui offre une résistance non spécifique contre une grande variété de facteurs de stress qu'ils soient physiques, chimiques ou biologiques.

Les plantes adaptogènes se distinguent : 1/ des plantes stimulantes excitantes dites « caféine *like* » comme le café, le thé ou le guarana ; 2/ des plantes immuno-stimulantes comme l'échinacée ; 3/ des plantes calmantes du système nerveux en cas de stress comme la valériane ou l'aubépine.

Par la suite, un autre personnage, le Dr Brekhman (médecin et disciple de Lazarev), va se concentrer sur les plantes adaptogènes telles le ginseng (*Panax ginseng*), l'éleuthérocoque (*Eleutherococcus senticosus*) et la rhodiole (*Rhodiola rosea*).

En 1969, le docteur Brekhman et le docteur Dardymov ont défini trois critères majeurs des plantes adaptogènes :

- Elles doivent augmenter la résistance de l'organisme face à un spectre très large de facteurs d'agression, qu'ils soient physiques, chimiques ou biologiques ;

- Elles doivent avoir une action normalisatrice : diminuer ou prévenir complètement les déséquilibres résultant du stress ou secondaires à une pathologie, et ce quels que soient ces déséquilibres et la tournure qu'ils prennent ;

- Elles doivent présenter une totale innocuité : une plante adaptogène est inoffensive et ne doit pas créer de perturbations dans le fonctionnement de l'organisme. Elles ne doivent pas non plus influencer l'organisme plus qu'il n'est requis.

Avant de résumer clairement par un schéma l'action des adaptogènes, il est important d'expliquer au préalable, et en quelques mots, ce qu'est le stress et ses différentes phases.

À NOTER

Le mot « stress » est inventé par Hans Selye (1907-1982), un endocrinologue canadien, qui a décrit les réactions non spécifiques d'un organisme à l'exposition au stress et les a résumées sous le terme de « syndrome d'adaptation général » (SGA). Ce SGA se développe en trois phases : 1/ phase d'alarme constituant la réaction instantanée de l'organisme envers le stress; 2/ un stade de résistance caractérisée par l'adaptation de l'organisme au facteur de stress; 3/ un stade d'épuisement atteint lorsque l'organisme est incapable de maintenir les stratégies d'adaptation mises en œuvre à la phase de résistance.

Les adaptogènes améliorent ainsi l'état de résistance non-spécifique au stress et diminuent la sensibilité aux facteurs de stress, ce qui va permettre de protéger l'organisme en prolongeant la phase de résistance (effet stimulateur, voir Figure 1).

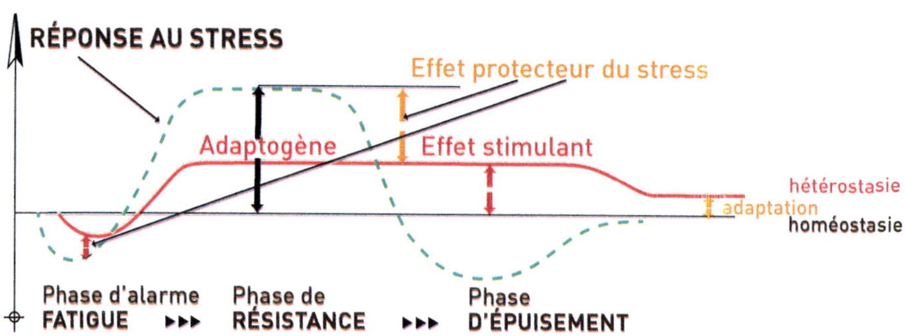

Figure 1 : Effets des adaptogènes sur la résistance au stress[8] en fonction de la durée

Au lieu d'atteindre la phase d'épuisement, l'adaptogène induit un niveau d'équilibre — «l'hétérostasie adaptative». Plus ce niveau d'équilibre est haut, plus l'adaptation au stress est grande. Avec les adaptogènes, on remarque qu'il y a consommation de quelques réserves énergétiques au moment du signal d'alerte. Puis, très vite, l'organisme trouve un état d'équilibre tout en fournissant des performances qui sont plus importantes que celles d'un organisme sans adaptogène.

Une racine aux nombreux composés biologiquement actifs

Plus de 140 composés[9] ont été isolés de la racine et du rhizome de *Rhodiola rosea*. Les racines contiennent de nombreuses substances biologiquement actives : des acides organiques, des flavonoïdes, des tanins et des glycosides phénoliques. La racine sèche contient également 0,05 % d'huile essentielle dont des monoterpènes hydrogénés, des monoterpènes oxygénés et des alcools aliphatiques, avec en tout 86 composés identifiés[10].

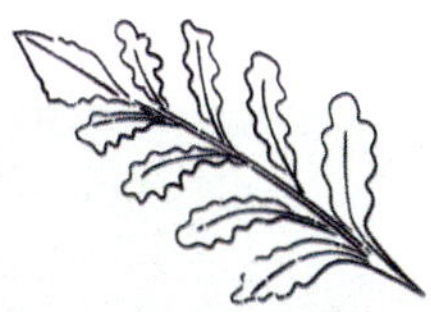

POUR LECTEUR AVERTI

L'activité biologique est souvent attribuée aux dérivés phényléthanoliques (salidroside = rhodioloside et p-tyrosol) ainsi qu'aux dérivés phénylpropaniques (la rosavine, la rosarine, la rosine, la rosidirine ainsi que la rhodioline, rhodioniside et rosiridine).

On regroupe sous le terme de «rosavines» la rosavine, la rosine et la rosarine, car la teneur en rosavine est 3 à 4 fois supérieure à celles des rosine et rosarine. Ces «rosavines» sont des glucosides spécifiques de *Rhodiola rosea*, car ils ne sont pas retrouvés dans d'autres plantes à l'exception de *Rhodiola quadrifida* (mais avec des teneurs très basses sans impact sur l'activité biologique de la plante).

À NOTER

Les extraits commercialisés de *Rhodiola rosea* sont standardisés en « rosavines » (minimum 3 %) et salidroside (0,8-1 %), avec un ratio de 3 :1, correspondant aux concentrations présentes dans la plante (3 fois plus de rosavines que de salidroside dans la racine). De façon récurrente, les propriétés (adaptogènes) de *Rhodiola rosea* sont principalement attribuées au p-tyrosol, au salidroside et à la rosavine, mais ceci me paraît réducteur quand on a conscience de la complexité chimique de cette plante et des synergies engagées entre différentes molécules. C'est comme souvent le totum de la racine qui est le plus actif ! De plus, la qualité des produits mis sur le marché n'est pas toujours au rendez-vous. Sur 40 produits testés en 2016[11], approximativement un cinquième de ceux-ci, qui affirmaient renfermer *Rhodiola rosea*, ne contenaient pas de rosavine et certains pas de salidroside (falsification avec d'autres espèces, notamment *Rhodiola crenulata*). D'où l'importance de choisir un laboratoire ou fournisseur sérieux ou encore mieux, de faire vous-même votre préparation.

On peut toutefois envisager que les phénylpropanoïdes sont en partie responsables des propriétés adaptogéniques tandis que les acides organiques et les flavonoïdes contribuent à l'activité anti-oxydante des extraits bruts de *Rhodiola rosea*.

Vertus thérapeutiques de *Rhodiola rosea*

Rhodiola rosea est une plante médicinale relativement rare et de grande valeur.

Elle trouve sa place en thérapeutique notamment dans la **sphère neurologique** (syndrome de fatigue chronique, épuisement nerveux, dépression chronique...), **la sphère immunologique** (baisse de la fonction immunitaire, infections récurrentes notamment encéphalites, récupération suite à des maladies de longue durée), **la sphère cardiovasculaire** (cardio-protection, troubles du rythme, hypertension pulmonaire), mais aussi chez le **sportif**, le **patient cancéreux, diabétique**...

1 Système nerveux et activité adaptogénique

Rhodiola rosea est la plante par excellence qui a la réputation de stimuler le système nerveux, d'atténuer les dépressions, d'améliorer les performances de travail, de réduire (voire supprimer) la fatigue et de prévenir le mal des montagnes. Qu'en est-il exactement? Pour répondre à cette question, il faut essayer de comprendre le (potentiel) mécanisme d'action cellulaire des adaptogènes.

Potentiel mécanisme d'action cellulaire des adaptogènes

En 1996, une nouvelle définition a été proposée lors de la conférence internationale ayant pour thème les «adaptogènes» qui s'est tenue à Gothenburg en Suède. Ainsi l'«adaptogène» est «*une nouvelle classe de régulateurs métaboliques qui améliorent la capacité d'un organisme à s'adapter face à un facteur de stress environnemental en prévenant les dommages causés à cet organisme par de tels facteurs*». Il est donc fait mention pour la première fois de régulateurs métaboliques, ce qui différencie les adaptogènes des stimulants, car contrairement à ces derniers, ils ont très peu d'inconvénients (pas d'addiction, pas d'altération des fonctions mentales, pas de symptômes psychotiques ni d'effets secondaires après une utilisation au long cours).

POUR LECTEUR AVERTI

Cette théorie, expliquant les régulations métaboliques provoquées par les adaptogènes, est expliquée clairement par Clément Donnadieu[4] qui rappelle qu'elle passe par différents mécanismes en lien avec l'axe hypothalamo-hypophysaire et la régulation de médiateurs tels que le cortisol (hormone permettant de faire face au stress), le monoxyde d'azote NO (molécule de signalisation intracellulaire agissant sur la réponse au stress), la protéine kinase JNK1 (rôle régulateur dans le développement neuronal, l'activation du système immunitaire ainsi que l'apoptose), le facteur de transcription FoxO (régulation des gènes impliquant survie et prolifération cellulaire, résistance au stress, longévité…) et surtout les protéines de choc thermique telles que la famille Hsp70 (protection et adaptation cellulaires au stress).

Cette énumération, quelque peu rébarbative, des médiateurs impliqués est nécessaire, car, même si tous les mécanismes chimiques ne sont pas élucidés, ils permettent d'entrevoir le mode de fonctionnement des adaptogènes développé par l'équipe d'Alexander Panossian[9] de l'Institut suédois de recherche sur les plantes. Le point clef du mode d'action des adaptogènes passerait par l'activation de l'expression de Hsp70 (Panossian avait déjà montré chez l'animal que les adaptogènes augmentaient les taux de Hsp72 dans le sérum).

La cascade de réactions et de modifications chimiques, dans la cellule, liée à l'augmentation de Hsp70 est clairement décrite par Donnadieu : «*Les protéines de choc thermique Hsp70 possèdent des actions multiples et l'augmentation de Hsp70 est l'une des voies expliquant l'efficacité de Rhodiola rosea. Hsp70 aide à maintenir l'homéostasie cellulaire en protégeant les cellules contre les facteurs de stress. De plus, Hsp70 inhibe JNK. Par conséquent, les taux de radicaux libres et de NO diminuent, ce qui permet la production plus abondante d'ATP nécessaires au bon fonctionnement de la cellule. L'apoptose est donc bloquée. Les récepteurs aux glucocorticoïdes sont activés, ce qui permet une diminution du taux de cortisol.* ***Le fonctionnement des récepteurs aux glucocorticoïdes et un niveau normal d'ATP permettent alors d'expliquer l'activité adaptogène (diminution de la fatigue et des symptômes liés à la dépression) ainsi que l'amélioration de la fonction cognitive (attention, mémoire et apprentissage)***».

Rhodiola rosea et les plantes adaptogènes permettent donc de protéger l'organisme face au stress. Ceci est très important, car un stress chronique ou de longue durée peut engendrer des troubles comme l'anxiété, la dépression, des insomnies et une baisse du système immunitaire, mais aussi des pathologies cardiovasculaires et métaboliques.

POUR LECTEUR AVERTI

De plus, les composés présents dans la rhodiole ont une action neuro-protectrice. Le salidroside protège les cultures cellulaires de neurones des dégâts causés par l'hypoxie et l'hypoglycémie. Il protège aussi les neurones du stress oxydatif en activant les enzymes anti-oxydantes thioredoxines, héme-oxygénase-1, et peroxiredoxine 1; en diminuant l'expression de la protéine pré-apoptotique BAX et en augmentant les niveaux de BCL-2 anti-apoptotique[12]. Le salidroside réduit aussi les dommages cellulaires et améliore l'activité des mitochondries[13]. ***In vivo*****, Rhodiola rosea augmente les niveaux de 5-hydroxytryptamine dans l'hippocampe et de faibles doses induisent une prolifération des cellules souches neuronales dans l'hippocampe, ce qui permettrait de réparer les neurones déficients[14] et expliquerait en partie son action sur la dépression.**

1-1. Effet de Rhodiola rosea sur la fatigue[15]

Les études cliniques portant sur la fatigue, les capacités de travail mental et le stress lié à la fatigue ont été bien menées et conduisent toutes au même résultat : *Rhodiola rosea* permet une diminution de la fatigue. Quelle que soit la façon dont est menée l'étude, la baisse de fatigue est perçue par les personnes testées : baisse du score total antifatigue[16], diminution de la fatigue en autoévaluation[17], diminution de la fatigue mentale[18], baisse du niveau de fatigue[19]...

Chez les patients atteints d'un syndrome de fatigue, caractérisé par une réaction sévère au stress avec des symptômes journaliers de fatigue apparus depuis au moins deux semaines, et consécutifs à un stress subi depuis au moins six mois, avec des activités journalières affectées de manière significativement négative, *Rhodiola rosea* diminue les symptômes dus à la fatigue et améliore l'attention cognitive après des administrations répétées durant quatre semaines.

Les recherches[20] confirment que les extraits titrés de rhodiole sont d'une grande utilité pour traiter les situations asthéniques qui se développent après un effort physique ou intellectuel intense, avec notamment une baisse des performances de travail, des insomnies, une perte d'appétit, de l'irritabilité, de l'hypertension, des migraines et de la fatigue.

1-2. Effet de Rhodiola rosea sur l'anxiété et la dépression

Certaines études chez le rat montrent des propriétés anxiolytique et antidépressive pour cette plante. Il est toutefois difficile de valider ces résultats chez l'être humain, car comme souvent dans ce type d'étude, les doses utilisées chez les rats et chez l'homme sont différentes (5 à 125 mg/kg chez le rat et 5 à 10 mg/kg chez les humains), et d'autre part, la physiologie des rats n'est pas celle des êtres humains. Il faut toutefois noter que certains extraits de *Rhodiola rosea* augmentent l'effet des neurotransmetteurs dans le cerveau via l'augmentation de la perméabilité de la barrière hémato-encéphalique aux précurseurs de la dopamine et de la sérotonine[21].

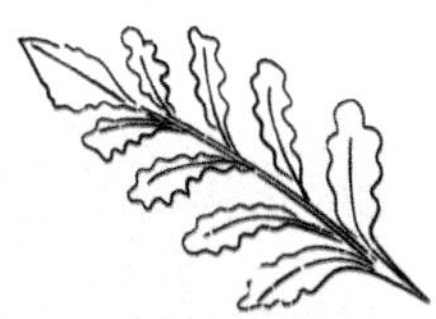

POUR LECTEUR AVERTI

L'administration par voie orale d'un extrait aqueux de *Rhodiola rosea* induit des modifications des taux de monoamines au niveau du cerveau et de l'hypothalamus. Dans le cerveau, une diminution du taux de noradrénaline et de dopamine ainsi qu'une augmentation du taux de sérotonine sont observées. Dans l'hypothalamus, c'est l'effet inverse qui se produit. Ces modifications sont le résultat de l'inhibition de l'activité des enzymes responsables de la dégradation de monoamines : la monoamine oxydase (MAO) et la Catechol-O-Methyl transferase[22].

L'évaluation clinique des extraits de rhizome de *Rhodiola rosea*, faite par Amsterdam et Panossian[23], chez des patients ayant des syndromes multiples de dépression, s'appuie sur deux études randomisées en double aveugle, contre placebo de 146 sujets à dépression majeure et sept études ouvertes totalisant 714 sujets ayant une dépression modérée induite par un stress. Ces études tendent à confirmer que les extraits titrés réduisent les symptômes chez des patients souffrants de dépression légère à modérée et, surtout, qu'ils ont un profil de sécurité et de tolérance très intéressant par rapport aux médicaments allopathiques conventionnels. Les auteurs font aussi remarquer que, bien que ces études modernes soient bien conçues et bien réalisées, elles ont des limites substantielles. Ils pensent donc que *Rhodiola rosea* représente une alternative naturelle pour les personnes intolérantes aux traitements conventionnels ou qui cherchent à les éviter.

Quand on connaît l'action de *Rhodiola rosea* sur le stress et sur les médiateurs du stress, il est tout à fait logique que la plante apporte un soulagement en cas d'anxiété ou de dépression légère à modérée.

Enfin, petit détail intéressant, il faut noter que la prise de rhodiole, une heure avant un repas, réduit voire abolit le comportement d'hyperphagie chez des rates femelles stressées.

1-3. Effet de Rhodiola rosea sur la mémoire

Il est très difficile de se faire une opinion à ce sujet, car si la plupart des tests chez l'animal montrent une augmentation de l'apprentissage suite à la prise d'extraits de *Rhodiola rosea*, d'autres ne montrent aucune différence avec le groupe témoin voire une diminution de l'apprentissage. Certains auteurs attribuent cette différence au fait que chaque test va faire fonctionner différents mécanismes neurochimiques et que l'extrait de *Rhodiola rosea* n'agit que sur certains d'entre eux[24].

Une revue systématique et méta-analyse[25] d'études précliniques destinées à évaluer l'effet de cette plante sur l'apprentissage et la mémoire a retenu 36 études incluant 836 animaux sur 760 articles potentiels au départ. Les auteurs concluent à des effets significatifs de *Rhodiola rosea* dans cinq types de tests spécifiques sur l'apprentissage et la mémoire par rapport au groupe contrôle. Toutefois, ils reconnaissent aussi que toutes ces études ont une évaluation globale à risque de biais élevé et que la qualité méthodologique des études prises en compte était variable et de faible niveau...

Je pense donc qu'il y a une connaissance encore insuffisante de l'impact de *Rhodiola rosea* sur la mémoire et un manque d'études dans ce domaine précis pour pouvoir tirer des conclusions claires.

2 Sphère immunologique

Les extraits de *Rodiola rosea* exercent une activité immuno-stimulante à la fois *in vitro* sur des cellules mononucléaires de sang humain et *in vivo* chez les animaux.

POUR LECTEUR AVERTI

Chez le rat, ces extraits améliorent l'immunité cellulaire en augmentant la production de cytokines Th1 (i.e. IFN-γ, IL-2 and IL-12), en réduisant l'apoptose des lymphocytes dans la rate et le thymus tout en prolongeant leur survie grâce à une régulation à la baisse de l'expression du facteur de nécrose tumorale (TNF-α)[26]. Le salidroside, non seulement, augmente les lymphocytes T (CD3+) et (CD4+), mais il favorise aussi la production des immunoglobulines (total IgG, IgG1 et IgG2α) chez le rat âgé[27]. Or les lymphocytes T participent de façon très importante à la réponse immunitaire en cas d'infection, ils détruisent les agents pathogènes de façon spécifique. Quant aux immunoglobulines, elles protègent l'organisme contre les bactéries, les virus, et certaines toxines présentes dans le sang ou la lymphe.

Au cours d'une autre expérience[28], des extraits aqueux et hydro-alcoolique (50 %) de *Rhodiola quadrifida* ont stimulé l'activité des granulocytes *in vitro*. Cette activité est importante, car ces granulocytes ont un rôle primordial de phagocytose lorsqu'ils rencontrent une cellule étrangère ou infectée, ce qui permet au corps de s'en débarrasser.

Il semblerait aussi que l'activité antivirale de l'orpin rose soit plus importante que l'activité antibactérienne :

Les flavonoïdes isolés des racines de *Rhodiola rosea* sont capables d'inhiber l'activité des neuraminidases de *Clostridium perfringens* (bactérie responsable de toxi-infections alimentaires humaines) et ils exercent une action antivirale anti-influenza *in vitro*[29] (influenza = virus de la grippe). Le salidroside inhibe la réplication des virus coxsackies B3 (responsables de nombreuses affections virales), peut-être via une régulation du stress oxydatif[30]. Plus récemment, des études ont permis de démontrer que *Rhodiola imbricata* inhibe la multiplication du virus de la Dengue, en régulant les gènes de la réponse immunitaire innée, RIG-I, MDA5, et ISG, en faveur d'une réponse immunitaire efficace[31]. L'effet antiviral et antibactérien des métabolites bioactifs de *Rhodiola rosea* a été étudié et mesuré dans le serum de coureurs marathoniens[32] après supplémentation. *Rhodiola rosea* permet de réguler la réponse antivirale de cellules infectées de la même façon que *Rhodiola imbricata*. En effet, cette étude montre qu'une supplémentation en *Rhodiola rosea* a le potentiel de protéger les athlètes d'une sensibilité aux infections induites par les entraînements intensifs et ceci en atténuant la réplication virale.

À NOTER

Stephen Harrod Buhner[33] en fait une plante spécifique en cas de dommages qui apparaissent durant des infections responsables d'encéphalites. Il la dit « hautement neuro-protectrice et fortement anti-inflammatoire pour le cerveau et le système nerveux central et pense qu'elle devrait être utilisée dans tous les cas d'infections responsables d'encéphalites ».

3 Sphère cardiovasculaire

Les maladies cardiovasculaires (CV) représentent une des pathologies les plus courantes au monde et elles incluent les désordres cardiaques et/ou des vaisseaux sanguins tels que les maladies des artères coronaires, les insuffisances cardiaques et les arythmies. Ces pathologies sont les principales causes de décès au monde particulièrement chez les personnes âgées.

Deux mécanismes, connus pour être impliqués dans les maladies ischémiques du cœur, sont le stress oxydatif et l'apoptose cellulaire.

POUR LECTEUR AVERTI

Études sur cellules et chez l'animal. *Rhodiola rosea*, via le salidroside, exerce un effet protecteur des lésions endothéliales induites par un stress oxydatif[34] (augmentation du niveau de certains antioxydants et de l'activité mitochondriale). De même, le salidroside peut réguler l'apoptose lors de maladies CV[35,36] (notamment en augmentant les taux de facteurs de croissance de l'endothélium vasculaire (VEGF), en réduisant l'expression de BAX et en augmentant le ratio BCL-2/BAX, en préservant le potentiel de transport membranaire des mitochondries). Ces études confirment que le salidroside a un effet protecteur de la nécrose des cardiomyocytes induite par hypoxie[37].

Toujours chez l'animal, les effets cardio-protecteurs de *Rhodiola rosea* s'expriment par un effet anti-arythmique[38] prononcé, la prévention d'un débit coronaire réduit et une augmentation de la contractilité en période post-ischémique. De plus, cette plante baisse la pression sanguine[39] et prévient les dommages cardiaques liés au stress, confirmant son rôle critique d'agent protecteur cardiaque chez l'animal. Il est à noter aussi que le tyrosol agit en synergie avec le salidroside et qu'il en augmente l'efficacité.

Une autre pathologie peut bénéficier des bienfaits des rhodioles. L'hypertension pulmonaire est une maladie chronique, complexe et progressive qui peut être mortelle. Plusieurs espèces du genre *Rhodiola* ont montré un effet inhibiteur sur le développement de l'hyperglycémie et de l'hypertension. Les deux types d'extraits, aqueux et alcoolique, de *Rhodiola rosea* exercent de fortes activités inhibitrices de l'enzyme de conversion de l'angiotensine[40](ECA). L'ECA est une protéine impliquée dans le contrôle de la tension artérielle qui entraîne par son action une élévation de la tension artérielle. Elle est localisée sur la face interne de tous les vaisseaux sanguins et est particulièrement concentrée dans les vaisseaux du poumon. Diminuer, voire inhiber l'ECA, permet donc de mieux maîtriser l'hypertension pulmonaire, ce qui expliquerait aussi le rôle bénéfique de *Rhodiola rosea* sur les symptômes du mal des montagnes en haute altitude.

Chez l'homme, très peu d'études cliniques sont disponibles. Une étude en double aveugle, randomisée contre placebo a testé l'effet du salidroside chez 60 patients cancéreux traités par epirubicine[41], qui est un des médicaments les plus efficaces pour soigner les cancers du poumon. Malheureusement, ce médicament peut provoquer des complications cardiaques avec tachycardie ventriculaire et libération de grandes quantités de molécules oxydantes (radicaux libres) notamment avec des doses élevées. Ce stress oxydatif est à l'origine de la cardiotoxicité de l'épirubicine. Cette étude a montré l'effet cardioprotecteur du salidroside particulièrement sur les dysfonctions de la région ventriculaire gauche et, tout aussi intéressant, un niveau de stress oxydatif qui était maintenu avec le salidroside alors qu'il augmentait dans le groupe placebo avec l'augmentation des doses en épirubicine.

En conclusion, on peut dire que l'association d'extraits de rhodiola, de salidroside et de tyrosol peut faciliter la prévention et le traitement du stress oxydatif lors de maladies cardiovasculaires (et cérébrovasculaires) et contribuer à la protection des maladies cardiovasculaires. Tout ceci mériterait d'être mieux étudié chez l'être humain.

4 Autres effets de *Rhodiola rosea*

4-1. Effet de Rhodiola rosea sur les performances physiques et sportives

Sept études cliniques randomisées[42-48] ont évalué les effets de *Rhodiola rosea* sur les performances physique et physiologique. Dans cinq de ces études, des volontaires sains ont été amenés à exécuter différents types d'exercices physiques, tels que du vélo (cyclo-ergomètre) ou flexion du poignet jusqu'à épuisement afin de comparer les effets de *Rhodiola rosea* par rapport à un placebo. Une étude a évalué le niveau de fatigue chez des étudiants avant et après la prise de *Rhodiola rosea* ou d'un placebo. Une dernière étude a testé l'effet de la plante chez des sportifs entraînés afin de faciliter l'oxygénation du sang en situation d'hypoxémie (manque d'oxygène dans le sang).

Cinq de ces études ont trouvé, dans le groupe *Rhodiola*, une augmentation significative du temps d'épuisement, une diminution du niveau de la protéine C réactive (PCR) et de la créatinine kinase ainsi qu'une augmentation de l'aptitude neuromotrice.

Deux études de faible envergure ont conclu que *Rhodiola rosea* n'améliorait pas l'oxygénation sanguine après une hypoxie due à une activité physique intense.

L'équipe de Parisi a pu établir aussi que la prise d'une supplémentation avec *Rhiolola rosea* pendant 4 semaines pouvait réduire les niveaux de lactates et les biomarqueurs de dommages musculaires après un exercice aérobique chez des sportifs entraînés.

Il n'est pas facile de déterminer la dose précise de rhodiole efficace et nécessaire pour obtenir des résultats bénéfiques chez le sportif, car les doses efficaces observées varient entre 7 mg et 60 mg de substances actives. Ce point mérite de plus amples études afin de valider la dose et le type d'extrait le plus efficace chez le sportif.

Ces recherches suggèrent toutefois qu'une supplémentation avec *Rhodiola rosea* peut être conseillée chez le sportif principalement pour ses propriétés de résistance face au stress lors de l'effort. La rhodiole permet de minimiser les dommages musculaires lors de l'effort physique, de favoriser une meilleure récupération physique et de diminuer la sensation de fatigue pendant l'effort.

4-2. Approche intégrative du cancer

Une fois diagnostiqués, les patients cancéreux vont se voir proposer les traitements conventionnels basés sur la chirurgie, la chimiothérapie et la radiothérapie. Certains patients cherchent une aide complémentaire, plus naturelle et basée sur différentes méthodes de soins, c'est l'approche intégrative. L'orpin rose trouve sa place ici avec bien d'autres plantes.

Cette plante est riche en composés phénoliques connus pour leurs propriétés anti-oxydantes. Or le stress oxydatif est un important stimulus des cellules cancéreuses et il joue un rôle critique à la fois dans la tumorigenèse (toutes les étapes menant à la formation des tumeurs) et le développement des métastases. Le salidroside semble contribuer activement aux propriétés anti-cancéreuses de la plante.

Il a été démontré que le salidroside inhibe sélectivement le développement de lignées cellulaires cancéreuses de la vessie[49]. De même, cette molécule peut inhiber de façon significative la prolifération de cellules de cancer pulmonaire[50] (non à petites cellules, appelées A549) en provoquant un arrêt du cycle cellulaire en G0/G1 et donc une mort cellulaire. Dans une autre étude[51] *in vitro*, le salidroside a un effet inhibiteur sur les métastases de cellules tumorales de fibrosarcome (cellules HT1080).

Rhodiola rosea renferme aussi un polysaccharide[52] aux effets prometteurs pour réduire la perte d'immunité obtenue sur des tumeurs expérimentales. Dans une expérience *in vitro*, ce polysaccharide a eu un effet cytotoxique puissant sur des cellules de sarcome (S-180) et, *in vivo* chez la souris, il inhibe la croissance de ces cellules et stimule de façon très importante la réponse immunitaire tout en protégeant les organes vitaux internes de ces cellules cancéreuses.

De plus, les études chez l'animal[53] ont montré que *Rhodiola rosea* réduisait la toxicité et augmentait l'effet anti-carcinogène du cyclophosphamide, de la rubidomycine et de l'adriamycine, molécules utilisées dans les traitements anti-cancéreux pour leurs propriétés cytotoxiques.

Tout ceci, bien sûr, ne fait pas de *Rhodiola rosea* un traitement du cancer, mais cette plante peut trouver sa place dans un but à la fois synergique avec d'autres plantes, mais aussi pour ses capacités adaptogènes qui lutteront contre la fatigue qui accompagne de nombreux traitements anti-cancéreux. Il faut toutefois garder à l'esprit que cette plante a une forte activité anti-oxydante et qu'il est donc préférable de ne pas la prendre en même temps que des chimiothérapies oxydatives (par exemple, arrêter sa prise deux jours avant une chimio, le jour de la chimio et les deux jours suivants).

4-3. *Orpin rose et foie*

Plusieurs études, menées chez l'animal, mettent en avant l'effet protecteur de l'orpin rose contre des dommages hépatiques causés par certains médicaments et une protection des dommages oxydatifs du foie au cours de certaines pathologies.

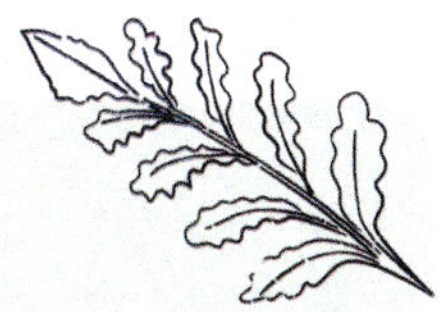

POUR LECTEUR AVERTI

Rhodiola rosea **a été testé[54] chez le rat souffrant d'hépatite toxique expérimentale. Cette plante produit un effet hépato-protecteur se manifestant par la normalisation de l'activité de l'aspartate-aminotransférase (ASAT) et de la phosphatase alcaline en ramenant à des valeurs normales le taux d'urée, de bilirubine et en réduisant l'activité de l'alanine-aminotransférase (ALAT) ainsi que la glutathion-S-transférase dans le plasma des rats servant de modèle hépatique toxique.**

Les mécanismes hépato protecteurs[55] sont, à nouveau, en partie dus à l'activité anti-oxydante du salidroside et une inhibition du facteur induit par l'hypoxie-1 (*HIF-1 pour hypoxia inducible factor-1*), ce qui est significatif d'une baisse du stress hypoxique.

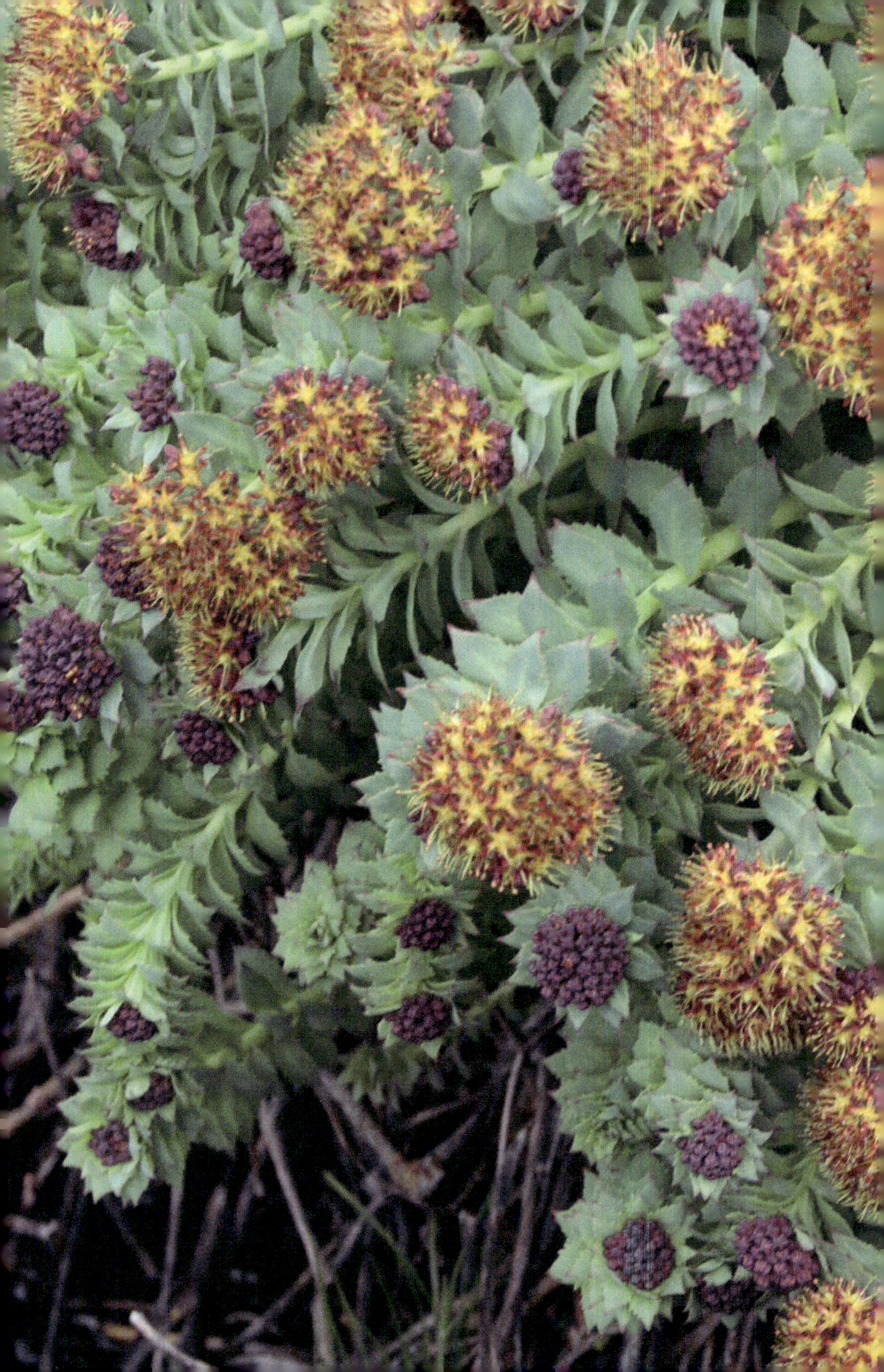

4-4. Autres effets de l'orpin rose

- **Diabète** : des études récentes ont parlé des effets potentiels de Rhodiola rosea et du salidroside pour lutter contre le diabète. Ces études sont faites chez l'animal et à des doses parfois inatteignables chez l'homme. Notons toutefois que Rhodiola rosea et Rhodiola crenulata[56] exercent des effets inhibiteurs de l'α-amylase et de l'α-glucosidase (le tyrosol a une forte activité inhibitrice de l'α-glucosidase), ce qui peut être très utile pour limiter l'hyperglycémie postprandiale chez le diabétique de type 2.

- **Activité anti-inflammatoire** : plusieurs études ont rapporté que la teinture de Rhodiola rosea exerce des effets anti-inflammatoires. Elle inhibe les enzymes en rapport avec l'inflammation comme la cyclo-oxygénase-1 (COX-1), COX-2 et phospholipase A2 dans une étude in vitro [57]. Un extrait de Rhodiola rosea a permis de faire chuter la protéine C réactive (qui est un marqueur de l'inflammation) et l'expression de la créatinine kinase, dans le sang de volontaires sains entraînés, après un exercice épuisant[58] indiquant que l'extrait a un effet anti-inflammatoire et qu'il protège le tissu musculaire pendant l'effort.

- **Soins de peau et blanchiment** : plusieurs études font part de l'intérêt d'utiliser les plantes du genre Rhodiola dans les soins de peau, la cicatrisation des plaies et pour moduler la synthèse de la mélanine. Chez le rat, les blessures traitées avec des extraits de Rhodiola imbricata guérissent plus rapidement et on note une augmentation de la prolifération cellulaire et de la synthèse du collagène au niveau de la blessure[59]. La bactérie Propionibacterium acnes joue un rôle très important dans l'acné et elle est capable de fabriquer un biofilm qui la protège et diminue sa sensibilité aux agents antimicrobiens. Rhodiola crenulata exerce une activité anti-biofilm[60] vis-à-vis de cette bactérie. Enfin, les extraits de Rhodiola rosea, le salidroside et le tyrosol peuvent être utilisés comme agents de blanchiment[61] (ils inhibent l'activité de la tyrosinase et donc diminuent la synthèse de la mélanine).

- **Allongement de la durée de vie et activité « anti-aging »** : la rhodiole augmente de façon significative la durée de vie de la drosophile ou mouche du vinaigre (*Drosophila melanogaster*, qui sert de cobaye pour ce genre de test), probablement en augmentant la résistance au stress et en diminuant le stress oxydatif[62]. Pour de nombreux chercheurs[63], l'orpin rose réunit des propriétés anti-oxydante, anti-cancer, neuro-protectrice, adaptogénique, etc. qui en font un bon candidat dans le cadre d'une médecine anti-âge naturelle.

Effets indésirables et contre-indications

L'orpin rose présente très peu d'effets indésirables. Il est à noter l'apparition possible d'une agitation et/ou de la surexcitation (ceci apparaît en général pour des doses de 1,5 à 2,0 g ou plus d'extraits d'orpin rose titrés à 2 % de rosavine, soit une dose dix à vingt fois plus élevée que la dose recommandée). C'est pourquoi il est recommandé de prendre cette plante le matin, de commencer par des doses faibles et de monter graduellement.

L'orpin rose est **contre-indiqué dans les** états **d'excitation**. Elle a une activité anti-dépressive et **ne doit pas être utilisée chez les personnes bipolaires** qui ont tendance à développer des épisodes maniaques quand on leur administre des antidépresseurs ou des stimulants.

La rhodiole est également **contre-indiquée**, par précaution, **chez la femme enceinte et la femme allaitante** par manque d'études sur le sujet.

Interactions avec d'autres médicaments

Théoriquement, la rhodiole peut augmenter l'action de médicaments ayant un effet stimulant.

Malgré la très faible toxicité de *Rhodiola rosea*, celle-ci semble avoir un potentiel d'interactions avec l'absorption de certains médicaments[64] **surtout pour des doses élevées**.

POUR LECTEUR AVERTI

Les cytochromes P450s (CYPs) sont des isozymes qui ont différents rôles métaboliques avec des substrats spécifiques. Chacun a un effet distinct sur le taux d'absorption et de biodisponibilité des médicaments dans le corps. L'orpin rose peut être catégorisé comme un inhibiteur modéré *in vivo* des CYPs. L'effet sur les CYPs (démontré chez l'animal) se manifeste souvent pour des doses qui sont élevées chez l'homme (ex. : 50 mg/kg chez l'animal, ce qui fait une dose de 3,5 g chez un homme de 70 kg). Scot et al. ont démontré que les extraits de *Rhodiola rosea* dans l'éthanol ont une inhibition significative de l'activité des cytochromes CYP3A4 et CYP19[65]. Il y a une relation positive entre la concentration de rosarine et le niveau d'inhibition des CYPs. Certains extraits[66] d'orpin rose exercent aussi une inhibition non compétitive de CYP2C9 qui compte pour au moins 20 % au sein des cytochromes P450 du foie et participe au métabolisme d'environ 20 % de tous les médicaments, dont des médicaments à faible marge thérapeutique comme la phénytoïne ou la warfarine. Des interactions ont été rapportées notamment avec des médicaments psychotropes[67] : antidépresseurs (Escitalopram, Fluoxetine + mirtazapine, Paroxetine, Duloxetine) ; antipsychotiques (haloperidol, Quetiapine + sulpiride, Risperidone) ; anxiolytiques (Diazepam, Alprazolam, Clonazepam).

Il faut donc être prudent quand on augmente les doses recommandées de *Rhodiola rosea* et notamment par rapport aux médicaments à faible marge thérapeutique.

Posologie et mode d'administration

1 Sous forme de complément alimentaire

Les doses à utiliser varient selon le degré de standardisation de l'extrait.

Pour une administration chronique quotidienne : 360 -600 mg d'un extrait standardisé à 1 % de rosavine; 180-300 mg d'un extrait standardisé à 2 % et 100-170 mg si standardisé à 3,6 %. La prise de l'extrait doit commencer plusieurs semaines avant la date supposée de l'exposition à un stress et continuer durant toute la période «à risque».

Pour une administration en aigu : pour préparer un événement particulier (examen, compétition athlétique...), une dose de charge peut être effectuée en prenant 3 fois la dose d'administration chronique en une seule prise.

La période d'utilisation peut aller d'une seule prise (administration aiguë) jusqu'à 4 mois. Ceci est valable pour les autres formes d'utilisation ci-après décrites.

2 Teinture de racine

Avant de décrire le mode préparatoire de la teinture, voici quelques remarques[68] très importantes surtout si vous cultivez la plante et faites votre propre récolte :

- les rhizomes récoltés au mois de mars renferment beaucoup plus de rosavines que s'ils sont récoltés en août ou novembre;

- les rhizomes contiennent plus de rosavines que la racine (de 2 à 3 fois plus);

- coupez les rhizomes en petits morceaux pour raccourcir la durée de séchage (ne pas dépasser 10 jours de séchage)

- les rosavines sont bien extraites avec un alcool à 70-90 % alors que les dérivés aglycones le sont avec un alcool à 50-70 %. Conclusion, préférez un alcool à 70° pour l'extraction.

Utilisez les rhizomes secs, que vous couperez en petits morceaux ou que vous passerez rapidement au moulin à café, en respectant le ratio 1 :5 (c'est-à-dire une part de racine pour 5 parts d'alcool à 70°, par exemple 30 g de racine et 150 g d'alcool. On peut aussi faire un ratio 1 :3). Laissez macérer 3 semaines, pressez les rhizomes pour récolter tout le jus et filtrez.

Cette teinture contient approximativement 0,5-4,1 mg/ml de rosavines correspondant à 0,31-2,6 % dans la drogue sèche, soit pour 1 cuillère à café de teinture en moyenne 11,5 mg de rosavines et pour 1 cuillère à soupe en moyenne 34,5 mg.

Dose pour une utilisation chronique : 30 à 40 gouttes 3 à 4 fois par jour dans un verre d'eau.

Dose pour une utilisation aiguë : ½ à 1 cuillère à café 3 fois par jour pendant 20-30 jours ou encore une cuillère à soupe avant un événement « stressant ».

3 Usage alimentaire

L'orpin rose est une plante comestible au même titre que d'autres sedums, mais il ne faut la cueillir qu'avec modération, car elle n'est pas fréquente. Les jeunes pousses sont comestibles crues ou cuites à la vapeur, à la poêle, etc.

Voici d'ailleurs ce que rapporte Nathalie MOUGIN[69] au sujet de la rhodiole et des Inuits :

« Les Inuits de l'Alaska et du Canada consomment, souvent en grande quantité, ses tiges et ses feuilles charnues comme légume vert. Ils les ramassent généralement au début de l'été. Ils les font fermenter dans l'eau, puis les mangent avec leur eau de trempage et du lard de morse ou d'autres mammifères marins ou encore de l'huile. Une fois prête, la préparation est conservée au froid afin d'éviter toute fermentation ultérieure. La plante possède une agréable saveur acidulée ».

En conclusion, Rhodiola rosea exerce des effets positifs et peut être conseillée dans les domaines suivants :

Remarque : Si vous voulez utiliser un complément alimentaire de *Rhodiola rosea*, privilégiez les extraits standardisés en « rosavines » (minimum 3 %) et salidroside (0,8-1 %).

- **En rapport avec l'effet adaptogène**
  - Asthénie après un effort physique ou intellectuel intense (avec notamment une baisse des performances de travail, des insomnies, une perte d'appétit, de l'irritabilité, de l'hypertension, des migraines et de la fatigue)
  - Fatigue chronique ancienne
  - Convalescence après une maladie ou infection de longue durée

- **En rapport avec l'activité sur le système nerveux**
  - Stress, burn-out et épuisement nerveux
  - Dépression légère à modérée, anxiété
  - Améliorer la mémoire et l'attention

◆ **En rapport avec l'effet immuno-stimulant**

- Prévention des infections (virales et bactériennes) en cas de fonction immunitaire faible

◆ **En rapport avec l'effet sur les performances sportives**

- Favoriser une meilleure récupération physique et diminuer la sensation de fatigue pendant l'effort

◆ **En rapport avec son activité cardiovasculaire**

- troubles du rythme cardiaque
- hypertension, notamment pulmonaire

◆ **En rapport avec l'activité métabolique**

- pré-diabète et diabète (diminution de l'hyperglycémie postprandiale)

◆ **En rapport avec une approche intégrative du cancer**

- diminution de la fatigue et du stress avec suivi du médecin traitant
- association au protocole du Dr. Schwartz pour stimuler les mitochondries

◆ **En rapport avec l'activité hépatique**

- hépatites, notamment médicamenteuses

◆ **En rapport avec les propriétés sur l'épiderme (peau)**

- soins de peau (pour accélérer la cicatrisation) et blanchiment

La pharmacologie de plusieurs usages traditionnels de la rhodiole a été validée dans des études récentes, bien que ces études aient été conduites *in vitro*. Approximativement 140 composés chimiques ont été isolés de cette plante, mais seulement une poignée de ces substances a donné lieu à des recherches, comme le salidroside, les flavonoïdes et des polysaccharides. *Rhodiola rosea* possède un potentiel médicinal énorme qui reste à explorer, notamment en comblant le fossé entre les résultats expérimentaux et les applications cliniques.

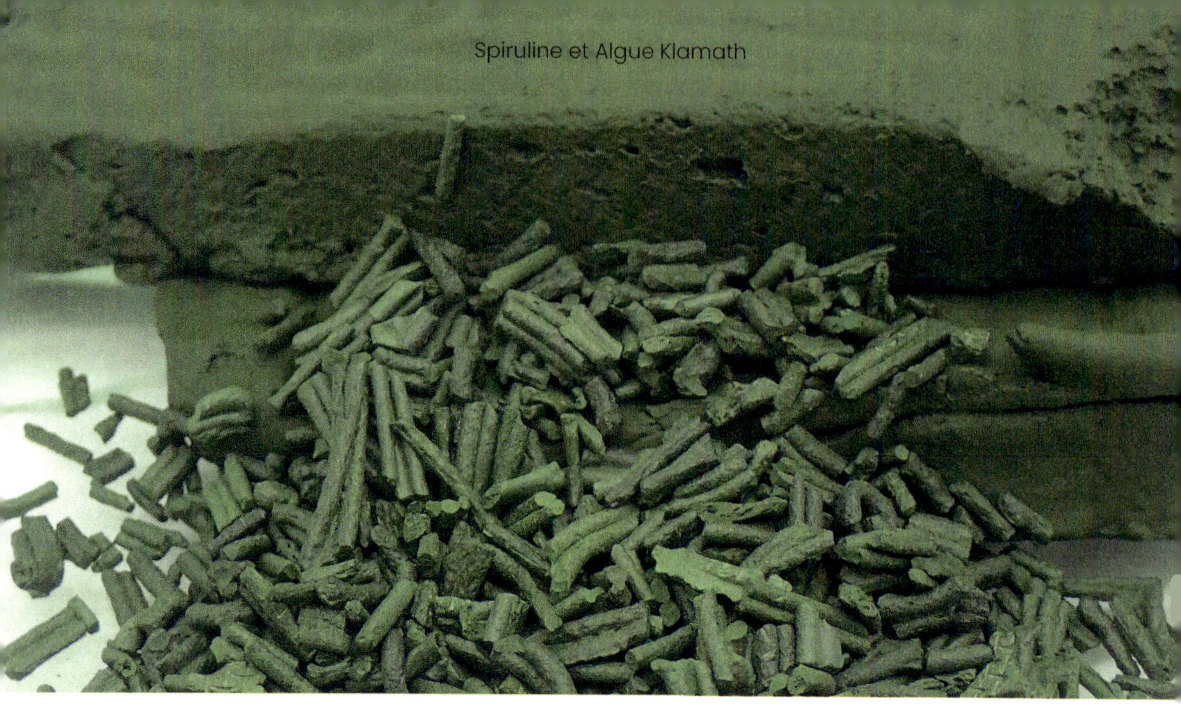

Spiruline et Algue Klamath

Deux super-aliments venus du fond des âges

Situées à mi-chemin entre le règne végétal et le règne animal, la spiruline et l'algue Klamath sont des micro-organismes appartenant à la classe des cyanobactéries (on ne devrait donc pas les appeler « algues ou micro-algues », mais bien cyanobactéries : je maintiens cependant le terme d'algue qui est rentré dans le langage courant pour ces deux super-aliments). Le groupe des cyanobactéries, anciennement appelées « algues bleues », compte parmi l'une des plus anciennes formes de vie sur Terre et constitue l'essentiel des bactéries capables de photosynthèse avec production d'oxygène.

La spiruline est consommée depuis des siècles par des peuples d'Afrique et d'Amérique centrale; elle se développe naturellement dans des lacs alcalins riches en sels minéraux des régions chaudes et ensoleillées. De grandes et très petites entreprises se sont lancées dans la culture de cet organisme, souvent à une échelle industrielle depuis les années 70.

L'algue Klamath, contrairement à la spiruline, est récoltée uniquement en milieu naturel, dans le lac Klamath dans l'État de l'Oregon aux États-Unis. Elle a été découverte par un botaniste amateur dans les années 1970 et sa commercialisation a commencé en 1980 en tant que complément alimentaire. Des bienfaits inattendus dans certaines maladies graves ont fait engager des recherches scientifiques, depuis 1995, qui ont abouti à de nombreux articles et brevets.

La spiruline rend, et a rendu, des services considérables dans les domaines humanitaires (malnutrition) et de la médecine nutritionnelle. Les avantages attribués à la spiruline sont multiples. Il s'agit de sa valeur nutritionnelle, de la biodisponibilité de ses nutriments, de la simplicité de la méthode de production, de ses exigences modérées en eau et en matériel (petits bassins artisanaux en plastique; plus grands bassins en plastique ou en ciment), de sa conservation excellente après séchage, de la sécurité de sa consommation, de son rendement élevé tout au long de l'année et, enfin, de son intérêt dans d'autres domaines (effets anti-cancéreux, renforcement du système immunitaire, maladies métaboliques, sportifs...).

L'algue Klamath, appelée aussi AFA pour *Aphanizomenon Flos Aquae*, est une algue exceptionnelle souvent dénommée «super aliment» grâce à sa haute teneur en nutriments (plus de cent quinze!). Elle est encore plus riche en minéraux, oligoéléments et vitamines que la spiruline. Elle permet d'augmenter la capacité de régénération cellulaire, elle stimule le système immunitaire, elle a une activité anti-tumorale et une action sur le psychisme en améliorant la sensation de bien-être pour ne citer que quelques-unes de ses propriétés. Vous découvrirez, dans les pages qui suivent, ce qui la distingue de la spiruline et quel avantage elle représente pour l'organisme humain.

Il est à noter qu'une partie des propriétés de ces deux cyanobactéries est due à la présence de pigments, le plus connu étant la phycocyanine, pigment sur lequel nous nous attarderons.

Enfin, il faut dire que les méthodes modernes et industrielles de production de la spiruline nuisent à la qualité du produit final, ce qui peut parfois expliquer de mauvais résultats sur le plan médical, avec certains types d'extraits. En effet, lors des fabrications industrielles, la spiruline est atomisée à haute température pour être séchée par pulvérisations successives (*spray-drying*) et réduite en poudre. Or de nombreux nutriments contenus dans la spiruline sont sensibles à ces hautes températures. Cette poudre est mise en gélules, mais a perdu beaucoup de ses principes actifs, notamment les plus sensibles (phycocyanine, SOD, vitamines, oligo-éléments...).

Découvrons maintenant comment ces deux aliments puissants, équilibrés et naturellement purs, peuvent être des atouts santé sans prendre de risques.

LA SPIRULINE « Arthrospira platensis » : la spirale qui fait tourner les têtes ?

Qu'est-ce que la spiruline[1,2,3] ?

Durant le précambrien, il y a environ 3,5 milliards d'années, les premières formes de vie — les cyanobactéries — sont apparues sur Terre et parmi celles-ci, la spiruline, minuscule algue bleue.

La spiruline est une des 2000 espèces de cyanobactéries, elles-mêmes regroupées en 200 genres. Celle qui nous intéresse — qui est commercialisée sous le nom de spiruline et sous le nom commercial anglophone *spirulina* — appartient au genre *Arthrospira*. Les deux espèces les plus répandues, pour la culture de cet aliment, sont *Arthrospira platensis* (dont il est question ici) et *Arthrospira maxima*. Les appellations *Spirulina platensis* et *Spirulina maxima* sont couramment utilisées pour désigner ces deux espèces, car il s'agit de leurs anciennes dénominations.

Notre spiruline est à la charnière entre le règne des bactéries (qui échangent des informations génétiques entre elles), le règne des végétaux (qui contiennent de la chlorophylle et effectuent la photosynthèse) et le règne animal (qui a des parois cellulaires dépourvues de cellulose). Voilà pourquoi les scientifiques l'ont classée parmi les cyanobactéries (avec le préfixe «*cyano*» (bleu) du nom du pigment bleu, la phycocyanine).

À NOTER

Ce qui vient d'être dit est très important, car la paroi cellulaire de la spiruline et de la klamath ne contenant pas de cellulose, elle va se rompre facilement une fois au contact des sucs gastriques et tous les nutriments contenus dans ces deux cyanobactéries sont alors facilement assimilables par l'organisme humain. C'est grâce à sa membrane cellulaire formée par une lipoglycoprotéine similaire au glycogène humain que notre corps assimile presque immédiatement son contenu.

La spiruline se présente sous la forme d'une micro-algue bleu-vert, unicellulaire ou multicellulaire et filamentaire, mobile et enroulée en spirale. Ce filament a une forme hélicoïdale, appelé trichome, observable uniquement en milieu liquide. Le nom «spiruline» vient de cet aspect spiralé (en latin *spira* qui signifie *enroulement*).

Des capacités de survie exceptionnelles

La forme du filament de spiruline peut varier en fonction de la température. La forme hélicoïdale n'apparaît que lorsque les conditions environnementales sont favorables (liquide ou milieu de culture). À haute température, la spiruline passe à l'état de repos et prend une forme irrégulière, voire linéaire. A contrario, si les conditions de température et d'humidité chutent, la spiruline a une capacité dite de cryptobiose, c'est-à-dire qu'elle est capable de se rétracter sous forme d'agrégat de filaments, conservant au centre de cet agrégat un minimum d'humidité pour sa survie, en attendant que les conditions redeviennent favorables. C'est grâce à cette prouesse physique que la spiruline a pu survivre aux périodes glaciaires ! Si on complète le tableau en rappelant qu'elle se reproduit selon un développement de 25 % par jour (sa quantité double tous les 4 jours), on comprend mieux le qualificatif de « super aliment » donné à la spiruline par le Dr Jean Dupire[4].

Petites histoires des spirulines

De nombreuses légendes circulent au sujet des spirulines, ces algues filles de l'union du soleil et de l'eau. Si de nombreux peuples l'ont certainement consommée depuis l'Antiquité, la spiruline fut certainement un aliment des Aztèques au Mexique — jusqu'à la conquête espagnole au XVIème siècle — et, plus près de nous, des Kanembus au Tchad, qui perpétuent encore de nos jours son utilisation.

Avant la découverte des Amériques par Christophe Colomb au XVème siècle, les Aztèques, au Mexique, consommaient déjà depuis des temps immémoriaux la spiruline récoltée en particulier dans le lac alcalin de Texcoco, situé près de la ville de Mexico. Ils avaient en effet remarqué qu'une légère addition de spiruline à leur nourriture de base, le maïs, permettait une meilleure assimilation de cette céréale qu'ils préparaient avec une sauce pimentée de tomates « le chimoli »[5]. Les Aztèques récoltaient une boue bleu-vert dans le lac qu'ils faisaient sécher au soleil, avant de découper de petites briques. Ce produit était appelé Tecuithal « excrément de pierre », car ils pensaient qu'il était produit par des minéraux.

De même, depuis des temps reculés, est fait mention de l'existence, au Nord de la République du Tchad, d'une population — les Kanembus — qui se nourrit de galettes fabriquées à partir de l'algue bleue *spirulina*. La bouillie verte récoltée à la surface des lacs de cette région, à l'aide d'un filet à maille très fine, est filtrée dans du sable pour être transformée en galettes séchées au soleil : le *dihé* (soleil bleu). Cette galette peut ensuite être mélangée à du mil, au poisson et à une sauce aux tomates, épices et piments afin d'obtenir un plat équilibré.

L'analyse des gâteaux des Kanembus prouve que les spirulines, qui en constituent la masse essentielle, ont un contenu fabuleux : 50 à

60 % de leur masse est faite de protéines de bonne qualité alimentaire, le reste représente des graisses pour 6 % et des sucres pour 15 à 20 %. À cela s'ajoutent toute la panoplie des vitamines et une série d'autres molécules rares, fort utiles à une nutrition saine et complète.

Au début des années 1960, les premières publications sur la spiruline commencent à apparaître ; en 1974, la spiruline est déclarée « meilleure source alimentaire du futur – *best food for the future* » par l'Organisation des Nations Unies (ONU)[6] ; dès 1975 et 1976, la valeur alimentaire des spirulines est bien établie par Delpeuch et al.[7] et Sautier et Trémolières[8] ; en 1979, la spiruline arrive dans les premiers magasins aux États-Unis tandis qu'il aura fallu dix ans de réflexion au Conseil Supérieur d'Hygiène Publique pour qu'il donne un avis favorable à la consommation d'algues en France en 1984[2] ; le premier colloque international sur la spiruline s'est tenu au lac Chenghai (Yunnan, Chine) en 1996.

Depuis, la spiruline (genre *arthrospira*) a été retrouvée dans de nombreux endroits du monde. Des cultures intentionnelles artisanales ou intensives se sont implantées aux quatre coins du monde permettant d'obtenir une spiruline contenant jusqu'à 70 % de son poids sec en protéines. Si elle représente une solution à la malnutrition protéique de certains pays les plus défavorisés, obtenir une spiruline conservant toutes ses propriétés et ses « molécules sensibles » nécessite un respect de la matière produite tout au long de sa production.

Écologie et culture

Je ne rentrerai pas dans les détails de la culture et production de spiruline, mais il faut savoir que celle-ci prolifère dans des eaux très minéralisées, extrêmement alcalines et chaudes, contenant une source d'azote fixée. Ces conditions environnementales très contraignantes excluent la plupart des autres êtres vivants. Dans le cas d'une récolte en milieu naturel, certains toxiques minéraux (arsenic, fluorure notamment) peuvent être présents en raison des compositions géologiques des régions concernées.

Ces problèmes de contamination semblent inexistants, en France du moins, pour la spiruline cultivée en milieu artificiel du fait de la très faible teneur en éléments toxiques apportés par les produits chimiques industriels utilisés pour leur préparation (mais je reviendrai sur ce sujet dans la partie « toxicité »).

Il est par contre important de souligner le rendement de cette culture qui est intéressant par rapport à la culture céréalière ou l'élevage qui demandent plus d'eau. Le rendement protéique par hectare est très élevé (30 à 50 tonnes par hectare alors que le soja produit environ 2,5 tonnes de protéines par hectare)[9].

Composition nutritionnelle

Il est bien établi que les variations de conditions de culture provoquent facilement de forts changements dans la composition biochimique des spirulines : la période de récolte, l'origine géographique, le procédé de récolte, de séchage, de broyage, de conditionnement, mais aussi le taux d'ensoleillement et le fait que certains industriels supplémentent les milieux de culture afin que la spiruline produite soit plus riche en fer, en zinc ou encore en acides gras, influencent fortement la composition finale de la spiruline.

En général, la spiruline est composée, en moyenne, de 60 % de protéines, 20 % de glucides, 5 % de lipides, 7 % de minéraux, 3 à 6 % d'eau ainsi que des vitamines, de la chlorophylle et des phycobiliprotéines (10-12 % de phycocyanine).

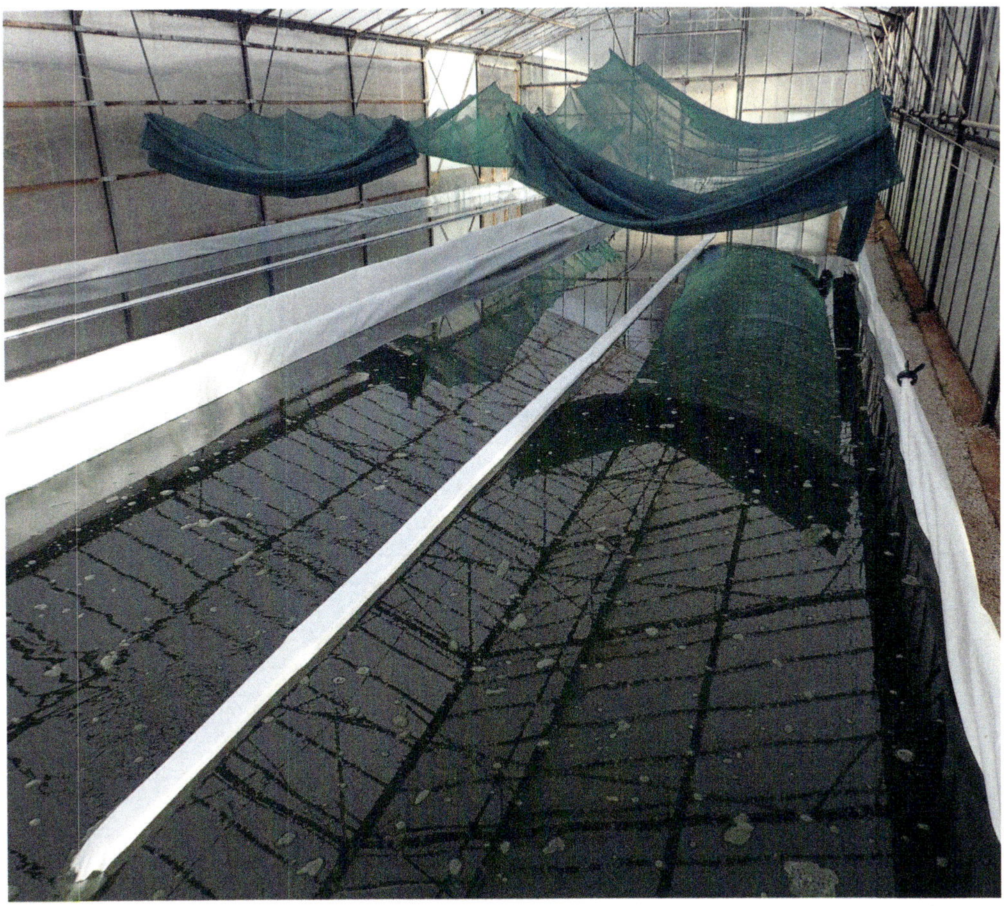

La fiche nutritionnelle suivante, publiée par le CEVA (Centre d'Étude et de Valorisation des Algues[10]), détaille cette composition nutritionnelle :

Spirulina

Fiche Nutritionnelle

CEVA

Teneurs pour 100 g d'algue déshydratée (produit brut) *Version du 14/03/2015*

Paramètres	Unité	Teneur Moyenne	Min	Max	Nb données
Energie	kJ	1 553			
Energie	kcal	372			
Eau	g	5,9	1,6	11,0	19
Minéraux	g	7,6	4,4	13,2	12
Protéines (Nx6.25)	g	60,8	43,3	79,3	49
Glucides (par différence)	g	17,5			
Fibres Alimentaires	g	2,2	0,1	7,4	8
Lipides	g	6,0	1,9	9,8	38
AG saturés	g	2,49	2,49	2,49	1
AG monoinsaturés	g	0,64	0,64	0,64	1
AG polyinsaturés	g	1,96	1,96	1,96	1
Phycocyanine	g	11,2	7,5	18,4	5
Sodium	mg	618	28	1 448	10
Magnésium	mg	560	185	1 789	12
Phosphore	mg	1 041	111	3 671	13
Potassium	mg	1 360	932	1 789	9
Calcium	mg	487	61	1 850	14
Manganèse	mg	4,3	1,7	10,8	9
Fer	mg	79,7	26,8	169,4	15
Cuivre	mg	1,3	0,3	2,7	6
Zinc	mg	5,3	1,2	31,1	11
Iode	mg	0,0	0,0	0,0	5
Sélénium	µg	nd			
Chrome	µg	273,0	60,0	580,0	6
Molybdène	µg	nd			
Vitamine A (eq rétinol)	mg	29,4	2,8	79,1	3
Beta-carotène	mg	127,1	21,7	178,9	4
Vitamine D	µg	0,0	0,0	0,0	1
Vitamine E (eq tocophérols)	mg	10	4	18	5
Vitamine K ou phytoménadione	µg	760	24	1 497	2
Vitamine C	mg	11,1	7,5	18,8	4
Vitamine B1 ou Thiamine	mg	3,4	2,2	5,2	6
Vitamine B2 ou Riboflavine	mg	3,6	3,1	4,3	6
Vitamine B3 ou PP ou Niacine	mg	14,4	11,1	22,1	4
Vitamine B5 ou acide panthothénique	mg	0,90	0,43	1,22	3
Vitamine B6 ou Pyridoxine	mg	0,4	0,1	0,8	6
Vitamine B8 ou H ou Biotine	µg	19,0	4,3	37,7	4
Vitamine B9 ou Folates	µg	59,3	37,7	88,5	5
Vitamine B12 ou Cobalamines	µg	236,1	13,7	659,0	10

Elaboré par le CEVA (Centre d'Etude et de Valorisation des Algues), Pleubian, France - www.ceva.fr

Que doit-on retenir de cette liste de nutriments ?

Les protéines

Tout le monde sait que la spiruline est riche en protéines puisqu'elles représentent 50 à 70 % de son poids sec. Mais une fois que l'on a fait cette affirmation, il faut réfléchir en dose conseillée par jour de spiruline, soit en général une consommation d'une cuillère à soupe par jour (5 grammes). On s'aperçoit donc que l'apport de protéines dans 5 g est au maximum de 3,5 de protéines. La FAO et l'OMS préconisent un apport minimal en protéines de 0,57 g/kg/j soit 42 g pour un adulte de 75 kg. Notre portion de spiruline n'apporte finalement que 3,5 g sur les 42 g nécessaires, soit 8,3 %. Oui, mais...

D'un point de vue qualitatif, les protéines de la spiruline ont une valeur biologique très haute, car elles renferment tous les acides aminés essentiels pour l'adulte ; ceux-ci représentent 47 % du poids total des protéines. Les acides aminés essentiels les moins représentés sont les tryptophane et ceux soufrés (méthionine, cystéine et lysine).

À NOTER

En fait, l'énorme avantage de la spiruline, contrairement à d'autres sources végétales proposées pour leur teneur en protéines (levures, chlorelles...), c'est qu'elle n'a pas de cellulose dans sa paroi cellulaire et donc qu'elle est très fragile. Nul besoin de chauffer ou d'un quelconque traitement, la biodisponibilité de tous les nutriments est optimale et son contenu est parfaitement digestible ! Concernant les protéines, une notion importante est l'utilisation protéique nette (UPN) déterminée par la digestibilité, et calculée à partir du pourcentage d'azote absorbé. La spiruline, simplement séchée, présente une très bonne digestibilité des protéines : de 53 à 61 % (soit 85 à 92 % de celle de la caséine pure)[11]. La comparaison de cette UPN avec d'autres aliments donne une idée de l'intérêt nutritionnel protéique de la spiruline : elle est de 40 % environ pour les protéines végétales de type maïs ou mil, 53 à 61 % pour la spiruline, 70 % pour les protéines de viande, 87 % pour l'albumine de l'œuf, et 95 % pour le lait de femme.

En quelques mots, nous pouvons donc dire que la spiruline est un apport en acides aminés indispensables de très bonne qualité, mais qu'elle reste une source complémentaire vu le faible taux de protéines apportées si on respecte une ration de 5 à 20 g par jour.

Les lipides

Selon les publications, la valeur du poids sec en lipides totaux varie de 5,6 à 11 % en poids et même 14,3 % au maximum. Cette fraction lipidique se caractérise par un bon équilibre acides gras saturés/acides gras polyinsaturés. Les lipides peuvent être séparés en une fraction saponifiable (83 %) et une fraction insaponifiable (17 %) contenant essentiellement une paraffine, des pigments, des alcools terpéniques et des stérols.

Profil typique des acides gras de la spiruline (Arthrospira sp)[11] :

Acides gras	**% des acides gras totaux**
palmitiques (16:0)	25-60 %
palmitoléique (16:1) oméga-6	0.5-10%
stéarique (18:0)	0.5-2%
oléique (18:1) oméga-6	5-16 %
linoléique (18:2) oméga-6	10-30 %
gamma-linolénique (18:3) oméga-6	8-40 %
alpha-linolénique (18:3) oméga-3	absent

Tableau 1 : principaux acides gras de la spiruline.

Trois points importants sont à mettre en exergue à partir de ce tableau : de tous les acides gras isolés de la spiruline, l'acide palmitique (C16:0) représente en moyenne plus de 40 % des acides gras totaux. Il faut aussi noter la présence d'acide gamma-linolénique (C18:3 n-6) en quantité relativement élevée (en moyenne 24 %), et de l'acide linoléique (C18:2 n-6) avec 20 % en moyenne des lipides totaux.

La présence d'acide gamma-linolénique (GLA), 18:3 oméga-6 est à souligner du fait de sa rareté dans les aliments courants et de sa haute valeur alimentaire présumée. Le GLA est un acide gras polyinsaturé présent dans les huiles d'onagre, de bourrache, de pépin de cassis, de chanvre et dans la spiruline. C'est en effet un acide gras essentiel qui joue un rôle clé au niveau de la régulation des mécanismes cellulaires (les acides gras polyinsaturés sont les précurseurs des prostaglandines, des leucotriènes et des tromboxanes qui sont des médiateurs chimiques des réactions inflammatoires et immunitaires).

La spiruline n'apportant que des oméga-6, il est souvent recommandé, de façon fort logique, de compléter l'alimentation avec une source d'oméga-3, du poisson gras par exemple. En effet, ni l'acide α-linolénique (ALA), ni l'acide eicosapentaénoïque (EPA), ni l'acide docosahexaénoïque (DHA) — trois acides gras oméga 3 — ne sont détectés par chromatographie dans les échantillons de spiruline.

Les glucides

Ils représentent 15 à 25 % de la matière sèche et ils composent notamment la membrane cellulaire de la spiruline. Les glucides simples (fructose, glucose et saccharose) sont présents en faible quantité de même que le glycérol, mannitol et sorbitol. Cette faible proportion fait de la spiruline un aliment peu calorique.

Sur le plan nutritionnel, deux substances glucidiques sont intéressantes chez la spiruline :

- le myo-inositol (ou méso-inositol) phosphate qui constitue une excellente source de phosphore organique ainsi que d'inositol (350 à 850 mg/kg mat. sèche). Cette teneur en inositol est égale à environ huit fois celle de la viande de bœuf et à plusieurs centaines de fois celle des végétaux qui en sont les plus riches. Le myo-inositol joue un rôle important comme messager secondaire dans les cellules eucaryotes, notamment sous forme d'inositol phosphate, de phosphatidylinositol et de phosphatidylinositol phosphate.

- Un polysaccharide spécifique de la spiruline, le calcium-spirulan, a été isolé et fait l'objet de nombreuses recherches qui seront abordées plus loin.

Les vitamines

Rappelons ici qu'il existe 13 vitamines, 4 sont liposolubles (A, D, E, K) — elles sont stockées dans le foie et le tissu adipeux avec un risque de surdosage en cas de grosse consommation — et 9 hydrosolubles (B1, B2, B3, B5, B6, B8, B9, B12 et C) qui ne sont pas stockées par l'organisme, mais éliminées par le rein et dans la sueur. Les teneurs annoncées sont souvent très « fluctuantes » d'un document à un autre, comme vous pourrez le constater facilement en surfant sur le web. Les raisons de ces variations sont celles avancées au début de ce chapitre (conditions de culture, de séchage, etc.) et ceci est encore plus vrai pour les vitamines qui sont souvent des molécules très sensibles.

Que retenir de sa composition vitaminique :

- La spiruline représente une bonne source de pro-vitamine A (bêta-carotène)

- Le ß-carotène représente 40 à 80 % des caroténoïdes présents dans la spiruline, le reste étant composé principalement (par ordre décroissant) de xanthophylle, de cryptoxanthine, d'échinénone, de zéaxanthine et de lutéine. Les caroténoïdes sont convertibles, chez l'être humain, en vitamine A. Le β-carotène et la vitamine A jouent un rôle dans la vision, la croissance, le renouvellement des tissus... et comme anti-oxydants.

- La spiruline représente une bonne source de vitamine E : elle assure la stabilité des structures cellulaires et freine le vieillissement.

- La spiruline apporte toutes les vitamines du groupe B (mais moins que la levure de bière par exemple) tandis que la vitamine C est soit absente, soit en quantité très négligeable.

- Il est intéressant de souligner sa teneur exceptionnelle en vitamine B12, laquelle est de loin la vitamine la plus difficile à obtenir dans un régime sans viande, car aucun végétal courant n'en contient. La vitamine B12 est essentielle au bon renouvellement cellulaire et à la fabrication des globules rouges. Elle est aussi très importante chez les femmes enceintes pour le bon développement du fœtus. La spiruline contient de la vitamine B12 sous deux formes : environ 83 % de pseudo-vitamine B12 (soit entre 127 et 244 µg/g) et 17 % de vitamine B12. Il y a donc principalement de la pseudo-vitamine B12 qui est inactive chez l'homme et qui a une biodisponibilité très faible, faiblement absorbée par l'intestin, elle a une faible affinité au facteur intrinsèque (voir à « Toxicologie »).

Les minéraux et oligoéléments

Si les propriétés nutritionnelles de la spiruline ont fait l'objet de nombreux travaux et sont bien connues, les données sur les éléments minéraux sont limitées et montrent une grande variabilité des teneurs.

Avec 7 % de minéraux, la spiruline renferme un panel de minéraux essentiels comme le magnésium, le calcium, le phosphore, le potassium... mais aussi des oligoéléments indispensables au bon fonctionnement du métabolisme cellulaire et des réactions enzymatiques : manganèse, cuivre, zinc et chrome.

- La teneur en fer est substantiellement élevée : comparativement aux céréales — qui sont ordinairement considérées comme une bonne source de fer — qui contiennent 150 à 250 mg/kg, notre spiruline en renferme 580 à 1800 mg/kg[12] et parfois 6000 mg/kg grâce à l'ajout au milieu de culture de sels de fer (mais avouons-le, c'est un peu tricher avec la nature et s'éloigner de la composition d'origine surtout que très souvent cet enrichissement artificiel n'est pas expliqué, voire inavoué !). De plus, les cyanobactéries ne contiennent pas de phytates/oxalates, contrairement aux céréales, qui peuvent chélater le fer et diminuer son absorption. La spiruline est donc particulièrement recommandée aux personnes qui ne consomment pas de nourriture carnée et/ou qui abusent de grandes quantités de fibres végétales qui contiennent des phytates et des oxalates.

Si l'on s'en tient aux chiffres du CEVA, c'est-à-dire 79,7 mg de fer/100 g, une dose de 5 g de spiruline représente presque 4 mg de fer, soit environ 28 % des apports recommandés chez l'adulte (VNR=14 mg/j) et environ 57 % pour l'enfant (VNR= 7 mg/j).

- Les quantités en calcium, phosphore et magnésium sont équilibrées, ce qui exclut le risque de décalcification par excès de phosphore. Le calcium est à haute biodisponibilité, car, comme expliqué auparavant, la spiruline ne contient pas d'oxalates qui sont des facteurs limitant.

- La spiruline est une bonne source de magnésium, grâce notamment à sa teneur en chlorophylle, comme expliqué plus loin.

L'enrichissement spécifique en fer, zinc ou sélénium mérite d'être souligné, car la carence en ces minéraux est d'importance majeure dans la malnutrition[13]. La composition de la spiruline dépend des éléments chimiques dont elle dispose dans le milieu et le contenu nutritionnel de la spiruline peut aisément être modifié. Assimilant facilement les minéraux fournis par le milieu de culture, la spiruline peut être enrichie sur mesure et il est donc parfaitement envisageable de produire une spiruline conforme aux exigences de l'OMS quant à ces micronutriments, notamment en fer et en zinc.

Autres phyto-nutriments et enzymes

◆ **La SOD** : superoxyde dismutase, puissante enzyme anti-oxydante.

Selon les auteurs, la spiruline en contient de 100000 à 500000 unités internationales/100 g.

Cette SOD est une puissante enzyme anti-oxydante, à la base du système endogène de la lutte contre le stress oxydatif. La biodisponibilité de la SOD est très importante grâce à la membrane de la spiruline dépourvue de cellulose.

◆ **Les polysaccharides sulfatés** :

Souvent ignorés, ces polysaccharides méritent toute notre attention, car ils semblent prometteurs dans certaines applications thérapeutiques. Ces polysaccharides sulfatés spécifiques sont le spirulane-calcique (Ca-Sp) ou le spirulane-sodique (Na-Sp). Selon des études *in vitro* et sur plusieurs modèles d'animaux, ils auraient des effets anticoagulants, immuno-stimulants[14], antiviraux [15,16] et radio-protecteurs[17].

◆ **LES PIGMENTS : chlorophylle et phycocyanine**

Les cyanobactéries possèdent une large variété de composants colorés incluant les caroténoïdes, les chlorophylles et les phycobiliprotéines.

Ce sont les pigments qui confèrent à la spiruline sa couleur et les principaux sont la chlorophylle et la phycocyanine (qui appartient au groupe des phycobiliprotéines.).

- La chlorophylle, responsable de la couleur verte de la spiruline, est présente à hauteur environ d'1 % de la masse sèche. Ce chiffre peut paraître bas, mais c'est un des taux les plus élevés que l'on puisse trouver (soit 10 g/kg) et inférieurs à celui de la chlorelle (2 à 3 %). La formule chimique de la chlorophylle est proche de celle de l'hémoglobine qui circule dans nos veines. Si l'hémoglobine renferme en son cœur du fer, c'est autour du magnésium que la chlorophylle s'organise. La chlorophylle est connue pour son pouvoir nettoyant et purifiant. Ses propriétés aident à détoxiquer l'organisme des agressions liées à la pollution (métaux lourds comme mercure, plomb, arsenic, ou nickel). La chlorophylle augmente le péristaltisme et soulage ainsi la constipation, elle normalise aussi la sécrétion digestive acide et la pepsine responsable d'ulcères digestifs. Cependant, la chlorophylle est détruite à haute température, d'où l'importance d'un séchage à basse température.

- La phycocyanine :

POUR LECTEUR AVERTI

La spiruline contient des phycobiliprotéines (qui sont des chromoprotéines constituées d'une partie protéique et d'un pigment) qui sont divisées en deux grands groupes en fonction de leur couleur : la phycocyanine (bleue) et la phycoérythrine (rouge). Il existe trois types de phycocyanines : la C-Phycocyanine, la R-Phycocyanine et l'allophycocyanine.

La C-Phycocyanine est la principale phycobiliprotéine découverte chez les cyanobactéries et en particulier des genres *Nostoc*, *Spirulina* (*Arthrospira*) et *Aphanizomenon*.

Les teneurs en phycocyanine et phycoérythrine varient selon la souche de spiruline et les conditions de culture : d'environ 10 à 20 % du poids sec selon les sources[18, 19]. Cette phycocyanine est apparue un milliard d'années avant la chlorophylle, et peut être considérée comme un précurseur de l'hémoglobine et de la chlorophylle dans la mesure où son noyau renferme à la fois un ion fer et un ion magnésium.

La phycocyanine est largement utilisée au Japon comme cosmétique et additif alimentaire. Elle est également utilisée[20] comme médicament, aliment, colorant et teinture fluorescente.

Plusieurs études ont démontré, en premier lieu, l'intérêt de cette molécule pour ses propriétés anti-oxydante[21], anti-inflammatoire[22], anti-tumeur[23] et stimulante de l'immunité[24]. D'autre part, elle peut être transformée en un réactif fluorescent utilisé pour faire des diagnostics médicaux, en immunologie, en ingénierie biologique, etc. du fait de sa forte fluorescence [25].

Il est prouvé que la phycocyanine aide à diminuer le stress oxydant et semble pouvoir jouer un rôle protecteur — démontré *in vitro* et chez l'animal — au niveau neurologique [26,27] (intérêt dans les chocs ischémiques, maladie de Parkinson et Alzheimer?), hépatique[28], rénal[29] (diabétique), cardiovasculaire[30] (activité antiplaquettaire intéressante dans les thromboses artérielles?) et occulaire[31] (cataracte).

Effets immuno-modulateurs de la phycocyanine :

POUR LECTEUR AVERTI

Dès 1996, Zhang et al[32]. démontraient qu'elle pouvait améliorer l'activité érythropoïétique des cellules (l'érythropoïèse est le processus par lequel l'organisme assure la production des globules rouges) et de ce fait stimuler l'hématopoïèse de la moelle osseuse (l'hématopoïèse fournit les trois lignées de cellules sanguines matures : érythrocytes, leucocytes et thrombocytes). D'autres auteurs[33] ont également démontré, chez l'animal, que cette phycocyanine pouvait augmenter l'activité des lymphocytes, l'immunité d'un organisme et la capacité du corps à prévenir et résister à la maladie.

Sécurité d'emploi de la phycocyanine :

L'utilisation, par voie orale, de la phycocyanine naturelle est non toxique et non carcinogène[34] (LD50 >30 g/kg = rat per os).

En guise de conclusion, la phycocyanine se présente sous la forme d'une poudre bleu intense obtenue de différentes micro-algues. Ce n'est pas uniquement une protéine, mais aussi un excellent pigment naturel et comestible, un additif cosmétique et un « nutriment santé ». La phycocyanine a démontré une série d'activités physiologiques et pharmacologiques (anti-oxydante, anti-tumeur, anti-inflammatoire et immuno-modulatrice) sans aucun risque de toxicité ou de dangerosité. De nouvelles études plus rigoureuses — notamment études cliniques — permettraient de bien définir et élargir son champ d'utilisation en santé humaine.

Propriétés thérapeutiques de la spiruline

Il serait difficile — et présomptueux — de tenter ici de résumer toutes les études faites pour donner, en quelques lignes, les indications possibles de la spiruline en santé humaine. Mais je vais essayer d'en esquisser les grandes lignes, car les études *in vitro* et chez l'animal sont très fournies et laissent entrevoir que cette algue pourrait offrir de nouvelles possibilités dépassant celles connues à ce jour. Les données exposées dans ce chapitre sont une synthèse globale et je vais essayer de me concentrer sur les résultats obtenus chez l'humain[36].

L'intérêt de la spiruline a longtemps porté sur sa valeur nutritive — elle contient des niveaux élevés de vitamines, de minéraux, de composés phénoliques, d'acides gras essentiels, d'acides aminés et de pigments — qui la rend bénéfique pour la santé en général. Elle est à recommander, comme je l'ai déjà dit, chaque fois que le « terrain » est mis à mal et/ou que l'immunité semble faiblir.

Il est important d'insister sur le fait que les qualités nutritionnelles de la spiruline sont préservées à partir du moment où elle n'est pas cuite, que ses conditions de conservation sont respectées et qu'elle n'a pas subi de chocs thermiques, mécaniques et autres (processus de fabrication industriel) qui pourraient l'altérer.

À l'heure actuelle, bon nombre de chercheurs étudient les effets thérapeutiques possibles de ce micro-organisme qui voit son champ d'utilisation de mieux en mieux défini.

1 Effet hypocholestérolémiant

La spiruline permet d'améliorer le profil lipidique d'adultes en bonne santé ou dyslipidémiques, sans effet secondaire, contrairement aux effets hépatiques et musculaires des statines. Une méta-analyse[37] des essais chez l'humain, à propos de la supplémentation en spiruline sur le bilan lipidique sanguin, confirme les effets bénéfiques de l'algue. Les doses apportées selon les essais varient de 1 à 8 g par jour pour obtenir une baisse du taux de cholestérol total, des LDL, des triglycérides et une augmentation des HDL.

Un régime régulier à la spiruline, de 4,2 g/jour pendant 4 semaines, engendra une diminution du LDL-cholestérol et une baisse significative de dépôts graisseux dans les artères. Ce phénomène a été observé encore pendant les 4 semaines suivant la fin de l'ingestion. Cependant, si l'administration de spiruline est discontinue, le taux de cholestérol reprend sa valeur de départ.

2 Diabète

Chez l'homme, les résultats sont très mitigés[38,39,40], certaines études n'obtiennent aucune baisse ou changement significatif de la glycémie tandis que d'autres trouvent une baisse de la glycémie et une augmentation de la sensibilité à l'insuline (avec souvent des doses conséquentes de spiruline, de 10 à 19 g/jour).

3 Tension artérielle

Peu d'études cliniques sont disponibles et le nombre de patients inclus est assez faible. Il semblerait que l'impact sur la pression artérielle soit dose-dépendant. En effet, une étude ne trouve aucune baisse de la pression artérielle à 1 g/j pendant 3 mois[41] tandis que deux autres études à 4,5 g/j durant 4 semaines et 8 g/j pendant 12 semaines voient une nette action hypotensive[42, 43]. L'effet de la spiruline sur la tension, en plus de celle sur le profil lipidique, fait de la spiruline un bon candidat pour toute personne voulant diminuer ses facteurs de risque cardio-vasculaires.

4 Asthénie

C'est un des motifs fréquents de consommation de la spiruline. Il n'existe cependant qu'une seule étude[44] disponible faite avec un très petit nombre de sujets. Quatre sujets atteints de fatigue chronique idiopathique, sans aucune maladie ni dépression, ont pris aléatoirement 4 semaines de spiruline (3 g/jour) suivies de 4 semaines de placebo. Les résultats de score de fatigue sur une échelle de 1 à 10 en fonction du degré de fatigue n'étaient pas significativement différents après la spiruline ou après le placebo. Il faudrait une étude avec un nombre de sujets bien plus élevé pour pouvoir tirer des conclusions, d'autant plus que ce résultat va à l'encontre du bien-être exprimé par les personnes qui font une cure à 5 g/jour de paillettes de spiruline, comme par exemple les sportifs.

5 Anémie (taux d'hémoglobine inférieur aux valeurs normales)

Là encore, le nombre d'études et de patients enrôlés est faible, mais les résultats sont encourageants et vont tous vers une amélioration de l'anémie. Les données[45], chez des patients de plus de 50 ans recevant 6 comprimés de 500 mg de spiruline par jour pendant une période de 12 semaines, montrent les effets de la spiruline sur plusieurs variables, notamment une amélioration du statut de l'anémie et de la fonction immunitaire. Deux autres études ont montré, d'une part, que la supplémentation en spiruline pouvait inverser les perturbations hématologiques induites par la prise d'un médicament (la phénytoïne)[46] et, d'autre part, que chez des sujets HIV+, la prise de 10 g de spiruline pendant six mois permettait d'augmenter significativement leur taux d'hémoglobine[47].

6 Malnutrition[48]

Grâce à sa teneur élevée en protéines de haute valeur biologique et facilement digestibles, ainsi qu'à sa richesse en micronutriments essentiels, la spiruline semble constituer un atout majeur dans le traitement des troubles liés à la malnutrition. Si toutes les ONG telles que Médecins du Monde ou Action contre le Faim, sont convaincues des apports bénéfiques de la spiruline contre la malnutrition, il existe peu d'études, car les ONG n'ont pas assez de moyens pour les mener et les groupes pharmaceutiques ne sont pas intéressés par des compléments alimentaires destinés aux pays en voie de développement.

En 2008, une revue systématique[49] des études utilisant de la spiruline chez de patients malnutris (trente et une références sélectionnées dont sept études retenues) concluait que la supplémentation en spiruline avait un effet positif sur le poids dans toutes les études, mais qu'un «essai randomisé, contrôlé en double insu sur un large échantillon et une longue durée, serait souhaitable pour compléter les connaissances actuelles».

Les observations et témoignages montrant l'efficacité de la spiruline pour lutter contre la malnutrition s'accumulent. Des dizaines de milliers d'enfants à travers le monde sont traités avec succès avec la spiruline. Cette échelle est sans aucun doute une preuve suffisante de son efficacité et de son innocuité en situation réelle. De plus, du fait qu'elle soit cultivable localement, la spiruline présente des avantages majeurs dans la lutte contre la malnutrition chronique.

7 Maladies infectieuses chroniques et convalescence : renforcement du système immunitaire

La spiruline, et ses composants tels que la phycocyanine, affecteraient les fonctions immunitaires en stimulant la prolifération ou la différenciation des cellules immunitaires dans les organes lymphoïdes. Cette hypothèse a été vérifiée sur des cellules souches hématopoïétiques de moelle osseuse de souris.

- Chez l'humain, la spiruline prise à 200 mg et 400 mg par jour, pendant une semaine, a stimulé l'activité anti-tumorale des cellules NK (une des catégories de cellules de notre immunité) de façon dose-dépendante[50].

- 78 patients, âgés de 60 à 87 ans, ont eu une amélioration du profil immunitaire avec la prise de 8 g de spiruline/jour pendant 4 mois[51].

- 58 femmes, atteintes du VIH et non traitées par antirétroviraux, ont participé à une étude en double aveugle à raison de 5 g de spiruline/j pendant 3 mois. La prise de 5 g de spiruline n'affecte ni la charge virale ni le nombre de CD4, mais elle a un effet sur la réduction des événements concomitants (anorexie, fatigue, nausées, vomissements, toux, douleurs abdominales, diarrhée, constipation), avec moins d'infections opportunistes et un effet stabilisant sur la perte de poids.

- 40 personnes de plus de 50 ans ont pris 3 g de spiruline par jour pendant 3 mois, le nombre de globules blancs a augmenté surtout chez les personnes les plus âgées[52].

Ces différents résultats confirment les réelles capacités immuno-modulatrices de la spiruline. Son utilisation comme complément alimentaire pour moduler ou maintenir le système immunitaire permettrait d'améliorer les fonctions immunitaires de patients présentant une immunodéficience, provoquée par exemple par des médicaments tels que des anti-cancéreux ou des anti-infectieux.

8 Sport et spiruline

Quelques études chez l'homme sont disponibles, mais souvent avec un nombre faible de sujets... Il a été rapporté que le temps pour arriver à l'épuisement est significativement plus élevé pour les sportifs ayant pris de la spiruline et le temps de récupération plus court[53] (6 g de spiruline/ jour pendant 4 semaines) ; la prise de 7,5 g par jour pendant 3 semaines est corrélée avec une meilleure résistance à l'effort[54] ; la prise de 2 g par jour pendant 8 semaines permet une augmentation de la force musculaire[55]. Ces résultats ne sont pas surprenants — la spiruline ayant une activité anti-oxydante et anti-inflammatoire — et ils font écho au fait que, d'un point de vue théorique, de par sa composition en fer, en acides aminés ramifiés (leucine, isoleucine, valine), en vitamines (B1, B6, B12...), en oligo-éléments (cuivre, magnésium,...) et en enzymes anti-oxydantes (SOD), la spiruline est un complément alimentaire complet pour le sportif.

9 Mais encore...

Il existe plusieurs domaines pour lesquels il n'y a peu ou pas d'études cliniques, mais de fortes présomptions d'un intérêt et d'une activité bénéfique de la spiruline :

- Spiruline et vue (cataracte et DMLA)

Source de β-carotène (provitamine A), de zéaxanthine et de lutéine, la spiruline peut jouer un rôle préventif dans certaines détériorations de l'œil comme la cataracte et la dégénérescence maculaire liée à l'âge (DMLA).

- Spiruline et foie

L'algue bleue exercerait une activité détoxifiante et hépato-protectrice, due essentiellement à la présence de la phycocyanine qui est un pigment dont la structure est proche des pigments biliaires. Elle pourrait également être un traitement alternatif de la sténose hépatique (maladie du foie qui devient « gras »), car elle diminue le taux de transaminases, améliore le profil lipidique, diminue l'inflammation et le stress oxydant, ce qui a des répercussions directes sur la maladie.

- *Spiruline et métaux lourds*

Il existe quelques chélateurs de métaux lourds naturels : le ginkgo biloba (*Ginkgo biloba* L.), l'ail des ours (*Allium ursinum* L.), la spiruline et la chlorelle (en étant sûr de leur provenance et qu'elles ne contiennent pas de métaux lourds liés au milieu de culture). Un chélateur a la propriété de former, avec notamment des métaux lourds toxiques, un complexe stable, non toxique et éliminable dans les urines. C'est grâce à la phycocyanine et à la chlorophylle que la spiruline chélate des métaux lourds permettant leur élimination. La chlorophylle s'associe à un cofacteur, la porphyrine, pour chélater des métaux lourds comme le mercure, le plomb, l'arsenic et le nickel. Ainsi, la prise de 250 mg de spiruline et 2 mg de zinc, pendant 16 semaines, a été testée chez des populations intoxiquées par l'arsenic dans leur eau de consommation. Cette supplémentation a permis d'améliorer l'élimination de l'arsenic (mesure de la concentration dans les cheveux, de l'excrétion urinaire, amélioration des signes cliniques d'intoxication) par rapport au groupe placebo[56].

- *Spiruline et cancer*

La spiruline renferme des éléments prometteurs dans la prévention du cancer au sens large, notamment grâce à :

- la phycocyanine : plusieurs études ont mis en évidence que la phycocyanine était capable d'activer l'apoptose (mort cellulaire) dans différents types de lignées cellulaires cancéreuses (cellules macrophagiques de souris, cellules tumorales histiocytaires de rat et cellules de leucémie myéloïde chronique humaine). Cette caractéristique a été corrélée par l'analyse microscopique de ces cellules après traitement à la phycocyanine. Cette analyse a mis en évidence une augmentation du nombre de cellules apoptotiques[57].

- des polysaccharides qui améliorent l'activité enzymatique des endonucléases, enzymes réparatrices des dommages de l'ADN pouvant aboutir à des cancers.

- le calcium-spirulan (Ca-SP), un polysaccharide dont l'administration IV de 100 mg a montré une diminution des métastases pulmonaires sur des cellules colonisées par des tumeurs pulmonaires[58].

- *Spiruline et vitamine B12*

Je vous ai dit, au début de ce texte, que la spiruline renferme énormément de vitamines B12 qui peuvent combler les carences liées à un régime sans viande. Cependant, plusieurs investigations ont établi que la vitamine B12 contenue dans les cyanobactéries n'est pas une source fiable de sa forme active. En fait, la supplémentation en spiruline, faite à des enfants présentant une anémie macrocytaire, a démontré qu'en dépit d'une augmentation significative des apports en vitamine et de ses niveaux plasmatiques, les valeurs hématologiques (hémoglobine et volume corpusculaire moyen) n'ont eu aucune amélioration[59]. De tels résultats font penser que la vitamine B12 contenue dans la spiruline est bien absorbée, mais pas utilisée par le corps. Certains auteurs rapportent que les cyanobactéries produisent bien de la vitamine B12, mais que celle-ci reste cependant une vitamine non-analogue à la cobalamine, ce qui la rend inutilisable par l'être humain et qu'elle peut même, éventuellement, bloquer le métabolisme de cette vitamine [60,61].

Toxicologie : risques liés à la consommation de spiruline ?

Selon la FDA, la spiruline est classée dans la catégorie GRAS (« *Generally Reconized As Safe* » soit *Généralement reconnu comme sûr*) car de longues études sur l'animal n'ont montré ni toxicité ni effets indésirables graves, mais une parfaite sécurité d'utilisation.

La spiruline n'est ni mutagène ni génotoxique. Elle a fait l'objet de très nombreuses études précliniques, essentiellement chez le rongeur (souris, rat), avec des traitements par voie orale, à des doses élevées (de 250 mg/kg/j à 10 g/kg/j, voire 30 g/kg/j de spiruline sèche ou alimentation supplémentée jusqu'à 30 % *ad libitum*), sur une durée de 5 jours à 6 mois.

La prise de 10 g/j de spiruline sèche ne semble pas provoquer d'effets indésirables significatifs chez l'adulte.

- **Comme nous l'avons vu, la spiruline a la capacité de se lier aux métaux lourds et donc à ceux de son environnement,** d'où la recherche d'un risque en cas de consommation excessive ou au long cours. Jean Paul Vicat[62] et ses collaborateurs ont analysé, en 2014, les teneurs en éléments minéraux majeurs et traces de spirulines (*Arthrospira platensis*) originaires de France, du Tchad, du Togo, du Niger, du Mali, du Burkina Faso et de République centrafricaine. Les spirulines analysées ne présentent pas de problème de toxicité, mis à part la spiruline du Burkina Faso, dont la teneur en plomb est largement supérieure à la norme de qualité des spirulines de France. La composition des spirulines est différente selon les sites de production. La variabilité des teneurs peut être en grande partie attribuée à une pollution minérale plus ou moins importante des spirulines. L'absence de toxicité des spirulines de France implique des milieux de culture pauvres en éléments toxiques apportés par les produits chimiques industriels utilisés pour leur préparation.

- **Présence de toxines ? :** de nombreuses analyses, faites sur des productions françaises de spiruline, ne retrouvent pas de toxines, microcystines, ni BMAA (β-N-Methylamino-L-Alaline).

- **Surdosage en vitamine A ?** : la spiruline peut être considérée comme une source de vitamine A, 1 à 2 g de spiruline suffisent à couvrir les besoins journaliers. L'absence de rétinol (vitamine A libre) exclut le risque de surdosage, car l'accumulation de β-carotène n'est pas toxique sauf chez le fumeur.

- **Cas de la vitamine B12** : la concentration en vitamine B12 peut parfois être surévaluée si on prend en compte la pseudo-vitamine B12, cette dernière étant biologiquement inactive chez l'homme. Les végétaliens ne doivent donc pas compter sur la spiruline pour combler leurs carences en vitamine B12, mais plutôt grâce à la consommation de céréales enrichies.

◆ **Avis de l'Agence Nationale de Sécurité Sanitaire de l'Alimentation, de l'Environnement et du Travail :** ANSES[63]

Depuis la création du dispositif de nutrivigilance et jusqu'au mois de février 2017, l'Anses a reçu 49 déclarations d'effets indésirables susceptibles d'être liés à la consommation de compléments alimentaires contenant de la spiruline. Parmi celles-ci, 10 ont fait l'objet d'une analyse d'imputabilité, les autres n'étant pas suffisamment documentées pour être analysées (en raison par exemple de dates de consommation inconnues ou d'une mauvaise identification du produit). Parmi ces 10 déclarations, quatre présentent une imputabilité élevée (vraisemblable ou très vraisemblable) avec un type d'effets rapportés de nature hétérogène (allergique, gastroentérique, rhumatologique, uro-néphrologique). D'autres types d'effets (dermatologique, hépatique, endocrinien ou métabolique) ont également été rapportés, mais les imputabilités établies pour ces cas sont faibles. Il est difficile pour l'instant de dire si ces effets indésirables sont dus à une susceptibilité/hypersensibilité individuelle (vraisemblablement d'origine immunologique) particulière à cette cyanobactérie ou à une contamination lors de la production et/ou le conditionnement.

En dehors du risque de contamination, la spiruline ne semble pas présenter de risque sanitaire à de faibles doses (jusqu'à plusieurs grammes par jour chez l'adulte). Cependant, les produits contenant de la spiruline peuvent être contaminés par des cyanotoxines, par des bactéries ou par des éléments de métaux lourds toxiques. C'est pourquoi il est important que les producteurs/fournisseurs de spiruline fassent des recherches de contaminants dans leurs produits. Choisissez toujours un producteur ou un fournisseur — si possible local que vous pourrez visiter — qui a à l'esprit l'importance de la qualité des eaux de production, de la sélection de l'inoculum et de la maîtrise des différentes étapes de la production. Il est recommandé de privilégier les circuits d'approvisionnement les mieux contrôlés par les pouvoirs publics (conformité à la réglementation française, traçabilité, identification du fabricant).

Dans quels cas ne pas prendre de spiruline (contre-indications)

Il existe de rares cas où la spiruline est contre-indiquée :

◇ individus atteints de **phénylcétonurie**, une maladie génétique rare, car la spiruline contient de la phénylalanine,

◇ individus présentant un **terrain allergique**

◇ individus présentant une **maladie auto-immune** (sclérose en plaques, lupus, polyarthrite rhumatoïde...), car la spiruline active le système immunitaire ce qui pourrait aggraver ces maladies.

Et aussi à utiliser avec précautions en cas **d'hémochromatose** (car la teneur en fer de la spiruline est élevée), de **dialyse**, **d'immunodépression**, chez le **fumeur** (à cause de l'apport en β-carotène) et en cas de prise **d'anticoagulants antivitamine K** (car, du fait de sa teneur en vitamine K, la spiruline peut augmenter la coagulation).

Conseils d'utilisation et posologie

- Commencer par prendre des doses faibles de spiruline, par exemple 1 g/jour, puis passer à 5 g/jour (soit une cuillère à soupe rase). Faites des cures de 3 semaines par mois que vous pouvez renouveler.

- Chez le sportif, le Dr Jean Dupire recommande 5 g par jour en période d'entraînement et jusqu'à 20 g lorsque l'organisme atteint ses limites.

- Prenez votre spiruline avec de l'eau, les autres boissons ne sont pas recommandées (jus de fruits, thé, boissons gazeuses...)

En conclusion, la spiruline exerce des effets positifs et peut être conseillée dans les domaines suivants :

◆ **En rapport avec sa richesse nutritionnelle et l'activité antioxydante**

- lutter contre la dénutrition et la malnutrition des pays en voie de développement et renforcer la qualité de l'alimentation dans les pays « riches », notamment nourrissons, enfants, femmes enceintes et allaitantes, personnes âgées...
- lutter contre l'asthénie (fatigue)
- augmenter la résistance à l'effort des sportifs

◆ **En rapport avec l'activité immuno-modulatrice**

- améliorer les maladies infectieuses chroniques (notamment ORL) et la convalescence
- rhinites allergiques

◆ **En rapport avec l'activité métabolique**

- lutter contre des taux trop élevés de cholestérol et l'hypertension
- lutter contre l'anémie ferriprive (liée à un déficit en fer)

◆ **En rapport avec la richesse en caroténoïdes et phycocyanine**

- prévenir le vieillissement oculaire comme la cataracte et la dégénérescence maculaire liée à l'âge (DMLA).

◆ **En rapport avec la richesse en chlorophylle et phycocyanine**

- augmenter les capacités détoxifiantes du corps vis-à-vis des **métaux lourds** comme l'arsenic.

- **En rapport avec une approche intégrative du cancer**

  - accompagner les traitements de maladies graves comme les cancers (chimiothérapies et radiothérapies), hépatites, hémopathies (maladies du sang). La prise de spiruline contribue à maintenir un état général satisfaisant, et, pour ne pas perturber les traitements, la prise de spiruline peut être suspendue les deux jours qui précèdent et qui suivent une chimiothérapie (voir avec le médecin).

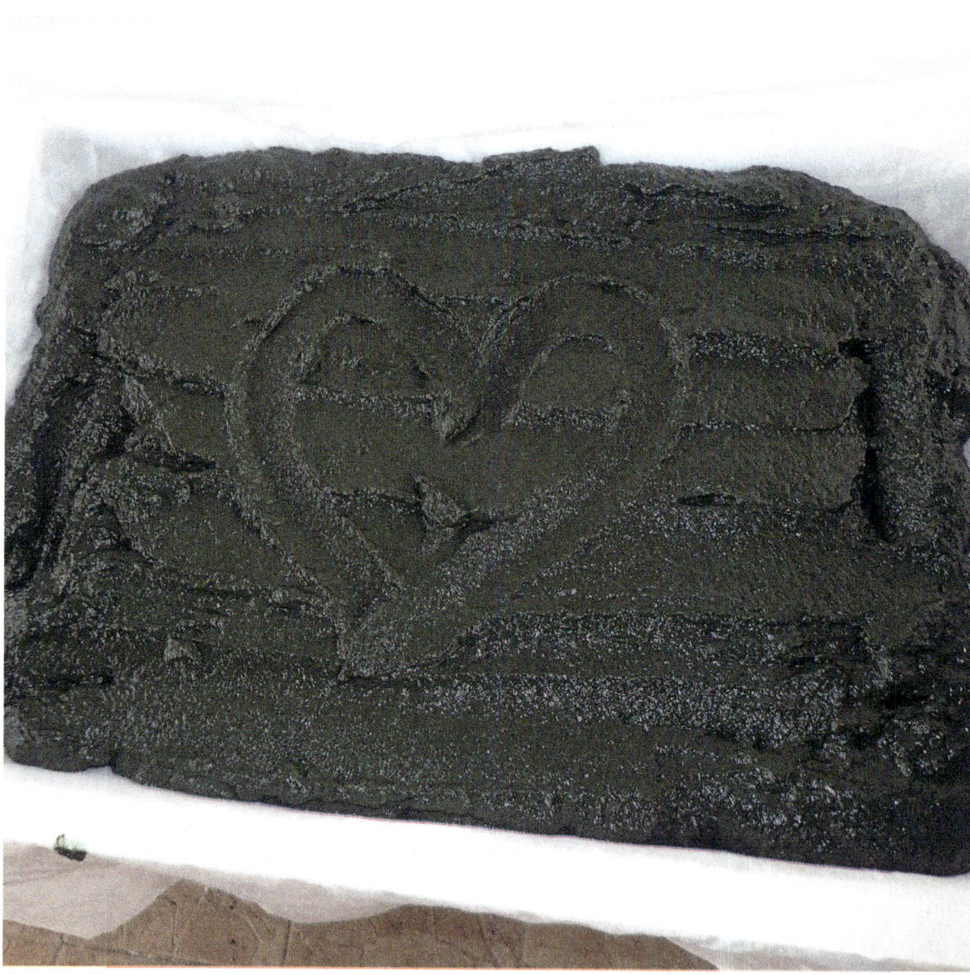

ALGUE KLAMATH (*Aphanizomenon flos-aquae* = AFA)

L'algue Klamath, scientifiquement nommée *Aphanizomenon flos-aquae Ralfs ex Born. & Flash. Var. flos aquae*, est une algue bleu-vert unicellulaire d'eau douce (le mot «algue» sera repris dans ce chapitre — même s'il n'est pas juste —, car c'est le terme utilisé par tous les consommateurs de ce produit) qui est bien connue pour son usage alimentaire. C'est aussi une cyanobactérie, comme la spiruline, mais contrairement à cette dernière, l'AFA est recueillie dans l'Upper Klamath Lake, le plus grand système lacustre d'eau douce d'Oregon, aux États-Unis. Ce lac se situe dans le creuset d'un ancien glacier, à une altitude de 1400 m. L'algue Klamath a été découverte par un botaniste amateur dans les années 1970 et sa commercialisation a commencé en 1980 en tant que complément alimentaire.

Qualité de l'algue et procédures de contrôle

De manière générale, dans l'industrie, tous les moissonneurs ont un programme d'assurance qualité (Quality Assurance/ Quality Control) qui permet le contrôle des échantillons tout au long du processus de récolte et de fabrication. Les lots d'algues en poudre sont soumis à une série de tests pour surveiller la sécurité de son utilisation et la qualité du lot. La présence de cyanobactéries toxiques, dans les eaux de surfaces utilisées pour l'eau potable, retient de plus en plus l'attention mondiale comme un problème de santé potentiel. À cause de certaines de ces cyanobactéries qui produisent des cyanotoxines, quatre types d'analyses sont souvent réalisées pour les détecter dans les récoltes d'algue Klamath (notamment recherche de microcystines hépatotoxiques et anatoxine-a). Tous ces contrôles validés permettent d'assurer l'innocuité du produit qui sera dédié à la commercialisation et à la consommation.

Vertus nutritives et thérapeutiques

Cette algue, au même titre que la spiruline, ne laisse personne insensible et sa composition exceptionnelle autorise certains à la qualifier de tous les superlatifs en santé humaine. Ses plus grands partisans y voient «un miracle de la nature» (elle contient environ 115 nutriments hautement assimilables) tandis que ses détracteurs la considèrent d'un «faible intérêt nutritionnel» (AFSA saisine n° 2003-SA-0002, mai 2003). Essayons donc d'y voir un peu plus clair.

Algue KLAMATH versus SPIRULINE

Comme la spiruline, l'AFA est un des aliments les plus complets au niveau nutritionnel et tout ce que j'ai rapporté sur la spiruline peut lui être attribué, avec quelques nuances dues aux petites différences dans la composition :

- La spiruline est une source plus importante de protéines (70 %) que l'AFA (60 %). L'apport recommandé de 5 à 20 g de spiruline par jour, pour en moyenne 1 à 5 g/jour d'AFA, joue en sa faveur.

- Vitamines : on retrouve à peu près les mêmes vitamines, à des concentrations voisines, mais celles du groupe B sont mieux représentées dans l'AFA. La vitamine D est présente dans l'AFA, mais absente dans la spiruline. On notera les vitamines liposolubles A, E, et K (33 µg de vit. K pour 1 g = 141 % des VNR pour 3 g d'AFA), biodisponibles grâce à la présence des acides gras.

- Oligoéléments et minéraux : l'AFA renferme plus de 20 minéraux et oligoéléments contre 12 pour la spiruline, avec notamment de l'iode, molybdène, nickel, bore, fluor, vanadium, germanium… absents de la spiruline. La spiruline est, quant à elle, mieux dosée en fer.

- La teneur en composés phénoliques est plus grande dans l'AFA que dans la spiruline et la chlorelle. D'ailleurs, des échantillons d'AFA testés exercent une activité anti-oxydante 4,4 fois supérieure à celle de la chlorelle et 2,7 fois supérieure à celle de la spiruline. La klamath contient également des anti-oxydants très efficaces : glutathion, SOD, caroténoïdes, AFA-phycocyanines…

- L'AFA est un peu plus riche en chlorophylle que la spiruline — c'est certainement une des sources végétales les plus riche en chlorophylle —, elle permet d'évacuer certains métaux lourds de l'organisme (cadmium, mercure) et certains pesticides.

- L'AFA contient des neuropeptides précurseurs de neurotransmetteurs, notamment de la phényléthylamine (3 à 4 mg/g); de la glutamine (100 à 140 mg/g) et des acides aminés mycosporine-like (MAAs) : porphyra et shinorine, aux propriétés anti-oxydantes protectrices des radiations des UVA – UVB et inhibitrices des MAO.

- Enfin, l'AFA renferme des polysaccharides immuno-modulateurs, en particulier des fucoïdanes (voir chapitre «fucoïdanes»).

Intérêt thérapeutique de l'algue Klamath

Si l'algue Klamath n'a pas fait l'objet de suffisamment d'études cliniques indépendantes publiées, voici, en quelques mots, les trois raisons essentielles qui justifient à mes yeux l'intérêt de la Klamath dans certaines situations : **primo, sa grande capacité de régénération de nos cellules ; secundo, son action spécifique sur l'immunité ; tertio, son action sur le mental** (voir à ce sujet le très bel article de Florence Demay Nicaise paru dans La Revue de l'association Kousmine française N° 39, septembre 2013).

1 Régénération, par les cellules souches de la moelle osseuse, des tissus du corps endommagés :

Dans son livre passionnant, Christian Drapeau[64] explique le pouvoir insoupçonné des cellules souches et comment certains composés naturels sont capables de mobiliser les cellules souches de la moelle osseuse. C'est le cas notamment avec un extrait d'algue Klamath dont on a démontré que la consommation de 1 g de cet extrait spécifique entraînait une augmentation moyenne de 25 % du nombre de cellules souches en circulation dans le sang[65].

Or, plus la quantité de cellules souches présentes dans le sang est élevée, plus nombreuses seront les cellules souches disponibles dans le sang aux fins de migrer à l'intérieur des tissus lésés et donc de régénérer les tissus (reins, cœur, muscles squelettiques, foie...).

L'AFA contient effectivement deux composés actifs, l'un stimulant le relâchement de cellules-souches de la moelle osseuse et l'autre, un polysaccharide qui stimule la migration des cellules-souches vers les tissus. Cet effet est observé avec une dose de 5 g d'AFA, mais peut être obtenu aussi avec 1 g d'AFA en l'associant à d'autres composés naturels pour le potentialiser.

2 Stimulation des défenses immunitaires

On sait que l'AFA renferme des polysaccharides immuno-modulateurs, en particulier des fucoïdanes, qui ont montré une stimulation puissante de la migration des cellules NK (cellules tueuses naturelles qui détruisent les cellules infectées par un virus ou celles pouvant dégénérer en tumeur) et de la phagocytose des macrophages (qui tuent les organismes envahisseurs).

Des études *in vivo* et *in vitro* ont montré que la consommation de 1,5 g d'AFA produit, 2 heures après la prise, une mobilisation généralisée des lymphocytes et monocytes, entraînant une migration des cellules tueuses naturelles NK et des lymphocytes du sang vers les tissus[66,67,68]. L'effet est d'autant plus prononcé qu'il concerne des consommateurs au long cours. Dans la même étude, l'AFA a également stimulé la mobilisation des lymphocytes T et B. Sachant que le polysaccharide unique de l'AFA stimule aussi de façon très significative la phagocytose des macrophages, ceci permet d'envisager des cures d'origine naturelle pour induire une réponse rapide en cas d'infection virale ou de développement de tumeur.

3 Action neurologique et sur le mental

L'algue Klamath contient de la phényléthylamine (PEA), un précurseur de neurotransmetteurs tels que la sérotonine (neuro-hormone du plaisir) et la dopamine (neuro-hormone de l'action), et intervient donc positivement dans l'humeur. Certains auteurs l'appellent la «molécule de l'amour», car nous la synthétisons en grande quantité quand nous sommes amoureux (mais aussi lors de la pratique de sport intensif ou en consommant du chocolat!). Capable de moduler les transmissions de neuromédiateurs, cette PEA contribue à améliorer l'humeur, les troubles de déficit d'attention et de l'hyperactivité (TDAH), les états de stress, d'anxiété, de fatigue nerveuse... La PEA est dégradée par la monoamine oxydase B (MAO-B), mais l'AFA contient naturellement trois substances inhibitrices de la MAO-B : la phycocyanine, l'AFA-phytochrome et des aminoacides mycosporine-like (MAAs).

Sachant que dans les états dépressifs, il est fait mention d'un déficit en PEA et d'un déficit en dopamine dans la maladie de Parkinson, on retrouve souvent cité l'intérêt d'une supplémentation en algue Klamath dans ces deux indications, mais de plus amples recherches cliniques et pharmacologiques sont encore nécessaires pour préciser ces deux points et surtout l'apport recommandé en PEA/AFA.

Dans une étude clinique réalisée par Scoglio et al[69]., un extrait d'AFA a été testé sur 30 enfants de 6 à 15 ans diagnostiqués avec un trouble de déficit d'attention et de l'hyperactivité (TDAH). Après six mois de thérapie, les sujets semblaient montrer des améliorations significatives basées sur des évaluations de leur fonctionnement général, des aspects comportementaux liés à l'inattention et à l'hyperactivité-impulsivité, des fonctions d'attention à la fois dans la composante sélective et soutenue et dans les fonctions exécutives. Les extraits de klamath pourraient donc influencer positivement l'expression des symptômes du TDAH.

Quelle posologie et comment utiliser l'algue Klamath ?

Il est préférable d'utiliser l'algue Klamath «nature», c'est-à-dire sous forme d'algue entière séchée pour bénéficier de tous ses nutriments. Elle se présente sous forme de poudre, mais il existe aussi des produits en gélules et liquides. Elle peut être incorporée dans l'alimentation ou dans l'eau, en mélangeant et en homogénéisant au maximum (à boire immédiatement si possible) et de préférence prise à jeun, au moins 15 à 20 minutes avant les repas. Une cuillère à café arasée représente environ 1 g d'algue Klamath.

- **Utilisation à des fins préventives** : 1 à 2 g par jour pour une durée de 1 à 2 mois.
- **Action sur le système immunitaire et nerveux** : 2 à 3 g par jour.
- **Régénération cellulaire et activation des cellules-souches** : 3 à 5 g par jour. Dans cette indication, il est aussi possible d'utiliser

des doses plus faibles (1 g) à l'aide d'extraits concentrés en certains principes actifs ou associés à d'autres molécules synergisantes.

Précautions d'emploi de l'AFA et conseils

- Demander l'avis de son médecin ou nutritionniste pour les personnes qui prennent :

◆ **des anticoagulants anti-vitamine K** (AVK comme le **previscan, coumadine ou sintrom**) afin d'adapter la posologie de ces médicaments en fonction de l'apport d'algue Klamath (du fait de la présence de vitamine K dans cette dernière).

◆ **des antidépresseurs** en raison de l'activité de la phényléthylamine qui va potentialiser ces médicaments.

- Il est parfois fait mention de précautions liées à sa teneur en iode : ceci est un faux sujet, la teneur en iode[70] de l'AFA étant ridicule, environ 0,173 ± 0,23 mg/100 g soit environ 5,20 µg pour 3 g, ce qui est très loin de la valeur nutritionnelle de référence (VNR) de l'iode qui est de 150 µg/jour. La Klamath peut très bien être consommée en cas de troubles thyroïdiens (hyper ou hypothyroïdie).

- Utiliser une algue Klamath dont le fournisseur garantit un contrôle du risque de contamination par des micro-algues toxiques et une teneur en microcystine ≤ 1 ppm (partie par million).

- Les prix de l'algue Klamath sont très variables selon les marques, mais un prix bas signifie que l'AFA Klamath n'est pas pure, mais coupée avec d'autres algues, au mieux de la spiruline.

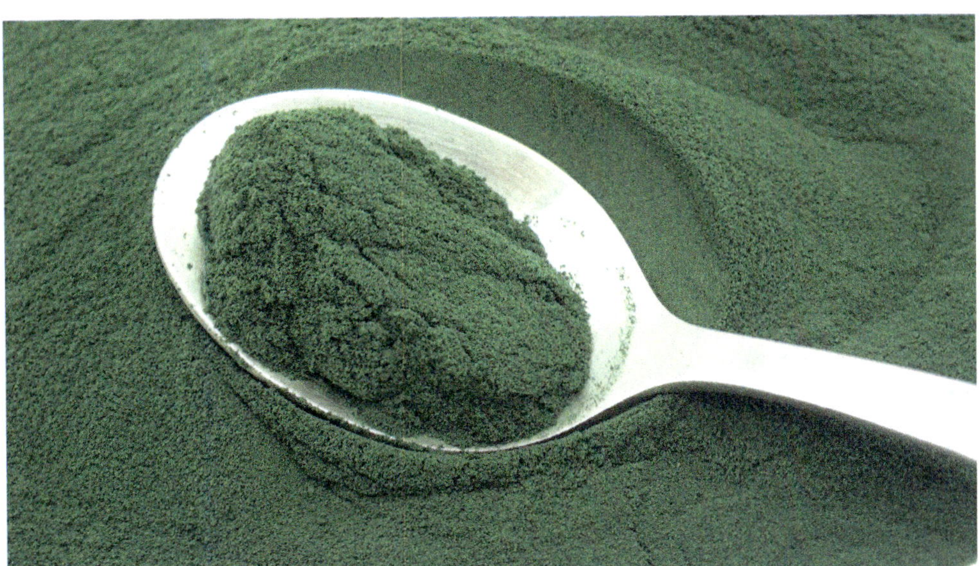

En conclusion, l'algue Klamath exerce des effets positifs et peut être conseillée dans les domaines suivants :

◆ **En rapport avec l'effet sur les cellules-souches**

- Nécessité de régénération des cellules : suite d'accidents cardio-vasculaires, de crise cardiaque, blessure, brûlure au deuxième et troisième degré, fractures, escarres, vieillissement...

◆ **En rapport avec l'activité neurologique**

- Syndrome de stress post-traumatique et/ou dépression
- Syndrome de fatigue chronique
- Troubles de l'humeur à la ménopause
- Troubles de l'attention : notamment troubles de l'attention et d'hyperactivité (TDAH) chez l'enfant (cure de 6 mois minimum)
- Maladies dégénératives : dystrophie musculaire, maladie de Parkinson (effet + à confirmer), maladie d'Alzheimer (effet + à confirmer).

◆ **En rapport avec l'activité immuno-modulatrice et anti-oxydante**

- Maladies inflammatoires chroniques : celles de l'intestin comme Crohn et la rectocolite hémorragique (RCH) ; polyarthrite rhumatoïde ; rhumatismes ; arthrite ; pathologies ostéo-articulaires ; eczéma ; psoriasis, etc.
- Prévention et accompagnement d'infections virales.
- Rétinopathies : du diabétique, liée à l'âge (DMLA)

◆ **En rapport avec l'effet métabolique**

- Syndrome métabolique et diabète.

◆ **En rapport avec une approche intégrative du cancer**

- Radiothérapies (notamment en cas de moelle osseuse endommagée).

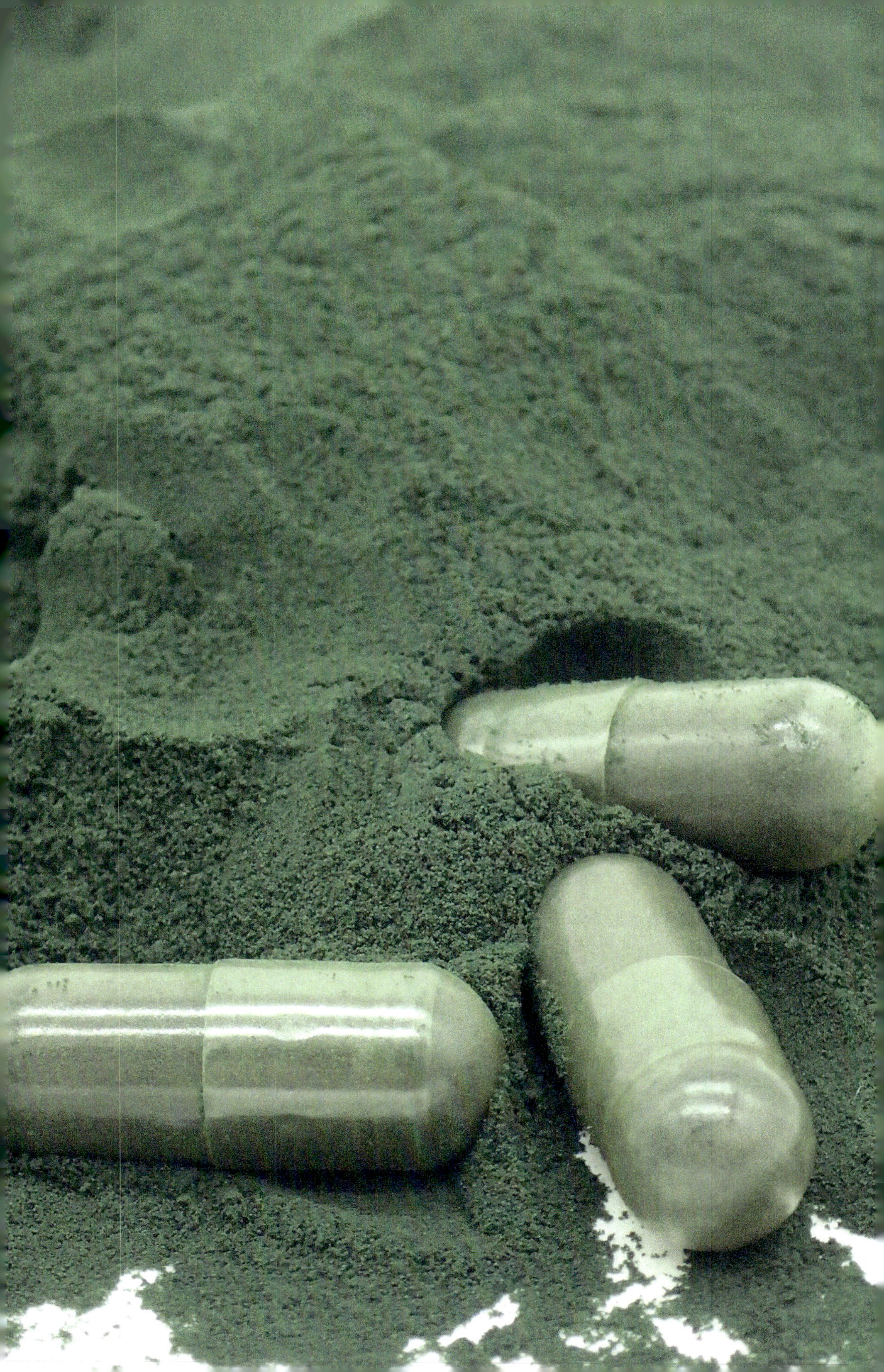

Notions de « bio-amplificateurs ou amplificateurs de biodisponibilité » à base de plantes

La médecine par les plantes est aussi vieille que l'humanité, et, au cours des derniers siècles, des études chimiques et pharmacologiques ont été faites sur de nombreux extraits de plantes afin de connaître leur composition et confirmer les indications traditionnelles de ces dernières. Si ces études se sont attachées à démontrer les capacités qu'ont certaines plantes à renforcer la santé humaine, un grand intérêt et un grand besoin médical se sont fait ressentir pour améliorer la biodisponibilité d'un large panel de drogues et extraits de plantes qui sont faiblement liposolubles et donc sont peu biodisponibles.

En effet, de nombreuses plantes et extraits de plantes affichent un extraordinaire potentiel *in vitro*, mais démontrent peu ou pas d'action *in vivo* souvent du fait de leur faible lipophilie ou d'une mauvaise taille moléculaire de leurs principes actifs ou les deux à la fois, aboutissant dans l'organisme à de faibles biodisponibilité et absorption. Un exemple typique est celui des composés phénoliques qui sont hydrosolubles et du coup moins biodisponibles, car incapables de traverser les membranes lipidiques de la muqueuse intestinale.

Concept de bio-amplificateurs

Un bio-amplificateur à base de plante (« *herbal enhancer* » en anglais) est un agent d'origine végétale ou une phytomolécule qui est capable d'augmenter la biodisponibilité ou la bio-efficacité d'une drogue végétale (plante, extrait de plante, etc.) ou d'un nutriment avec lequel il est associé, sans que lui-même n'exerce quelque effet que ce soit au dosage auquel il est employé.

Le grand intérêt d'améliorer la biodisponibilité d'un large nombre de drogues végétales va concerner celles à faible biodisponibilité, celles administrées sur de longues périodes, celles qui sont toxiques ou à coût rédhibitoire. Augmenter la biodisponibilité des drogues végétales, c'est rendre abordables celles qui sont très chères et réduire les effets toxiques du fait de la réduction des doses requises de ces mêmes drogues.

L'action des bio-amplificateurs a été documentée pour la première fois par K. G. Bose (1929), auteur d'une pharmacopée indienne, qui a signalé l'augmentation du potentiel anti-asthmatique d'une formule ayurvédique à base de feuilles de vasaka (*Adhatoda vasica*) en y rajoutant du poivre long (*Piper longum*). Il faut dire que le terme de «*bioavailability enhancer*» ou «amplificateur de biodisponibilité» en français, a été inventé en premier par des scientifiques indiens et que la pipérine (un des principes actifs du poivre) a été le premier amplificateur de biodisponibilité validé en 1979. Le concept de bio-amplificateur d'origine végétale peut d'ailleurs être retrouvé dans le savoir ancestral du système ayurvédique de médecine. «Trikatu» est une des préparations ayurvédiques utilisée entre le VIIème siècle avant J.-C. et le VIème siècle après J.-C. pour le traitement de nombreuses maladies. Sa composition associe du poivre noir (*Piper nigrum* L.), du poivre long (*Piper longum L.*) et du gingembre (*Zingiber officinale Rosc.*), et donc une bonne dose de pipérine qui augmente la biodisponibilité de nombreuses drogues végétales, nutriments et vitamines.

En 1979, C. K. Atal, directeur de l'Institut Indien de Médecine Intégrative, a scruté une liste d'anciennes formulations ayurvédiques utilisées dans le traitement d'un très large éventail de maladies. Il a pu observer que la majorité des formulations ayurvédiques contenaient soit *Trikatu*, soit un des ingrédients, à savoir le poivre noir (210 formulations sur 370). Il a ensuite émis l'hypothèse que *Trikatu* servait à augmenter l'efficacité des formulations. Par la suite, il a été démontré que la pipérine augmentait la biodisponibilité de différentes drogues allant de 30 % à 200 % et notamment celle de la curcumine d'au moins dix fois et, par exemple, celle de l'aciclovir — médicament de l'herpès — de 70 % !

Un autre exemple célèbre et connu est celui du jus de pamplemousse (*Citrus paradisi*) dont on a constaté par hasard son interaction et son effet bio-amplificateur d'un médicament (la felodipine) lors d'une étude clinique en 1989 qui devait estimer tout autre chose, à savoir le potentiel d'interaction entre éthanol et le médicament. Le jus de pamplemousse servait uniquement à masquer le goût de l'éthanol lors de l'étude. La prise concomitante de jus de pamplemousse et de felodipine a entraîné des effets antihypertenseurs nettement supérieurs de même que des concentrations sanguines en felodipine plus élevées (d'au moins 5 fois). Depuis cette expérience, plus de 85 drogues/médicaments ont été identifiés comme interagissant avec le jus de pamplemousse.

Barrières naturelles à l'absorption des drogues (molécules/médicaments)

Une fois avalée, la drogue/principe actif doit pouvoir traverser la barrière épithéliale de la muqueuse intestinale pour être transportée de la lumière intestinale vers la circulation sanguine systémique et exercer ses actions biologiques. Il y a de nombreuses barrières anatomiques et biologiques qui s'opposent à l'absorption et à la pénétration de la muqueuse intestinale. De nombreuses structures à l'intérieur de l'épithélium intestinal servent de barrière au transport des drogues du tractus intestinal vers la circulation systémique afin de nous protéger. Il existe des systèmes de transport des molécules pharmaceutiques ou autres, permettant le passage de part et d'autre des membranes externes des cellules et notamment des cellules épithéliales, des entérocytes, des hépatocytes et des cellules tubulaires rénales pour ce qui concerne l'élimination des médicaments.

Un système très efficace est celui de la glycoprotéine P, aussi appelée P-GP pour «*Permeability-GlycoProtein*» en anglais, qui s'oppose à l'absorption intestinale des nombreux médicaments (la plupart du temps, ces médicaments sont métabolisés par le CYP3A4). Ce système fonctionne comme une pompe d'efflux capable d'expulser de la cellule des molécules endogènes comme des hormones, mais aussi et surtout des substances exogènes xénobiotiques comme des médicaments provoquant un phénomène de multi-résistance aux médicaments (*multi-drug resistance* en anglais).

Mécanismes d'action des bio-amplificateurs

Les bio-amplificateurs vont permettre de déjouer ou contourner cet effet barrière, et parmi les mécanismes d'action envisagés pour ces bio-amplificateurs, on peut citer :

- une réduction de la sécrétion d'acide chlorhydrique et une augmentation de l'apport sanguin au niveau gastro-intestinal;

- une réduction/inhibition du transit intestinal, du temps de vidange gastrique et de la motilité intestinale;

- des modifications de la perméabilité de la muqueuse intestinale;

- des effets cholagogues;

- des propriétés thermogéniques et bioénergétiques;

- une diminution, voire suppression, de l'effet de premier passage métabolique par inhibition des enzymes du métabolisme du médicament/drogue concerné (CYP3A4, CYP1A1, CYP1B2, CYP2E1, dans le foie, l'intestin, les poumons et autres localisations) et stimulation de l'activité des gamma GT qui augmente l'absorption des acides aminés;

- une inhibition des pompes à efflux P-Gp.

Principaux bio-amplificateurs issus de plantes médicinales

Je vous propose donc de rentrer dans le vif du sujet et d'aborder le rôle joué par quelques-uns des principaux bio-amplificateurs issus de plantes médicinales (cette liste n'est pas exhaustive), à savoir : **pipérine, quercétine, naringénine, génistéine, curcumine, glycyrrhizine, gingembre, cumin, carum carvi, niaziridine, aloe vera.**

1 Pipérine

La pipérine est l'alcaloïde principal du poivre noir (*Piper nigrum*) et du poivre long (*Piper longum*). Il y a certainement deux mécanismes par lesquels la pipérine agit comme bio-amplificateur : 1/ en stimulant une absorption rapide de certains médicaments et nutriments; 2/en inhibant les enzymes participant à leur biotransformation. C'est un puissant inhibiteur des protéines d'efflux (P-glycoprotéines) présentes dans la paroi gastro-intestinale et du cytochrome P450 3A4 (CYP 3A4), deux systèmes qui, en temps normal, contribuent à amplifier l'élimination de nombreuses molécules lors du premier passage métabolique. La pipérine augmente ainsi l'activité de différentes classes de médicaments comme les antibiotiques, antiviraux, antifongiques, médicaments du système cardiovasculaire, anti-inflammatoires et nutraceutiques. La pipérine augmente notamment l'efficacité des médicaments suivants : rifampicine, phenytoïne, sulfadiazine, aciclovir et propanolol. La dose bio-amplificatrice de pipérine pour augmenter l'absorption intestinale des nutriments se situe entre 0,0004-0,15 mg/kg/jour selon les individus, soit une dose d'environ 10-15 mg/jour/personne de pipérine.

2 Quercétine

Elle appartient au groupe des flavonoïdes, pigments qui donnent leur couleur aux fruits, fleurs et légumes, mais qui ont aussi de nombreuses propriétés bénéfiques en santé humaine. Les principales sources de quercétine sont les airelle, fraise, peau des pommes, sarrasin, oignon, laitue, brocoli, olive, vin rouge et thé. On attribue à la quercétine des propriétés anti-oxydante, anti-inflammatoire, anti-cancéreuse, antivirale et anti-athérosclérose. La quercétine est un inhibiteur du cytochrome CYP3A4 et un modulateur des P-glycoprotéines. Elle augmente les niveaux sanguins et l'efficacité d'un bon nombre de molécules comme le diltiazem, la digoxine (pouvant aboutir à une dose toxique !), le vérapamil, le paclitaxel, le tamoxifène, la doxorubicine, la pioglitazone, la fexofénadine, etc. et l'épigallocatéchine gallate (EGCG) du thé vert, mais provoque une diminution de la biodisponibilité de la cyclosporine.

3 Naringénine

C'est un composé organique naturel appartenant au groupe des glycosides de flavonoïdes que l'on retrouve surtout dans le pamplemousse (*Citrus paradisi*) mais aussi dans les pommes, l'oignon et le thé. C'est cette molécule qui donne en grande partie son goût amer au jus de pamplemousse. La naringénine a des propriétés anti-oxydante, anti-allergique et elle diminue le taux de lipides dans le sang. Les interactions du jus de pamplemousse avec divers médicaments sont maintenant bien connues et sont essentiellement dues à la naringénine — mais aussi la bergamottine — qui inhibent différents cytochromes intestinaux (CYP3A4, CYP3A1, CYP3A2) et les P-glycoprotéines. L'interaction a lieu avec les médicaments pris par voie orale, mais pas par voie intraveineuse. Comme je l'ai déjà dit, le jus de pamplemousse interagit avec plus de 85 médicaments ou molécules et la naringénine augmente la biodisponibilité de médicaments comme le paclitaxel, diltiazem, vérapamil, sesquinavir, cyclosporine A, quinine, clopidrogel, tamoxifène, nimodipine, 17-alpha ethinylestradiol, felodipine, etc.

4 Génistéine

C'est à nouveau un flavonoïde (isoflavones) obtenu à partir du soja (*Glycine max*) et de la puéraire hérissée ou kudzu (*Pueraria lobata*). C'est un phytoestrogène qui a des propriétés anti-inflammatoire et anti-cancéreuse. La génistéine agit principalement en bloquant les pompes à efflux P-gp, MRP21 et BCRP2. Ainsi, l'absorption intestinale du paclitaxel (médicament anti-cancéreux) est dramatiquement augmentée quand il est co-administré avec de la génistéine. Elle augmente aussi nettement la biodisponibilité de l'épigallocatéchine gallate (EGCG) du thé vert.

5 Curcumine

C'est le principal curcuminoïde de la fameuse épice indienne, le curcuma (*Curcuma longa*). La curcumine est utilisée depuis longtemps comme bio-amplificateurs de médicaments anti-cancéreux et antimicrobiens. Son mécanisme d'action passe par sa capacité à inhiber des enzymes métabolisant certains médicaments (CYP3A4) dans le foie, mais aussi en modifiant les protéines de transport P-glycoprotéines. La curcumine augmente la biodisponibilité et l'efficacité, entre autres, du docetaxel, de la norfloxacine, du celiprolol et du midazolam (voir aussi le chapitre sur le curcuma à « Interactions avec des médicaments et d'autres plantes »).

6 Glycyrrhizine

C'est un des principaux principes actifs de la réglisse (*Glycyrrhiza glabra*), qui est responsable de l'activité bio-amplificatrice. Cette molécule a une action expectorante et peut aussi réduire inflammation, allergie, asthme, gastrite, ulcère gastrique, rhumatisme et maux de gorge. On l'emploie aussi pour détoxifier le foie et traiter des maladies hépatiques. L'activité inhibitrice sur la division cellulaire de cellules cancéreuses (milieu de culture de lignée cellulaire MCF-7) par l'agent anti-cancéreux «taxol» est multipliée par cinq en présence de glycyrrhizine. De même, elle augmente l'absorption d'antibiotiques et autres agents à travers les membranes biologiques et du coup élève leurs taux plasmatiques, améliorant leur biodisponibilité. C'est le cas notamment avec la rifampicine, l'ampicilline, la tétracycline et l'acide nalidixique dont elle augmente l'activité sur des bactéries Gram positive comme *Mycobacterium smegmatis* et *Bacillus subtilis* et Gram-negative comme *Escherichia coli*. De même, elle augmente l'activité de médicaments antifongiques comme le clotrimazole vis-à-vis de *Candida albicans* et aussi la biodisponibilité des vitamines B1 et B12. Les concentrations en glycyrrhizine à utiliser pour stimuler les biodisponibilités des médicaments sont les suivantes : 0,05 à 50 % du poids des antibiotiques; 0,10 à 10 % du poids de neutraceutiques; 0,25 à 20 % du poids des médicaments antifongiques. La réglisse et la *glycyrrhizine* sont très intéressantes comme bio-amplificateurs de médicaments anti-cancéreux, antibiotiques, antifongiques et nutraceutiques du fait de leur non-toxicité et de la possibilité de les utiliser à des concentrations faibles.

7 Gingembre

Le rhizome de gingembre (*Zingiber officinale*) possède des activités antiulcéreuse, anti-thrombotique, antimicrobienne, antifongique, antiinflammatoire, antiémétique, anti-cancer, etc. Le gingembre accélère la vidange gastrique et il a un effet puissant sur la muqueuse gastro-intestinale facilitant l'absorption de nombreuses substances. Il permet une amplification en moyenne de 30 à 75 % de la biodisponibilité d'autres molécules pour un apport de 10-30 mg de gingembre par kg de poids corporel. Utilisé avec d'autres médicaments, il augmente notamment la biodisponibilité d'antibiotiques (Azithromycine (85 %), Erythromycine (105 %), Cephalexine (85 %), Cefadroxil (65 %), Amoxicilline (90 %) et Cloxacilline (90 %)); de médicaments anticancéreux (méthotrexate et 5 Fluoro-uracile); de vitamines (Vitamine A 30 %, E 27 %, C 25 %, acide folique 34 %); de la sylimarine, curcumine, etc.

8 Cumin

Le cumin (*Cuminum cyminum*) renferme une huile essentielle, de la lutéoline et d'autres flavonoïdes qui semblent responsables de l'effet bio-amplificateur. La lutéoline inhibe notamment les glycoprotéines-P. Les effets d'un extrait de cumin ou de fractions bioactives de cumin ont été étudiés par Qazi et al. pour voir leur impact sur la biodisponibilité de médicaments, nutriments essentiels et préparations à base de plantes. Le fait de rajouter le cumin a augmenté la biodisponibilité de 25 à 335 %! Le cumin potentialise l'absorption et l'efficacité de beaucoup de médicaments (macrolides, céphalosporines, pénicillines, fluoroquinolones, fluconazole, aciclovir, méthotrexate, 5-FU, doxorubicine, propanolol, etc.) mais aussi des vitamines A, B1; du bêta-carotène; de la sylimarine; du fer; d'acides aminés; etc.

9 Carum carvi

C'est le carvi appelé aussi cumin des près. Cette plante renferme une huile essentielle qui contient 2 actifs majeurs : carvone et limonène à qui on attribue en grande partie l'action bio-amplificatrice par inhibition des pompes d'efflux (P-glycoprotéines) et augmentation de la perméabilité au niveau de la muqueuse intestinale. Le carvi augmente la biodisponibilité de plusieurs classes de médicaments comme les antibiotiques, antifongiques, antiviraux, antiinflammatoires, corticoïdes, antihistaminiques, etc. mais aussi de nombreuses plantes et nutriments. Son efficacité est augmentée s'il est associé au gingembre ou à la pipérine.

10 Niaziridine

C'est un glycoside de nitrile contenu dans le Moringa (Moringa oleifera). Le Moringa est un petit arbre acclimaté dans presque toutes les régions tropicales dont les gousses et les feuilles sont utilisées comme légume. Un de ses principe-actifs, la niaziridine, augmente l'efficacité de nombreux antibiotiques comme la rifampicine, les tétracyclines, l'ampicilline... La niaziridine peut être utilisée en combinaison avec des traitements antifongiques et antituberculeux. En effet, à doses élevées, des médicaments antituberculeux comme la rifampicine ou l'isoniazide peuvent avoir de nombreux effets indésirables : hépatite, jaunisse, neuropathies périphériques, troubles digestifs... L'emploi de cette niaziridine permet de réduire les doses de ces médicaments et donc les effets secondaires indésirables.

11 Aloe vera

La feuille et les extraits d'*Aloe vera* sont capables de modifier le transport de médicaments et nutriments *in vitro* et leur biodisponibilité *in vivo*. Une étude clinique croisée en double aveugle a étudié les effets de produits liquides à base d'Aloe vera sur l'absorption des vitamines E et C chez des sujets volontaires. Ont été testés à la fois des produits contenant du gel d'aloès et d'autres à base de feuille entière. Les premiers ont augmenté de 3,7 fois la biodisponibilité de la vitamine C, les seconds de deux fois par rapport au groupe témoin. Les deux types d'extraits ont aussi augmenté celle de la vitamine E avec notamment une augmentation du taux de vitamine E à 6 et 8 h après administration. Même si ce n'est pas prouvé par cette étude, les auteurs attribuent cette amélioration de la biodisponibilité à une action protectrice de la dégradation des 2 vitamines au niveau gastro-intestinal. Il semblerait que ce soient les polysaccharides du gel d'*Aloe vera* qui soient responsables de cette activité, l'*Aloe vera* augmentant aussi la biodisponibilité de l'indinavir et de l'aténolol, peut-être par ouverture des jonctions serrées intercellulaires des cellules épithéliales de l'intestin.

MISE EN GARDE

Précautions d'emploi des bio-amplificateurs

Toutes ces plantes, qui peuvent être utilisées pour potentialiser l'efficacité d'autres plantes ou nutriments, peuvent augmenter l'absorption et la biodisponibilité de nombreux médicaments avec pour conséquence une augmentation de leur toxicité. En effet, si l'efflux de certains médicaments n'est plus correctement assuré par la P-gp, ces derniers vont pouvoir se retrouver en concentrations trop élevées dans les milieux intracellulaires et atteindre leur seuil toxique, entrainant une augmentation de leurs effets indésirables. Il faudra donc toujours être prudent lors de leur emploi concomitant avec d'autres médicaments et surtout ne pas les employer chez des personnes poly-médicamentées consommant des médicaments à faible marge thérapeutique (anticoagulants, digitaliques, cyclosporine, lévothyroxine, etc.). Ce choix peut cependant être fait, par le corps médical, dans le cadre d'une « stratégie thérapeutique » visant à s'affranchir de l'efflux pour atteindre des zones jusqu'alors protégées par la P-gp par exemple.

Plusieurs des plantes citées comme bio-amplificateurs sont d'emploi courant en phytothérapie et très faciles à se procurer. Le choix d'un ou plusieurs bio-amplificateurs se fera donc en fonction des préparations ou formules que l'on souhaite faire ou utiliser et donc en fonction des plantes ou phyto-nutriments qui seront incorporés. J'aime particulièrement utiliser le gingembre et la réglisse pour potentialiser mes préparations ou formules de phytothérapie, notamment les teintures ou alcoolatures de plantes. Il ne nous reste donc plus qu'à explorer le monde de la macération des plantes pour réaliser soi-même sa propre teinture ou alcoolature de plantes, ce que je vous propose de découvrir dans les pages qui suivent.

Teinture alcoolique et alcoolature de plantes médicinales :

Comment faire ses propres préparations

Nous allons voir à présent des préparations par macération de plantes médicinales qui utilisent comme solvant l'eau et l'alcool. L'avantage principal de ce procédé d'extraction tient dans son large éventail de principes actifs qui sont extraits de la plante. En effet, il permet d'extraire à la fois les principes actifs dissous dans l'eau et dans l'alcool, contrairement aux tisanes qui contiennent uniquement les principes actifs hydrosolubles.

L'utilisation de l'alcool dans des préparations pharmaceutiques (on parle de préparations galéniques en référence à Galien...) n'est pas si récente que ça, car l'emploi de l'alcool s'est répandu assez tardivement en Europe sous l'impulsion de médecins arabo-andalous de l'Espagne musulmane qui ont inspiré nos alchimistes médiévaux. L'alcool joue, bien sûr, un double rôle dans ces préparations : il permet, d'une part, d'extraire des principes actifs non solubles dans l'eau et, d'autre part, de conserver les préparations (une préparation qui atteint les 40° peut facilement se conserver plusieurs décennies). Je suis très fan des préparations alcooliques pour de multiples raisons : formulations faciles à visée large (mélange de plantes) ou ciblée (une seule plante), utilisation simple d'emploi et conservation très longue. Et contrairement à ce qui a été longtemps enseigné, si elles sont bien préparées, avec ajout des bio-amplificateurs si nécessaire, on obtient des armes très efficaces pour soulager de nombreux maux.

Quelles sont les informations à connaître avant de prendre une teinture alcoolique ou une alcoolature ?

Les TEINTURES MÈRES et ALCOOLATURES contiennent un pourcentage de volume d'éthanol (alcool).

- Leur utilisation est formellement déconseillée chez les sujets alcooliques, les groupes à haut risque tels que les insuffisants hépatiques, cardiaques ou les épileptiques. Pour les mêmes raisons, elles sont déconseillées chez les femmes enceintes et durant l'allaitement.

- Chez les enfants, sauf cas particuliers, il n'est pas souhaitable de donner des teintures mères ou alcoolatures avant l'âge de 6 ans. À partir de 6 ans, la posologie moyenne, donnée à titre indicatif, est d'une goutte par jour et par kilo de poids.

- Si vous suivez un traitement médicamenteux et que vous remarquez des effets indésirables, si vous avez besoin de plus d'informations et de conseils, adressez-vous à votre pharmacien ou à votre médecin qui saura vous conseiller.

Quelle préparation choisir : teinture alcoolique ou alcoolature ?

1 Alcoolature

On appelle alcoolature tout liquide obtenu par contact prolongé, à parties égales, d'une **plante fraîche dans l'alcool**. On doit employer de l'alcool pur à 96°, laisser macérer au moins 8 jours, voire 15 jours en agitant tous les jours et ensuite presser le mélange (c'est très important, voir pourquoi un peu plus bas) et filtrer. Comme on utilise la même quantité de plantes que d'alcool, on dit que le facteur de dilution ou **ratio est de 1 :1** (ce qui signifie que l'on emploie une part de plante – en gramme – pour une part de liquide – en millilitre, ici l'alcool). D'autres pays recommandent un **ratio 1 :2** pour les alcoolatures, l'efficacité reste la même, car on utilise là un alcool très fort. Personnellement, en fonction des plantes que je vais employer, je choisis un ratio 1 :1 (plante très juteuse) ou 1 :2 (plante moins juteuse, feuilles...)

Les teintures mères homéopathiques, largement utilisées en phytothérapie et qui servent de base à la fabrication de remèdes homéopathiques, sont élaborées à partir de plantes fraîches et donc improprement appelées teintures. Il s'agit bien d'alcoolatures.

Pourquoi utiliser des plantes fraîches plutôt que sèches ?

Pour la simple raison que certaines plantes perdent toute leur «âme» à la dessiccation, et donc leurs propriétés, comme certaines crucifères, certaines plantes aromatiques ou encore le millepertuis, la mélisse... Une fois cueillies, broyez ou coupez vos plantes fraîches très rapidement afin de les mettre à macérer le plus vite possible dans l'alcool. Pour obtenir une alcoolature puissante, il m'arrive d'emporter avec moi, sur le lieu de cueillette, un bocal contenant l'alcool à 96° afin d'y plonger tout de suite la plante coupée...

Pourquoi recommander de l'alcool pur ?

Pour la simple raison que la plante fraîche est généralement très riche en eau et que l'alcool est un excellent extracteur d'eau. Je veux dire par là que l'alcool va extraire non seulement certains principes actifs des cellules de la plante, mais aussi l'eau. L'alcool exerce une pression osmotique sur la cellule végétale qui va finir par se rompre (l'un des principaux symptômes de la «gueule de bois» est dû à la déshydratation engendrée par l'alcool : on finit avec une migraine identique à celle qui apparaît lors de grosses déshydratations). Une fois l'alcoolature terminée, du fait du « captage » de l'eau par l'alcool, le taux d'alcool aura nettement baissé dans la préparation finale.

Teneur en eau des plantes en fonction de l'organe considéré (Perrot E. et Paris R., 1971)

- les graines et les fruits secs ont la teneur la plus faible : 5 à 10 %
- les écorces à l'état frais : 30 à 40 %
- les feuilles : de 60 à 90 % suivant leur texture
- les racines et les rhizomes : de 70 à 85 %
- les fleurs et les fruits : de 80 à 90 %

Il est très difficile, voire impossible, de se procurer de l'alcool pur à 96° dans le commerce. C'est pourquoi on pourra toutefois utiliser un autre alcool ayant un titre alcoolique plus faible (voir paragraphe suivant, « principaux types d'alcool à utiliser ») en fonction de la plante ou de la partie de plante utilisée. Les chiffres précédents nous permettent d'illustrer ceci par deux exemples. Une alcoolature de fruits de fenouil ou graines de chardon Marie, à faible teneur en eau, pourra être réalisée avec un alcool à 40° tandis qu'une alcoolature de feuilles de menthe (50 % d'eau) ou de racine de curcuma très juteuse nécessitera un alcool plus fort, au moins à 80°. Si vous n'avez pas d'alcool à 80°, il existe encore une astuce : faites d'abord sécher assez rapidement la plante le plus possible, mais pas complètement afin qu'elle soit toujours humide (les feuilles doivent être fripées sans s'effriter au toucher). Utilisez ensuite un alcool à 55°.

Enfin, je rappelle qu'il existe une autre façon de préparer une alcoolature. Elle consiste à extraire le suc des plantes fraîches, à le mélanger sans le clarifier à l'alcool, et à filtrer après quelques jours de contact. Ce sont les teintures mères par expression des homéopathes.

Vous l'aurez compris, la fabrication d'une alcoolature « copie » le plus souvent le protocole de fabrication d'une teinture mère homéopathique, notamment la partie de plante utilisée ou le degré alcoolique à utiliser.

2 Teinture alcoolique

Une teinture alcoolique est une solution médicamenteuse obtenue par action prolongée de l'alcool (au moins 15 jours) sur des **substances végétales, animales ou plus rarement minérales, le plus souvent desséchées**. Le facteur de dilution ou **ratio est de 1 :5** (ce qui signifie que l'on emploie une part de plante sèche — en gramme — pour cinq parts de liquide – en millilitre, ici l'alcool). On recommande donc d'utiliser une quantité de solvant (alcool) beaucoup plus importante, car, comme le dirait monsieur de la Palisse, une plante desséchée a perdu beaucoup, beaucoup d'eau. Les chiffres suivants sont très significatifs :

Perte de poids de plantes fraîches au cours de la dessiccation, en moyenne

- pour 1 kg de racines, on obtient en général 250 à 350 g de drogue sèche;
- pour 1 kg d'écorces fraîches, on obtient en général 300 à 400 g de drogue sèche;
- pour 1 kg de feuilles, on obtient en général 150 à 250 g de drogue sèche;
- pour 1 kg de fleurs, on obtient en général 100 à 200 g de drogue sèche.

Comme la plante sèche utilisée a moins d'eau, on peut se permettre un ratio supérieur et aussi d'utiliser des alcools plus faibles. Des alcools entre 45° et 55° feront l'affaire : 45° si la plante ne renferme pas trop de résine ou d'huile essentielle; 55° si la plante est résineuse ou si vous voulez extraire au maximum les huiles essentielles. Vous pouvez consulter des ouvrages spécialisés donnant l'alcool à utiliser en fonction de la plante ou consulter le site de Christophe BERNARD qui a traduit la *Materia Medica* de Michael Moore et vous permet d'avoir en ligne ce type de renseignement, la posologie à utiliser et en plus des tas d'astuces pratiques de cet herbaliste remarquable (www.altheaprovence.com/materia-medica-michael-moore/ consulté le 08/08/2022).

Le *Dorvault* (éd. 1923), livre indispensable en son temps à tout pharmacien (le vrai titre est *L'officine ou répertoire général de pharmacie pratique*, Dorveault François-Laurent-Marie en est l'auteur) nous renseigne un peu plus sur les teintures alcooliques : «*Ces préparations partageaient jadis avec les alcoolats les noms empiriques de Baumes, d'Elixirs, de Gouttes, de Quintessences, etc. Aujourd'hui, ces dénominations sont complètement bannies des ouvrages dogmatiques : il en devrait être ainsi du mot impropre de teinture, qui, sans rien apprendre sur la composition de ces médicaments, présente une idée fausse à l'esprit. En effet, le mot* teinture *comporte avec lui une idée de couleur, et cependant plusieurs de ces préparations sont incolores : telles sont celles de térébenthine, de copahu, etc. Alcoolé, nom qui devrait figurer dans une nomenclature méthodique pour désigner les médicaments qui nous occupent*».

Principaux types d'alcool à utiliser

1/ Si vous arrivez à vous en procurer, avec une teneur d'environ 96 % d'alcool, le cocoroco est considéré comme la boisson la plus puissante au monde. Originaire de Bolivie, cette boisson est fabriquée à base de canne à sucre et de noix de coco.

2/ Le rhum, qui peut atteindre les 55°, est intéressant notamment pour les alcoolatures à base de plantes fraîches.

3/ D'autres alcools dont le titre en alcool oscille entre 40° et 50° peuvent être utilisés : whisky, vodka, cognac, armagnac, marc de raisin...

Bien sûr, il va de soi que selon l'alcool que vous choisirez, vous obtiendrez une préparation au goût plus ou moins prononcé. Il faut donc choisir un alcool que vous appréciez !

De l'importance de la préparation de la plante et de son pressage

Pour garantir l'efficacité de vos préparations, il est très important, d'une part, de préparer le plus vite possible, après cueillette, les plantes fraîches et, d'autre part, de pulvériser au maximum les plantes que vous avez choisies afin que le contact avec l'alcool soit le plus important possible et qu'un maximum de principes actifs soit extrait.

Juste avant de mettre à macérer vos plantes, il faudra donc :

- bien les nettoyer (surtout pour les racines, écorces...) et les couper au sécateur le plus finement possible. Les feuilles fraîches — type menthe, mélisse — peuvent être découpées finement avec des ciseaux spéciaux.

- dans un deuxième temps, passez-les, en fonction de leur dureté, dans un Blender puis un moulin à café si nécessaire. Certaines plantes ou parties de plantes ne peuvent pas être pulvérisées directement au Blender. Dans ce cas, coupez-les au sécateur, faites-les macérer et au bout de quelques jours, passez le mélange plante-alcool au Blender.

- mettre ensuite votre préparation de plante à macérer avec l'alcool recommandé dans un bocal hermétique pendant 15 jours, en prenant soin d'agiter quotidiennement. Étiquetez le bocal en indiquant la date, le nom de la plante et le degré de l'alcool utilisé et placez-le dans un endroit sombre.

- au bout de 15 jours, pressez et filtrez le mélange. Pour récupérer le maximum de principes actifs, pressez dans un linge, une presse manuelle ou encore mieux, dans une presse à teinture (il en existe des métalliques très robustes et très efficaces pour presser notamment les mélanges compacts comme ceux de racines).

- mettez en bouteille opaque et étiquetez en indiquant la date, le nom de la plante, la posologie et s'il s'agit d'une teinture ou alcoolature.

Voilà, il ne reste plus qu'à vous lancer en commençant de préférence avec une plante qui se pulvérise facilement. Avec le temps et l'expérience acquise, vous ferez tous types d'alcoolatures et teintures en maximisant les temps de macération, en associant les plantes et surtout en y incorporant des plantes bio-amplificatrices !

Tableau de mouillage des alcools

indiquant les quantités en poids d'alcool à un degré donné et d'eau distillée nécessaires pour obtenir 1 Kg d'alcool à l'un des titres indiqués ci-dessous (d'après dorvault, L'OFFICINE , 1898)

degré de l'alcool employé	30°		60°		80°		85°		90°	
	alcool	eau	alcool	eau	alccol	eau	alcool	eau	alcool	eau
96	263	757	555	445	783	217	846	154	913	87
95	267	733	564	436	796	204	859	141	927	73
94	271	729	573	427	808	192	873	127	942	58
93	275	725	582	418	820	180	886	114	956	44
92	280	720	590	410	832	168	899	101	970	30
91	284	716	599	401	845	155	913	87	985	15
90	288	712	609	391	858	142	927	73		
89	292	708	618	382	871	129	941	59		
88	297	703	627	373	884	116	955	45		
87	301	699	637	363	898	102	970	30		
86	306	694	646	354	912	88	985	15		
85	311	689	656	344	926	74				
84	316	684	667	333	940	60				
83	320	680	677	323	955	45				
82	325	675	687	313	969	31				
81	330	670	698	302	994	16				
80	336	664	709	291						
79	341	659	720	280						
78	346	653	732	268						
77	352	648	744	256						
76	357	643	756	244						
75	364	636	768	232						
74	370	630	781	219						
73	376	624	794	206						
72	382	618	807	193						
71	389	611	821	179						
70	395	605	835	165						
69	402	598	849	151						
68	409	591	864	136						
67	416	584	880	120						
66	424	576	896	104						
65	431	569	911	89						
64	439	561	928	72						
63	447	553	946	54						
62	456	543	963	37						
61	464	536	981	19						
60	473	527								
56	512	488								
54	533	467								
50	581	419								
47	622	378								
44	668	332								
40	740	260								
38	781	219								
36	827	173								
34	878	122								
32	935	65								

Bibliographies

Aloe Vera

1. Reynolds T., Dweck A. C. Aloe vera leaf gel: A review update. Journal of Ethnopharmacology, 1999, 68(1-3), 3-37.

2. Ahlawat K. S., Khatkar B. S.,2011. Processing, food applications and safety of aloe vera products: A review. Journal of Food Science and Technology, 48, 525-533.

3. Cousins S.R., Witkowski E.T.F., 2012, African aloe ecology: a review. Journal of Arid Environments 85, 1-17

4. Grace, O.M., 2011. Current perspectives on the economic botany of the genus Aloe L. (Xanthorrhoeaceae). South African Journal of Botany 70 (4), 980-987

5. Michayewicz N., 2013, L'Aloe vera, plante médicinale traditionnellement et largement utilisée depuis des millénaires, aux nombreuses propriétés thérapeutiques. Plante miracle ? Thèse pour le diplôme d'état de docteur en Pharmacie. Université de Lorraine. Disponible et consultée le 8/04/2020 sur https://hal.univ-lorraine.fr

6. Morin E., 2008, Aloe vera (L.)Burm.f: aspects pharmacologiques et cliniques. Thèse pour le diplôme d'état de docteur en Pharmacie. Université de Nantes. Disponible et consultée le 10/05/2020 sur https://www.cieldazur.com

7. Atherton P. 1998. Aloe vera revisited. Br J Phytother.;4:76–83

8. Atherton P. The essential Aloe vera: The actions and the evidence. 2nd ed 1997.

9. Tizard IR, Ramamoorthy L. Aloes and the immune system. Vol. 38. In:REYNOLDS T, 2004. editor Aloes: the genus Aloe. Boca Raton: Medicinal Aromatic Plants - Industrial Profiles, p. 313.

10. Femenia, A., Sánchez, E.S., Simal, S., Rosselló, C., 1999. Compositional features of polysaccharides from Aloe vera (Aloe barbadensis Miller) plant tissues. Carbohydr. Polym. 39 (2), 109–117.

11. Ni Y., Turner D., Yates K.M., Tizard I., 2004. Isolation and characterization of structural components of Aloe vera L. leaf pulp. Int. Immunopharmacol. 4 (14), 1745–1755.

12. Roullier Margaux, 2015, Le gel d'aloe vera en usage topique et ses vertus cicatrisantes, Thèse pour le diplôme d'état de docteur en Pharmacie. Université de Picardie Jules Verne. Disponible et consultée le 10/05/2020 sur https://dumas.ccsd.cnrs.fr

13. Maan, A.A., Journal of Herbal Medicine (2018), https://doi.org/10.1016/j.hermed.2018.01.002

14. Bruneton, J., Pharmacognosie - Phytochimie, plantes médicinales, 4e éd., revue et augmentée, Paris, Tec & Doc - Éditions médicales internationales, 2009, 1288 p

15. Panahi Y. et al., 2012, A randomized comparative trial on the therapeutic efficacy of topical aloe vera and Calendula officinalis on diaper dermatitis in children, Sci. World J. (2012) 810234

16. Akaberi M. et al., 2016, Therapeutic effects of Aloe spp. in traditional and modern medicine: A review. Biomedicine & Pharmacotherapy 84 : 759–772

17. Liu LY, Chen XD, Wu BY, Jiang Q., 2010. Influence of Aloe polysaccharide on proliferation and hyaluronic acid and hydroxyproline secretion of human fibroblasts in vitro. Zhong Xi Yi Jie He Xue Bao.;8:256-262 [in Chinese]

18. Chantarawaratit, P., Sangvanich, P., Banlunara, W., Soontornvipart, K., & Thunyakitpisal, P. (2014). Acemannan sponges stimulate alveolar bone cementum and periodontal ligament regeneration in a canine class II furcation defect model. Journal of Periodontal Research, 40, 164-17

19. Eshun K., He Q., 2004. Aloe vera: a valuable ingredient for the food, pharmaceutical and cosmetic industries: a review. Crit. Rev. Food Sci. Nutr. 44 (2), 91–96.

20. Shahzad MN., Ahmed N. 2013. Effectiveness of Aloe Vera gel compared with 1% silver sulfadiazine cream as burn wound dressing in second degree burns. J Pak Med Assoc. 63(2):225-30.

21. Khorasani G. at al., 2009. Aloe versus silver sulfadiazine creams for second-degree burns: a randomized controlled study. Surg Today, 39(7):587-9

22. Maenthaisong R. at al., 2007, The efficacy of Aloe vera for burn wound healing: a systematic review. Burns, 33: 713-718.

23. Panahi Y et al., 2012, . A randomized comparative trial on the therapeutic efficacy of topical aloe vera and Calendula officinalis on diaper dermatitis in children. Scientific WorldJ ournal. Epub 2012 Apr 19.

24. Vardy AD., Cohen AD, Tchetov T. 1999, A double-blind, placebo-controlled trial of Aloe vera (A. barbadensis) emulsion in the treatment of seborrheic dermatitis. J Derm Treatment , 10(1):7-11.

25. Syed TA., Afzal M. et AL., 1997, Management of genital herpes in men with 0.5 % Aloe vera extract in a hydrophilic cream: a placebo-controlled double-blind study. J Dermatol Treat , 8:99-102.

26. Heggies S. et al., 2002, Phase III study on the efficacy of topical Aloe vera gel on irradiated breast tissue. Cancer Nurs, 25:442-51.

27. HADDAD P, AMOUZGAR-HASHEMI F, SAMSAMI S, CHINICHIAN S, OGHABIAN MA. 2013, Aloe vera for prevention of radiation-induced dermatitis: a self controlled clinical trial. Curr Oncol. 2013 Aug, (4) 345-8.

28. Paulsen E., Korsholm L., Brabdrup F.2005, A double-blind, placebo-controlled study of a commercial Aloe vera gel in the treatment of slight to moderate psoriasis vulgaris. J Eur Acad Dermatol Venereol, 19:326-31.

29. BABAEE N, ZABIHI E, MOHSENI S, MOGHADAMNIA AA. Evaluation of the therapeutic effects of Aloe vera gel on minor recurrent aphthous stomatitis. Dent Res J, 2012, (4):381-5.

30. REDDY RL, REDDY RS, RAMESH T, SINGH TR, SWAPNA LA, LAXMI NV. Randomized trial of aloe vera gel vs triamcinolone acetonide ointment in the treatment of oral lichen planus. Quintessence Int, 2012, 43(9):793-800

31. Belo S.E. et al.,2006, Moisturising effect of cosmetic formulations containing Aloe vera extract in different concentrations assessed by skin bioengineering techniques. Skin Res. Technol., p. 241-246.

32. SOYUN CHO, SERAH LEE, MIN-JUNG LEE, DONG HUN LEE, CHONG-HYUN WON, SANG MIN KIM, JIN HO CHUNG. 2009, Dietary Aloe Vera Supplementation Improves Facial Wrinkles and Elasticity and It Increases the Type I Procollagen Gene Expression in Human Skin in vivo. Ann Dermatol. 21(1): 6-11

33. Reynolds T., Dweck A.C., 1999, Aloe vera leaf gel: a review update.Journal of Ethnopharmacology, 68 (1), 3-37.

34. Maharjan H. Radha, Nampoothiri P. Laxmipriya., 2015, Evaluation of biological properties and clinical effectiveness of Aloe vera: A systematic review. Journal of Traditional and Complementary Medicine 5; 21-26

35. Suvitayavat W., Sumrongkit C., Thirawarapan S.S., Bunyapraphatsara N., 2004. Effects of Aloe preparation on the histamine-induced gastric secretion in rats. J. Ethnopharmacol. 90, 239–247

36. Pandey R., Mishra A. 2010, Antibacterial activities of crude extract of Aloe barbadensis to clinically isolated bacterial pathogens. Appl Biochem Biotechnol.160: 1356-1361

37. Das S. et al., 2011 Jan, Isolation and characterization of novel protein with anti-fungal and anti-inflammatory properties from Aloe vera leaf gel. Int J Biol Macromol. 1;48(1):38-43

38. Budai MM., Varga A., Milesz S., Tozser J., Benko S. 2013, Aloe vera downregulates LPS induced inflammatory cytokine production and expression of NLRP3 inflammasome in human macrophages. Mol Immunol. 56:471-479

39. Devaraj S. et al., 2013, Effects of Aloe vera supplementation in subjects with prediabetes/metabolic syndrome., Metab Syndr Relat Disord. 2013 Feb, (1):35-40.

40. Huseini HF, Kianbakht S, Hajiaghaee R,Dabaghian FH., 2012 Mar, Antihyperglycemic and anti-hypercholesterolemic effects of Aloe vera leaf gel in hyperlipidemic type 2 diabetic patients: a randomized double-blind placebo-controlled clinical trial. Planta Med, 78(4):311-6.

41. Choi HC, Kim SJ, Son KY, Oh BJ, Cho BL. Metabolic effects of Aloe vera gel complex in obese prediabetes and early non-treated diabetic patients: randomized controlled trial. Nutrition. 2013;29:1110-1114.

42. Steenkamp, V., Stewart, M.J., 2007. Medicinal applications and toxicological activities of Aloe products. Pharm. Biol. 45, 411–420.

43. Vazquez B. et al., 1996, Antiinflammatory activity of extracts from Aloe vera gel. Ethnopharmacol 55, 69-75.

1. Sanner A., L'artémisinine et ses dérivés : apports de la médecine traditionnelle chinoise dans la lutte contre le paludisme chimioresistant et perspectives contemporaines, thèse d'exercice, Limoges, Université Henri Poincaré, 2008. Disponible et consulté le 02/04/2020 sur https://hal.univ-lorraine.fr/hal-01732167

2. Tu Y., The discovery of artemisinin (qinghaosu) and gifts from Chinese medicine, Nature medicine, 2011, Vol 17, number 10, 19-22

3. Peltt J-M., Les nouveaux remèdes naturels, 2001, Fayard

4. White N-J., Hien T-T., Nosten F.H., A brief history of Qinghaosu. Trends in Parasitology, December 2015, Vol. 31, No. 12, 607-610

5. Benoit-Vical F., Paloque L., Augereau J-M., Résistance de l'agent du paludisme, Plasmodium falciparum aux combinaisons thérapeutiques à base d'artémisinine (ACTs) : Craintes d'une chimiorésistance généralisée. Bull. Acad. Natle Méd., 2016, 200, no 3, 477-490, séance du 29 mars 2016

6. WHO. World Malaria Report 2015. World Health Organization ; 2015

7. WHO Position Statement (June 2012). Effectiveness of Non-Pharmaceutical Forms of Artemisia annua L. against malaria.World Health Organization ; 2012

8. WHO (2010). Guidelines for the treatment of malaria, 2nd ed. Geneva, World Health Organization

9. Le point. L'OMS dans les griffes des lobbyistes. Consulté le 06/04/2020 sur le site : https://www.lepoint.fr/editos-du-point/anne-jeanblanc

10. Zime-Diawara H. et al. Etude de l'efficacité et de la tolérance d'une tisane à base d'Artemisia annua L. (Asteraceae) cultivée au Bénin pour la prise en charge du paludisme simple. Int. J. Biol. Chem. Sci. 9(2): 692-702, 2015

11. Nsengiyumva Bati Daddy, et al. : Artemisia annua dried leaf tablets treated ma¬laria resistant to ACT and i.v. artesunate: Case reports- Phytomedicine, Volume 32, 15 August 2017, Pages 37-40

12. Munyangi J. et al., Effect of Artemisia annua and Artemisia afra tea infusions on schistosomiasis in a large clinical trial. Phytomedicine. 2018 Dec 1;51:233-240

13. Munyangi et al., Artemisia annua and Artemisia afra tea infusions vs. artesunate-amodiaquine (ASAQ) in treating Plasmodium falciparum malaria in a large scale, double blind, randomized clinical trial. Phytomedicine. 2019 April ; 57: 49–56.

14. Buhner S.H., Herbal antibiotics, 2012, Storey publishing

15. Lehane, A.; Saliba, K. Common dietary flavonoids inhibit the growth of the intraerythrocytic malaria parasite. BMC Res. Notes 2008, 1, 26.

16. Rath, K.; Taxis, K.; Walz, G.; Gleiter, C.H.; Li, S.-M.; Heide, L. Pharmacokinetic study of

artemisinin after oral intake of a traditional preparation of Artemisia annua L. (annual wormwood). Am. J. Trop. Med. Hyg. 2004, 70, 128–132.

17. Weathers PJ, Towler M, Hassanali A, Lutgen P, Engeu PO. Dried-leaf Artemisia annua: A practical malaria therapeutic for developing countries? World J Pharmacol. 2014 Dec 9;3(4):39-55.

18. Duru V., Études des mécanismes cellulaires et moléculaires de Plasmodium falciparum impliqués dans les résistances aux combinaisons à base de dérivés de l'artémisinine, Thèse de doctorat en Evolution des systèmes infectieux, Université de Montpellier, 2016, disponible et consultée le 8/04/2020 sur https://ged.biu-montpellier.fr

19. Antoine, T. et al. Rapid kill of malaria parasites by artemisinin and semi-synthetic endoperoxides involves ROS-dependent depolarization of the membrane potential. J Antimicrob Chemother 69, 1005-16 (2014).

20. Robert A., Le fer de l'hème : cible pour la chimiothérapie du paludisme, consulté le 09/04/2020 et disponible sur : http://culturesciences.chimie.ens.fr/le-fer-de-l'hème

21. Crespo-Ortiz, M.P.; Wei, M.Q. Antitumor activity of artemisinin and its derivatives: From a well-known antimalarial agent to a potential anticancer drug. J. Biomed. Biotechnol. 2012, 247597.

22. Lai, H.C.; Singh, N.P.; Sasaki, T. Development of artemisinin compounds for cancer treatment. Investog. New Drugs 2013, 31, 230–246

23. Reizenstein, P. Iron, free radicals and cancer. Med. Oncol. Tumor Pharmacother. 1991, 8, 229–233.

24. Lui, G.Y.L.; Kovacevic, Z.; Richardson, V.;Merlot, A.M.; Kalinowski, D.S.; Richardson, D.R. Targeting cancer cells by binding iron: Dissecting cellular signaling pathways. Oncotarget 2015, 6, 18748–18779.

25. Niitsu, Y.; Kohgo, Y.; Nishisato, T.; Kondo, H.; Kato, J.; Urushizaki, Y.; Urushizaki, I. Transferrin receptors in human cancerous tissues. Tohoku J. Exp. Med. 1987, 153, 239–243.

26. Lai, H.; Singh, N.P. Selective cancer cell cytotoxicity from exposure to dihydroartemisinin and holotransferrin. Cancer Lett. 1995, 91, 41–46

27. Tsuda K, Miyamoto L, Hamano S, Morimoto Y, Kangawa Y, Fukue C, Kagawa Y, Horinouchi Y, Xu W, Ikeda Y, Tamaki T, Tsuchiya K. Mechanisms of the pH- and oxygen-dependent oxidation activities of artesunate. Biol Pharm Bull 2018;41(4):555-563.

28. Michaelis M, Kleinschmidt MC, Barth S, Rothweiler F, Geiler J, Breitling R, Mayer B, Deubzer H, Witt O, Kreuter J, Doerr HW, Cinatl J, Cinatl J Jr. Anti-cancer effects of artesunate in a panel of chemoresistant neuroblastoma cell lines. Biochem Pharmacol 2010;79(2):130-136.

29. Hamacher-Brady A, Stein HA, Turschner S, Toegel I, Mora R, Jennewein N, Efferth T, Eils R, Brady NR. Artesunate activates mitochondrial apoptosis in breast cancer cells via iron-catalyzed lysosomal reactive oxygen species production. J Biol Chem 2011;286(8):6587-6601.

30. Wang Q, Wu S, Zhao X, Zhao C, Zhao H, Huo L. Mechanisms of dihydroartemisinin and dihydroartemisinin/holotransferrin cytotoxicity in T-cell lymphoma cells. PLoS One 2015;10(10):e0137331.

31. Efferth, T.; Dunstan, H.; Sauerbrey, A.; Miyachi, H.; Chitambar, C.R. The anti-malarial artesunate is also active against cancer. Int. J. Oncol. 2001, 18, 767–773

32. Singh, N.P.; Verma, K.B. Case report of a laryngeal squamous cell carcinoma treated with artesunate. Arch. Oncol. 2002, 10, 279–280

33. Zhang, Z.Y.; Yu, S.Q.; Miao, L.Y.; Huang, X.Y.; Zhang, X.P.; Zhu, Y.P.; Xia, X.H.; Li, D.Q. Artesunate combined with vinorelbine plus cisplatin in treatment of advanced non-small cell lung cancer: A randomized controlled trial. Zhong Xi Yi Jie He Xue Bao 2008, 6, 134–138

34. Jansen, F.H.; Adoubi, I.; Jansen, N.; JC, K.C.; Cnodder, T.D.E.; Tschulakow, A.; Efferth, T. First study of oral Artenimol-R in advanced cervical cancer: Clinical benefit, tolerability and tumor markers. Anticancer Res. 2011, 31, 4417–4422

35. Wang, S.J.; Gao, Y.; Chen, H.; Kong, R.; Jiang, H.C.; Pan, S.H.; Xue, D.B.; Bai, X.W.; Su, B. Dihydroartemisinin inactivates NF-_B and potentiates the anti-tumor effect of gemcitabine on pancreatic cancer both in vitro and in vivo. Cancer Lett. 2010, 293, 99–108

36. Zhou, H.J.; Zhang, J.L.; Li, A.; Wang, Z.; Lou, X.E. Dihydroartemisinin improves the efficiency of chemotherapeutics in lung carcinomas in vivo and inhibits murine Lewis lung carcinoma cell line growth in vitro. Cancer Chemother. Pharmacol. 2010, 66, 21–29

37. Liu, W.M.; Gravett, A.M.; Dalgleish, A.G. The antimalarial agent artesunate possesses anticancer properties that can be enhanced by combination strategies. Int. J. Cancer 2011, 128, 1471–1480

38. Tilaoui, M.; Mouse, H.A.; Jaafari, A.; Zyad, A. Differential effect of artemisinin against cancer cell lines. Nat. Prod. Bioprospect. 2014, 4, 189–196

39. Dina J. Rassiasa, Pamela J. Weathers. Dried leaf Artemisia annua efficacy against non-small cell lung cancer Phytomedicine 52 (2019) 247–253

40. Lang S. J. et al., Antitumor activity of an Artemisia annua herbal preparation and identification of active ingredients. Phytomedicine 62 (2019) 152962

41. Yao W., Wang F. et Wang H., Immunomodulation of artemisinin and its derivatives. Sci. Bull. (2016) 61(18):1399–1406

42. Mu X, Wang C. Artemisinins-a promising new treatment for systemic lupus erythematosus: a descriptive review. Curr Rheumatol Rep 2018;20(9):55.

43. Lu, L. (2002) Study on effect of Cordyceps sinensis and artemisinin in preventing recurrence of lupus nephritis. Zhongguo Zhong Xi Yi Jie He Za Zhi 22, 169–171

44. Milbradt, J.; Auerochs, S.; Korn, K.; Marschall, M. Sensitivity of human herpesvirus 6 and other human herpesviruse to the broad-spectrum antiinfective drug artesunate. J. Clin. Virol. 2009, 46, 24–28

45. Flobinus, A.; Taudon, N.; Desbordes, M.; Labrosse, B.; Simon, F.; Mazeron, M.-C.; Schnepf, N. Stability and antiviral activity against human cytomegalovirus of artemisinin derivatives. J. Antimicrob. Chemother. 2014, 69, 34–40

46. Efferth T. et al., The antiviral activities of artemisinin and artesunate. Clin Infect Dis 2008 ;47 :804-11

47. Romero, M.R.; Efferth, T.; Serrano, M.A.; Castaño, B.; Macias, R.I.R.; Briz, O.; Marin, J.J.G. Effect of artemisinin/artesunate as inhibitors of hepatitis b virus production in an "in vitro" replicative system. Antivir. Res. 2005, 68, 75–83

48. Dai, R.; Xiao, X.; Peng, F.; Li, M.; Gong, G. Artesunate, an anti-malarial drug, has a potential to inhibit hcv replication. Virus Genes 2016, 52, 22–28.

49. Shi-You Li et al. Identification of natural compounds with antiviral activities against SARS-associated coronavirus. Antiviral Research 2005, 67 18-23

50. Khaerunnisa, S.; Kurniawan, H.; Awaluddin, R.; Suhartati, S.; Soetjipto, S. Potential Inhibitor of COVID-19 Main Protease (Mpro) From Several Medicinal Plant Compounds by Molecular Docking Study. Preprints 2020, 2020030226 (doi: 10.20944/preprints202003.0226.v1).

51. Juteau F, Masotti V, Bessière JM, Dherbomez M, Viano J. Antibacterial and antioxidant activities of Artemisia annua essential oil. Fitoterapia. 2002;73:532-535.

52. Cavar S, Maksimovic M, Vidic D, Paric A. Chemical composition and antioxidant and antimicrobial activity of essential oil of Artemisia annua L. from Bosnia. Ind Crop Prod. 2012; 37:479-485

53. Kim W-S. et al., Anti-inflammatory, Antioxidant and Antimicrobial Effects of Artemisinin Extracts from Artemisia annua L. Korean J Physiol Pharmacol Vol 19: 21-27, January, 2015

54. Gautam, P.; Upadhyay, S.K.; Hassan,W.; Madan, T.; Sirdeshmukh, R.; Sundaram, C.S.; Gade,W.N.; Basir, S.F.; Singh, Y.; Sarma, P.U. Transcriptomic and proteomic profile of aspergillus fumigatus on exposure to artemisinin. Mycopathologia 2011, 172, 331

55. Buragohain, P.; Surineni, N.; Barua, N.C.; Bhuyan, P.D.; Boruah, P.; Borah, J.C.; Laisharm, S.; Moirangthem, D.S. Synthesis of a novel series of fluoroarene derivatives of artemisinin as potent antifungal and anticancer agent. Bioorg. Med. Chem. Lett. 2015, 25, 3338–3341

56. Galal, A.M.; Ross, S.A.; Jacob, M.; ElSohly, M.A. Antifungal activity of artemisinin derivatives. J. Nat. Prod. 2005, 68, 1274–1276.

57. Lu BW, Baum L, So KF, Chiu K, Xie LK (2019) More than anti-malarial agents: therapeutic potential of artemisinins in neurodegeneration. Neural Regen Res 14(9):1494-1498.

58. Zheng W. et al.,(2016) Artemisinin conferred ERK mediated neuroprotection to PC12 cells and cortical neurons exposed to sodium nitroprusside-induced oxidative insult. Free Radic Biol Med 97:158-167.

59. Tu Y., De Artemisia annua L. aux artémisinines La découverte et le développement des artémisinines et des agents antipaludiques, 2019, edp sciences - Chemical Industry Press

60. Medhi B. et al., Pharmacokinetic and Toxicological Profile of Artemisinin Compounds: An Update, Pharmacology 2009;84:323–332

61. Numonov S. et al., Assessment of Artemisinin Contents in Selected Artemisia Species from Tajikistan (Central Asia), Medicines 2019, 6, 23

Épine-vinette

1. Imanshahidi M et Hosseinzadeh H. Pharmacological and Therapeutic Effects of Berberis vulgaris and its Active Constituent, Berberine. Phytother. Res. 2008 ; 22 : 999 – 1012.

2. Kosalec I, Gregurek B, Kremer D, Zovko M, Sanković K, Karlović K. Croatian barberry (Berberis croatica Horvat): a new source of berberine - analysis and antimicrobial activity. World J. Microbiol. Biotechnol. 2009 ; 25 : 145 – 150

3. Garnier G et al., Ressources médicinales de la Flore Française, Tome I, Vigot Frères éditeurs, 1961, p 466

4. Bezanger-Beauquesne L et al., Plantes médicinales des régions tempérées, deuxième édition, Ed.Maloine, 1990, p 98

5. Mezouar D, Recherches d'activités biologiques de Berberis vulgaris, Mémoire de Magister en biologie, Université de Tlemcen, 2012-2013, 122 p

6. Lacroix B, La berbérine une alternative aux traitements pharmacologiques, la lettre de l'Institut Européen de Physionutrition et phytothérapie N° 32, 2018.

7. Winder WW, Hardie DG. AMP activated protein kinase, a metabolic master switch: possible roles in type 2 diabetes. Am J Physiol 1999; 277: E1–10.

8. Zhang Y et al.,Treatment of type 2 diabetes and dyslipidemia with the natural plant alkaloid berbérine -J Clin Endocrinol Metab. 2008 Jul; 93(7): 2559-65.

9. Yin J et al., Efficacy of berberine in patients with type 2 diabetes mellitus. Metabolism. 2008 May; 57(5): 712-7.

10. Yan Hm et al., Efficacy of berberine in patient with non alcoholic fatty liver diseases. Plos One. 2015 Aug 7;10 (8)

11. Kong W et al., Berberine is a novel cholesterol-lowering drug working through a unique mechanism distinct from statins, Nat. Med. 10 (2004) 1344-1351.

12. G. Derosa, A. D'Angelo, A. Bonaventura, L. Bianchi, D. Romano, P. Maffioli, Effects of berberine on lipid profile in subjects with low cardiovascular risk, Expert Opin. Biol. Ther. 13 (2013) 475e482.

13. Perez-Rubio K.G. et al., Effect of berberine administration on metabolic syndrome, insulin sensitivity, and insulin secretion, Metab. Syndr.Relat. Disord. 11 (2013) 366-369

14. Taheri S eta l., Evaluation of the effects of hydroalcoholic extract of Berberis vulgaris root onthe activity of liver enzymes in male hypercholesterolemic rats, Avicenna Journal of Phytomedicine, Vol. 2, No. 3, Summer 2012, 153-161

15. Yang J et al.,Berberine ameliorates non-alcoholic steatohepatitis in ApoE-/- mice. Experimental and therapeutic medicine, (2017) 14: 4134-4140

16. Cao Y, Pan Q, Cai W, Shen F, Chen GY, Xu LM, Fan JG. Modulation of gut microbiota with berberine improves steatohepatitis in

high-fat diet-fed BALB/c mice. Arch Iran Med. 2016; 19(3): 197 – 203

17. Yan H-M, Xia M-F, Wang Y, Chang X-X, Yao X-Z, Rao S-X, et al. (2015) Efficacy of Berberine in Patients with Non-Alcoholic Fatty Liver Disease. PLoS ONE 10(8): e0134172. doi:10.1371/journal. pone.0134172

18. Kashkooli RI et al., The Effect of Berberis Vulgaris Extract on Transaminase Activities in Non-Alcoholic Fatty Liver Disease. Hepat Mon. 2015 February; 15(2)

19. Brusq J.M. et al., Inhibition of lipid synthesis through activation of AMP kinase: an additional mechanism for the hypolipidemic effects of berberine, J. Lipid Res. 47 (2006) 1281-1288.

20. Boberek JM, Stach J, Good L. Genetic evidence for inhibition of bacterial division protein FtsZ by berberine. PLoS One. 2010 ; 5 : e 13745.

21. Freile M.L. et al. Antimicrobial activity of aqueous extracts and of berberine isolated from Berberis heterophylla, Fitoterapia 74 (7–8) (2003) 702–705.

22. K. Karaosmanoglu, N.A. Sayar, I.A. Kurnaz, B.S. Akbulut, Assessment of berberine as a multi-target antimicrobial: a multi-omics study for drugdiscovery and repositioning, OMICS 18 (1) (2014) 42–53

23. Ettefagh KA, Burns JT, Junio HA, Kaatz GW, Cech NB. Goldenseal (Hydrastis canadensis L.) extracts synergistically enhance the antibacterial activity of berberine via efflux pump inhibition. Planta Med 2011;77:835–40.

24. Samosorn S, Tanwirat B, Muhamad N, Casadei G, Tomkiewicz D, Lewis K, et al. Antibacterial activity of berberine-NorA pump inhibitor hybrids with methylene ether linking group. Bioorg Med Chem 2009;17:3866–72.

25. Imanshahidi M, Hosseinzadeh H. Pharmacological and therapeutic effects of Berberis vulgaris and its active constituent, berberine. Phytother Res 2008;22:999–1012.

26. Vuddanda PR, Chakraborty S, Singh S. Berberine: a potential phytochemical with multispectrum therapeutic activities. Expert Opin Invest Drugs 2010;19:1297–307.

27. Li N. L. et al., Berberine attenuates pro-inflammatory cytokine-induced tight junction disruption in an in vitro model of intestinal epithelial cells, Eur. J. Pharm. Sci. 40 (1) (2010) 1–8.

28. Edelblum K.L., Turner J.R., The tight junction in inflammatory disease: communication breakdown, Curr. Opin. Pharmacol. 9 (6) (2009) 715–720.

29. Gassle N. et al., Inflammatory bowel disease is associated with changes of enterocytic junctions, Am. J. Physiol. Gastro intest. Liver Physiol. 281 (1)(2001) G216–228

30. Schulzke J.D. et al., Epithelial tight junctions inintestinal inflammation, Ann. N. Y. Acad. Sci. 1165 (2009) 294–300.

31. Zhou H., Mineshita S., The effect of berberine chloride on experimental colitis in rats in vivo and in vitro, J. Pharmacol. Exp. Ther. 294 (3) (2000)822–829

32. Ahmed T. et al., Berberine and neurodegeneration: A review of literature. Pharmacological Reports 67 (2015) 970–979

33. Imenshahidi M. and Hosseinzadeh H., Berberis vulgaris and berberine: an update review, Phytother. Res. 30: 1745–1764 (2016)

34. Ji HF, Shen L. Molecular basis of inhibitory activities of Berberine against pathogenic enzymes in Alzheimer's disease. Scientific World Journal 2012;2012

35. Lee B, Sur B, Yeom M, Shim I, Lee H, Hahm DH., Effect of berberine on depression- and anxiety-like behaviors and activation of the noradrenergic system induced by development of morphine dependence in rats. Korean J Physiol Pharmacol. 2012 Dec; 16(6):379-86.

36. Bhutada P, Mundhada Y, Bansod K, et al. 2011. Berberine protects C57BL/6 J mice against ethanol withdrawal-induced hyperexcitability. Phytother Res 25: 302–307.

37. Sun Y, Xun K, Wang Y, Chen X. A systematic review of the anticancer properties of berberine, a natural product from Chinese herbs. Anticancer Drugs 2009; 20:757–69.

38. Tang J, Feng Y, Tsao S, Wang N, Curtain R, Wang Y. Berberine and Coptidis rhizoma as novel antineoplastic agents: a review of traditional use and biomedical investigations. J Ethnopharmacol 2009; 126:5–17.

39. Xia Le-Min , Luo Mei-Hong, Study progress of berberine for treating cardiovascular disease. Chronic Diseases and Translational Medicine 1 (2015) 231-235

40. S. Zhou, L.Y. Lim, B. Chowbay, Herbal modulation of P-glycoprotein, Drug Metab. Rev. 36 (1) (2004) 57–104.

41. W. Chen, D. Fan, L. Meng, Y. Miao, S. Yang, Y.Weng, et al., Enhancing effects of chitosan and chitosan hydrochloride on intestinal absorption of berberine in rats, Drug Dev. Ind. Pharm. 38 (1) (2012) 104–110.

42. Z. Zhang, Y. Chen, J. Deng, X. Jia, J. Zhou, H. Lv, Solid dispersion of berberine- phospholipid complex/TPGS 1000/SiO2: preparation, characterization and in vivo studies, Int. J. Pharm. 465 (1–2) (2014) 306–316

43. ANSES - Avis de l'Anses Saisine n° 2018-SA-0095 – Berbérine, 2019

44. Lan J. et al., Meta-analysis of the effect and safety of berberine in the treatment of type 2 diabetes mellitus, hyperlipemia and hypertension. Journal of Ethnopharmacology 161(2015)69–81

45. Kwon M. et al., Organic cation transporter-mediated drug-drug interaction potential between berberine and metformin, Arch. Pharm. Res. 38 (2015) 849-856.

46. Colombo D., Lunardon L., Bellia G., Cyclosporine and herbal supplement interactions, J. Toxicol. 2014 (2014) 145325

47. Hou Q., Han W., Fu X., Pharmacokinetic interaction between tacrolimus and berberine in a child with idiopathic nephrotic syndrome, Eur. J. Clin. Pharmacol. 69 (2013) 1861-1862

48. Chan E. Displacement of bilirubin from albumin by berberine. Biol Neonate. 1993; 63:201-208.

49. Quan, H. et al., Potent in vitro synergism of fluconazole and berberine chloride against clinical isolates of Candida albicans resistant to fluconazole. Antimicrob Agents Chemother. (2006) 50(3), 1096–1099

50. Tan YZ, Wu AC, Tan BY, et al. Study on the interactions of berberine displace other drug from their plasma proteins binding sites. Chin Pharmacol Bull. 2002; 18:576-578.

Curcuma

1. Bernard M., Couderc R. et Cynober L. LES ALIMENTS TRADITIONNELS : REMÈDES DE BONNE FEMME OU PHARMACOPÉE DU XXIe SIÈCLE L'EXEMPLE DE LA CURCUMINE. Cah. Nutr. Diét., 2005, 40, 6

2. Teuscher E., Anton R. et Lobstein A. Plantes aromatiques. Epices, aromates, condiments et huiles essentielles. Editions TEC & DOC, 2005 p218

3. Jourdan J-P., Curcuma et curcumine : de l'histoire aux intérêts thérapeutiques, Mémoires, Sciences pharmaceutiques. 2015 [consulté le : 22/11/2019 disponible sur : www.researchgate.net/publication/]

4. Grugeau C., Curcuma longa L. (Zingibéracées). Thèse, Université de Limoges, 1995 [consulté le : 11/08/2022 disponible sur : http:/.unilim.fr/theses]

5. TEUSCHER E et al. Plantes aromatiques : épices, aromates, condiments et huiles essentielles. Ed. Tec.& Doc., 2005 ; 216 - 23.

6. BRAGA Me et al. Comparison of yield, composition, and antioxidant activity of turmeric (Curcuma longa L.) extracts obtained using various techniques. J Agric Food Chem. 2003 ; 51 (22) : 6604-11.

7. Le curcuma (Curcuma longa L.), Institut Européen des Substances Végétales Lettre-curcuma [Consulté le 10/01/2021 sur ttps://www.iesv.org/]

8. Duke, J. A.; Bogenschutz-Godwin, M. J.; DuCellier, J.; Duke, P.-A. K. CRC Handbook of Medicinal Spices; 2002.

9. Wright JS. Predicting the antioxidant activity of curcumin and curcuminoids. Journal of Molecular Structure. 2002;207-17.

10. Maheshwari R.K et al. Multiple biological activities of curcumin: A short review. Life Sciences 78 (2006) 2081–2087

11. Le curcuma (Curcuma longa L.), Institut Européen des Substances Végétales Lettre-curcuma [Consulté le 10/01/2021 sur ttps://www.iesv.org/]

12. Avanço, G. B., et al., Curcuma longa L. essential oil composition, antioxidant effect, and effect on Fusarium verticillioides and fumonisin production, Food Control (2016) http://dx.doi.org/10.1016/j.foodcont.2016.09.032

13. Burapan S. et al. Thai Curcuma Species: Antioxidant and Bioactive Compounds. Foods 2020, 9, 1219; doi:10.3390/foods9091219

14. Cynober L. How can we modulate cytokine production and action? Nestle Nutr Workshop Ser Clin Perform Programme, Basel: Karger, 2005, 10, 219-228.

15. Jobin C., Bradham C.A., Russo M.P., Juma B., Narula A.S., Brenner D.A. et al. – Curcumin blocks cytokine- mediated NF-kappa B activation and proinflammatory gene expression by inhibiting inhibitory factor Ikappa B kinase activity. J. Immunol. 1999, 163, 3474- 3483.

16. Woo M.S., Jung S.H., Kim S.Y., Hyun J.W., Ko K.H., Kim W.K. et al. Curcumin suppresses phorbol ester induced matrix metalloproteinase-9 expression by inhibiting the PKC to MAPK signaling pathways in human astro-

glioma cells. Biochem. Biophys. Res. Commun. 2005, 335, 1017-1025.

17. Cho J.W., Park K., Kweon G.R., Jang B.C., Baek W.K., Suh M.H. et al. Curcumin inhibits the expression of COX-2 in UVB-irradiated human keratinocytes [HaCaT] by inhibiting activation of AP-1: p38 MAP kinase and JNK as potential upstream targets. Exp. Mol. Med. 2005, 37, 186-192

18. Lee J., Im Y.H., Jung H.H., Kim J.H., Park J.O., Kim K. et al. Curcumin inhibits interferon-alpha induced NFkappaB and COX-2 in human A549 non-small cell lung cancer cells. Biochem. Biophys. Res. Commun. 2005, 334, 313-318.

19. Plummer S.M., Holloway K.A., Manson M.M., Munks R.J., Kaptein A., Farrow S. et al. Inhibition of cyclo-oxygenase 2 expression in colon cells by the chemopreventive agent curcumin involves inhibition of NF-kappaB activation via the NIK/IKK signalling complex. Oncogene 1999, 18, 6013- 6020.

20. Leroy R. La curcumine: provenance et potentiels thérapeutiques. Sciences pharmaceutiques. 2019. dumas-02480721 [consultée le 11/11/2020 disponible sur https://dumas.ccsd.cnrs.fr]

21. FUNK JL, OYARZO JN, FRYE JB, ET AL. Turmeric extracts containing curcuminoids prevent experimental rheumatoid arthritis. J Nat Prod. 2006 Mar;69(3):351-5.

22. Chandran B, Goel A. A randomized, pilot study to assess the efficacy and safety of curcumin in patients with active rheumatoid arthritis. Phytother Res . 2012;26(11):1719-1725.

23. 23/ Sharma R.A., Gescher A.J., Steward W.P. – Curcumin: The story so far. Eur. J. Cancer. 2005, 41, 1955-1968.

24. Nakagawa Y, Mukai S, Yamada S, Matsuoka M. Short-term effects of highly-bioavailable curcumin for treating knee osteoarthritis: a randomized, doubleblind, placebo-controlled prospective study. J. Orthop. Sci. 2014;19(6):933–9

25. Madhu K, Chanda K, Saji MJ. Safety and efficacy of Curcuma longa extract in the treatment of painful knee osteoarthritis: a randomized placebo-controlled trial. Inflammopharmacology 2013;21(2):129–36,

26. Daily JW, Yang M, Park S. Efficacy of turmeric extracts and curcumin for alleviating the symptoms of joint arthritis: a systematic review and meta-analysis of randomized clinical trials. J Med Food 2016;19:717–29.

27. Sahebkar A,Henrotin Y. Analgesic efficacy and safety of curcuminoids in clinical practice: a systematic review and meta-analysis of randomized controlled trials. Pain Med 2015

28. Ashish Subhash Bagad et al. Comparative Evaluation of Anti-Inflammatory Activity of Curcuminoids, Turmerones, and Aqueous Extract of Curcuma longa. Advances in Pharmacological Sciences Volume 2013, Article ID 805756, 7 pages

29. Antony, B.; Merina, B.; Iyer, V.; Judy, N.; Lennertz, K.; Joyal, S. A pilot cross-over study to evaluate human oral bioavailability of BCM-95® CG (BiocurcumaxTM), a novel bioenhanced preparation of curcumin. Indian J. Pharm. Sci. 2008.

30. J. L. Funk, J.B. Frye, J. N. Oyarzo,H.Zhang, and B. N. Timmermann, "Anti-arthritic effects

and toxicity of the essential oils of turmeric (Curcuma longa L.)," Journal of Agricultural and Food Chemistry, vol. 58, no. 2, pp. 842–849, 2010

31. V.B.Liju, K. Jeena, and R.Kuttan, "An evaluation of antioxidant, anti-inflammatory, and antinociceptive activities of essential oil from Curcuma longa L.," Indian Journal of Pharmacology, vol. 43, no. 5, pp. 526–531, 2011.

32. R. Gonda, K. Takeda, N. Shimizu, and M. Tomoda, "Characterization of a neutral polysaccharide having activity on the reticuloendothelial system from the rhizome of Curcuma longa," Chemical and Pharmaceutical Bulletin, vol. 40, no. 1, pp. 185–188, 1992.

33. K. Madhu, K. Chanda, and M. J. Saji, "Safety and efficacy of Curcuma longa extract in the treatment of painful knee osteoarthritis: a randomized placebo-controlled trial," Inflammopharmacology, vol. 21, no. 2, pp. 129–362, 2013

34. Lopresti A L, The Problem of Curcumin and Its Bioavailability: Could Its Gastrointestinal Influence Contribute to Its Overall Health-Enhancing Effects? Adv Nutr 2018;9:41–50

35. Feng W, Wang H, Zhang P, Gao C, Tao J, Ge Z, Zhu D, Bi Y. Modulation of gut microbiota contributes to curcumin-mediated attenuation of hepatic steatosis in rats. Biochim Biophys Acta 2017;1861:1801–12.

36. McFadden RM, Larmonier CB, Shehab KW, Midura-Kiela M, Ramalingam R, Harrison CA, Besselsen DG, Chase JH, Caporaso JG, Jobin C, et al. The role of curcumin in modulating colonic microbiota during colitis and colon cancer prevention. InflammBowel Dis 2015;21:2483–94.

37. Bereswill S, Munoz M, Fischer A, Plickert R, Haag LM, Otto B, Kuhl AA, Loddenkemper C, Gobel UB, Heimesaat MM. Antiinflammatory effects of resveratrol, curcumin and simvastatin in acute small intestinal inflammation. PLoS One. 2010 Dec 3;5(12):e15099. doi: 10.1371/journal.pone.0015099.

38. Kim JE, Lillehoj HS, Hong YH, Kim GB, Lee SH, Lillehoj EP, Bravo DM. Dietary capsicum and Curcuma longa oleoresins increase intestinal microbiome and necrotic enteritis in three commercial broiler breeds. Res Vet Sci 2015;102:150–8.

39. Genser L. et al., Alteration of intestinal permeability: the missing link between gut microbiota modifications and inflammation in obesity? Med Sci (Paris) Volume 32, Number 5, Mai 2016, 461 – 469

40. Wang J, Ghosh SS, Ghosh S. Curcumin improves intestinal barrier function: modulation of intracellular signaling, and organization of tight junctions. Am J Physiol Cell Physiol 2017;312:C438–45.

41. Kim CY. Inhibition of interleukin-1α-induced intestinal epithelial tight junction permeability by curcumin treatment in Caco-2 Cells in Caco-2 cells. J Life Sci 2016;26:1082–7.

42. Hou HT, Qiu YM, Zhao HW, Li DH, Liu YT,Wang YZ, Su SH. [Effect of curcumin on intestinal mucosal mechanical barrier in rats with non-alcoholic fatty liver disease.] Zhonghua Gan Zang Bing Za Zhi 2017;25:134–8 .

43. Song WB, Wang YY, Meng FS, Zhang QH, Zeng JY, Xiao LP, Yu XP, Peng DD, Su L, Xiao B, et al. Curcumin protects intestinal mucosal barrier function of rat enteritis via activation

ofMKP-1 and attenuation of p38 and NF-kappaB activation. PLoS One 2010;5:12969

44. BUNDY R, WALKER AF, MIDDLETON RW, BOOTH J. Turmeric extract may improve irritable bowel syndrome symptomology in otherwise healthy adults: a pilot study. J Altern Complement Med 2004;10:1015–8.

45. Moghadamtousi SZ, Kadir HA, Hassandarvish P, Tajik H, Abubakar S, Zandi K. A review on antibacterial, antiviral, and antifungal activity of curcumin. Biomed Res Int 2014;2014:186864.

46. Haddad M, Sauvain M, Deharo E. Curcuma as a parasiticidal agent: a review. Planta Med 2011;77:672–8.

47. Gunes H, Gulen D, Mutlu R, Gumus A, Tas T, Topkaya AE. Antibacterial effects of curcumin: an in vitro minimum inhibitory concentration study. Toxicol Ind Health 2016;32:246–50.

48. Gul P, Bakht J. Antimicrobial activity of turmeric extract and its potential use in food industry. J Food Sci Technol 2015;52:2272–9.

49. Yun DG, Lee DG. Antibacterial activity of curcumin via apoptosislike response in Escherichia coli. Appl Microbiol Biotechnol 2016;100:5505–14.

50. Dyab AK, Yones DA, Ibraheim ZZ, Hassan TM. Anti-giardial therapeutic potential of dichloromethane extracts of Zingiber officinale and Curcuma longa in vitro and in vivo. Parasitol Res 2016;115:2637–45.

51. Bereswill S, Munoz M, Fischer A, Plickert R, Haag LM, Otto B, Kuhl AA, Loddenkemper C, Gobel UB, Heimesaat MM. Antiinflammatory effects of resveratrol, curcumin and simvastatin in acute small intestinal inflammation. PLoS One 2010;5:-15099.

52. Goo YK, Yamagishi J, Ueno A, Terkawi MA, Aboge GO, Kwak D, Hong Y, Chung DI, Igarashi M, Nishikawa Y, et al. Characterization of Toxoplasma gondii glyoxalase 1 and evaluation of inhibitory effects of curcumin on the enzyme and parasite cultures. Parasit Vectors 2015;8:654.

53. CUI L., MIAO J, CUI L. Cytotoxic effect of curcumin on malaria parasite Plasmodium falciparum: inhibition of histone acetylation and generation of reactive oxygen species. Antimicrob Agents Chemother. 2007 Feb;51(2):488-94.

54. REDDY RC, VATSALA PG, KESHAMOUNI VG, PADMANABAN G, RANGARAJAN PN. Curcumin for malaria therapy. Biochem Biophys Res Commun. 2005 Jan 14;326(2):472-4.

55. Haddad M, Sauvain M, Deharo E. Curcuma as a parasiticidal agent: a review. Planta Med 2011;77:672–8.

56. Moghadamtousi SZ, KadirHA, ssandarvish P, Tajik H, Abubakar S, Zandi K. A review on antibacterial, antiviral, and antifungal activity of curcumin. Biomed Res Int 2014;2014:186864.

57. Nanji AA, Jokelainen K, Tipoe GL, Rahemtulla A, Thomas P, Dannenberg AJ (2003). Curcumin prevents alcohol-induced liver disease in rats by inhibiting the expression of NF-kappa B-dependent genes. Am J Physiol Gastrointest Liver Physiol. 2003 Feb; 284(2)

58. Nabavi SF, Daglia M, Moghaddam AH, Habtemariam S, Nabavi SM (2014). Curcumin and liver disease: from chemistry to medicine. Compr Rev Food Sci Food Saf 13: 62–77.

59. Rivera-Espinoza Y, Muriel P (2009). Pharmacological actions of curcumin in liver diseases or damage. Liver Int 29: 1457–1466.

60. Donelli D, Antonelli M, Firenzuoli F, Considerations about turmeric-associated hepatotoxicity following a series of cases occurred in Italy: is turmeric really a new hepatotoxic substance? Internal and Emergency Medicine, 2019, https://doi.org/10.1007/s11739-019-02145-w

61. Lombardi N. et al, Acute liver injury following turmeric use in Tuscany: An analysis of the Italian Phytovigilance database and systematic review of case reports, Br J Clin Pharmacol. 2020;1–13.

62. Sharma R.A., Gescher A.J., Steward W.P. Curcumin: The story so far. Eur. J. Cancer. 2005, 41, 1955-1968

63. AGGARWAL BB, BHATT ID, ICHIKAWA H, AHN KS, SETHI G, SANDUR SK, ET AL. Curcumin–biological and medicinal properties. Turmeric: the genus Curcuma. Taylor and Francis Group; 2006. p. 297–368

64. Chuang S. et al. Inhibition by curcumin of diethylnitrosamine-induced hepatic hyperplasia, inflammation, cellular gene products and cell-cycle-related proteins in rats. Food Chem Toxicol. 2000 Nov;38(11):991-5.

65. Les compléments alimentaires, consommateurs mal protégés», 1er février 2020, Prescrire. [Consulté le 11/08/2022 disponible sur https://www.prescrire.org/Fr/3/31/58327/0/NewsDetails.aspx]

66. Nakayama H, Tsuge N, Sawada H, Masamura N, Yamada S, Satomi S et al. (2014). A single consumption of curry improved postprandial endothelial function in healthy male subjects: a randomized, controlled crossover trial. Nutr J 13: 67.

67. Akazawa N, Choi Y, Miyaki A, Tanabe Y, Sugawara J, Ajisaka R et al. (2012). Curcumin ingestion and exercise training improve vascular endothelial function in postmenopausal women. Nutr Res 32: 795–799

68. SOUDAMINI KK et al. Inhibition of lipid peroxidation and cholesterol levels in mice by curcumin. Indian J Physiol Pharmacol. 1992 ; 36 (4) :239-43.

69. QUILES JL et al. Curcuma longa extract supplementation reduces oxidative stress and attenuates aortic fatty streak development in rabbits. Arterioscler Thromb Vasc Biol. 2002 ; 22 (7) : 1225-31.

70. Sahebkar A., A systematic review and meta-analysis of randomized controlled trials investigating the effects of curcumin on blood lipid levels. Clinical Nutrition 33 (2014) 406-414

71. Mayanglambam A, Dangelmaier CA, Thomas D, Damodar Reddy C, Daniel JL, Kunapuli SP. Curcumin inhibits GPVI-mediated platelet activation by interfering with the kinase activity of syk and the subsequent activation of PLC2. Platelets 2010;21:211–20.

72. Shah BH, Nawaz Z, Pertani SA, Roomi A, Mahmood H, Saeed SA, et al. Inhibitory effect of curcumin, a food spice from turmeric, on platelet-activating factor and arachidonic acid-mediated platelet aggregation through inhibition of thromboxane formation and Ca2þ signaling. Biochem Pharmacol 1999;58:1167–72.

73. Srivastava R, Dikshit M, Srimal RC, Dhawan BN. Anti-thrombotic effect of curcumin. Thromb Res 1985;40:413–7.

74. Fondation contre le cancer, consulté le 13/02/2021 sur le site https://www.cancer.be/complementsalimentaires/20459

75. Huet M. et Fleurentin J., Curcuma, thé vert et chardon-marie : quelle stratégie adopter en prévention du cancer ou en complément des traitements ? Hegel Vol. 3 N° 4 – 2013

76. Hatcher H, Planalp R, Cho J, Torti FM, Torti SV. Curcumin: from ancient medicine to current clinical trials. Cell Mol Life Sci 2008 Jun;65(11):1631-52.

77. Banerjee S. et al., Ancient drug curcumin impedes 26S proteasome activity by direct inhibition of dual-specificity tyrosine-regulated kinase 2, Proceedings of the National Academy of Sciences Jul 2018, 201806797; DOI:10.1073/pnas.1806797115

78. Nair A. et al., Non-Curcuminoids from Turmeric and Their Potential in Cancer Therapy and Anticancer Drug Delivery Formulations. Biomolecules 2019, 9, 13; doi:10.3390/biom9010013

79. Perkins S, Verschoyle RD, Hill K, Parveen I, et al. Oral bioavailability of curcumin in rat and the herbal analysis from Curcuma longa by LC–MS/MS. Cancer Epidemiol Biomarkers Prev 2002a;11:535–40.

80. Nguyen T T H et al, Facile preparation of water soluble curcuminoids extracted from turmeric (Curcuma longa L.) powder by using steviol glucosides. Food Chemistry 214 (2017) 366–373

81. Shoba, G.; Joy, D.; Joseph, T.; Majeed, M.; Rajendran, R.; Srinivas, P. S. S. R. Influence of Piperine on the Pharmacokinetics of Curcumin in Animals and Human Volunteers. Planta Medica 1998, 64, 353–356.

82. Ryu, E. K.; Choe, Y. S.; Lee, K. H.; Choi, Y.; Kim, B. T. Curcumin and Dehydrozingerone Derivatives: Synthesis, Radiola- Beling, and Evaluation for β-Amyloid Plaque Imaging. Journal of Medicinal Chemistry 2006, 49 (20), 6111–6119.

83. Prakash UNS ; Srinivasan K. Beneficial influences of dietary spices on the ultrastructure and fluidity of the intestinal brush border in rats. British journal of nutrition (2010), 104, 31-39

84. Ghanshyam B. Dudhatra et al. A Comprehensive Review on Pharmacotherapeutics of Herbal Bioenhancers. Scientific World Journal 2012; 637953

Fucoïdanes

1. Yoo, H.J.; You, D.J.; Lee, K.W. Characterization and immunomodulatory effects of high molecular weight fucoidan fraction from the Sporophyll of Undaria pinnatifida in cyclophosphamide-induced immunosuppressed mice. Mar. Drugs. 2019, 17, 447

2. Cho, M., Han, J.H. and You, S. 2011a. Inhibitory effects of fucan sulfates on enzymatic hydrolysys of starch. Food Science and Technology, 44, 1164-1171.

3. Adrien dit Richard A. Production pilote de polysaccharides sulfatés issus de macroalgues marines à visées anti-coagulante et cosmétique anti-âge. Sciences agricoles. Université de La Rochelle, 2016. Français. NNT:2016LAROS013 tel-02003626. 216p. Thèse 2008. [consulté le : 22/11/2019 disponible sur : https://tel.archives-ouvertes.fr/tel-02003626]

4. Agasse A., Boyen C., Durand P., Chaussade M. Polysaccharides marins pour les santés végétale, animale et humaine, Conference: Colloque Polymerix 2015, At Rennes (France) [consulté le 24/11/2019 disponible sur : https://www.researchgate.net/publication/279525877_Polysaccharides_Marins_pour_les_Santes_Vegetale_Animale_et_Humaine]

5. Jiao, Guangling, Guangli Yu, Junzeng Zhang, et H. Stephen Ewart. 2011. « Chemical Structures and Bioactivities of Sulfated Polysaccharides from Marine Algae ». Marine Drugs 9 (2): 196-223

6. Rioux L-E., Caractérisation structurale et évaluation de l'activité biologique de polysaccharides extraits de Saccharina longicruris. 2010, Thèse université Laval. [consulté le : 22/11/2019 disponible sur : https://corpus.ulaval.ca/jspui/handle/20.500.11794/22547]

7. Sibusiso Luthuli , Siya Wu , Yang Cheng, Xiaoli Zheng, Mingjiang Wu and Haibin Tong, Therapeutic Effects of Fucoidan: A Review on Recent Studies. Mar. Drugs 2019, 17, 487

8. Fonseca, R.J.; Santos, G.R.; Mourao, P.A. Effects of polysaccharides enriched in 2,4-disulfated fucose units on coagulation, thrombosis and bleeding. Practical and conceptual implications. Thromb. Haemost. 2009, 102, 829–836.

9. Shanmugam, M.; Mody, K.H. Heparinoid-active sulphated polysaccharides from marine algae as potential blood anticoagulant agents. Curr. Sci. India 2000, 79, 1672–1683

10. Irhimeh, M.R.; Fitton, J.H.; Lowenthal, R.M. Pilot clinical study to evaluate the anticoagulant activity of fucoidan. Blood Coagul. Fibrinolysis 2009, 20, 607–610

11. Cumashi, A.; Ushakova, N.A.; Preobrazhenskaya, M.E.; D'Incecco, A.; Piccoli, A.; Totani, L.; Tinari, N.; Morozevich, G.E.; Berman, A.E.; Bilan, M.I.; et al. A comparative study of the anti-inflammatory, anticoagulant, antiangiogenic, and antiadhesive activities of nine different fucoidans from brown seaweeds. Glycobiology 2007, 17, 541–552

12. Preobrazhenskaya, M.E.; Berman, A.E.; Mikhailov, V.I.; Ushakova, N.A.; Mazurov, A.V.; Semenov, A.V.; Usov, A.I.; Nifant'ev, N.E.; Bovin,

N.V. Fucoidan inhibits leukocyte recruitment in a model peritoneal inflammation in rat and blocks interaction of P-selectin with its carbohydrate ligand. Biochem. Mol. Biol. Int. 1997, 43, 443–451.

13. Kubes, P.; Payne, D.; Woodman, R.C. Molecular mechanisms of leukocyte recruitment in postischemic liver microcirculation. Am. J. Physiol. Gastrointest. Liver Physiol. 2002, 283, 139–147

14. Tanaka, K.; Ito, M.; Kodama, M.; Tomita, M.; Kimura, S.; Hoyano, M.; Mitsuma, W.; Hirono, S.; Hanawa, H.; Aizawa, Y. Sulfated polysaccharide fucoidan ameliorates experimental autoimmune myocarditis in rats. J. Cardiovasc. Pharmacol. Ther. 2011, 16, 79–86.

15. Tissot, B.; Montdargent, B.; Chevolot, L.; Varenne, A.; Descroix, S.; Gareil, P.; Daniel, R. Interaction of fucoidan with the proteins of the complement classical pathway. Biochim. Biophys. Acta 2003, 1651, 5–16

16. Tissot, B.; Daniel, R. Biological properties of sulfated fucans: The potent inhibiting activity of algal fucoidan against the human compliment system. Glycobiology 2003, 13, 29G–30G.

17. Thring, T.S.; Hili, P.; Naughton, D.P. Anti-collagenase, anti-elastase and anti-oxidant activities of extracts from 21 plants. BMC Complement. Altern. Med. 2009, 9, 27.

18. Senni, K.; Gueniche, F.; Foucault-Bertaud, A.; Igondjo-Tchen, S.; Fioretti, F.; Colliec-Jouault, S.; Durand, P.; Guezennec, J.; Godeau, G.; Letourneur, D. Fucoidan a sulfated polysaccharide from brown algae is a potent modulator of connective tissue proteolysis. Arch. Biochem. Biophys. 2006, 445, 56–64.

19. Senni, K, Gueniche, F., Foucault-Bertaud, A., Igondjo-Tchen, S., Fioretti, F., Colliec-Jouault, S., Durand, P., Guezennec, J., Godeau, G., Letourneur, D. (2006). Fucoidan a sulfated polysaccharide from brown algae is a potent modulator of connective tissue proteolysis. Archives of Biochemistry and Biophysics, 445(1): 56-64.

20. Nakazato, K.; Takada, H.; Iha, M.; Nagamine, T. Attenuation of N-nitrosodiethylamine-induced liver fibrosis by high-molecular-weight fucoidan derived from Cladosiphon okamuranus. J. Gastroenterol. Hepatol. 2010, 25, 1692–1701.

21. Schaeffer, D.J.; Krylov, V.S. Anti HIV activity of extracts and compounds from algae and cyanobacteria. Ecotoxicol. Environ. Saf. 2000, 45, 208–227.

22. Hayashi, T.; Hayashi, K.; Kanekiyo, K.; Ohta, Y.; Lee, J.-B. Promising antiviral Glyco-molecules from an edible alga. In Combating the Threat of Pandemic Influenza: Drug Discovery Approaches; Torrence, P.F., Ed.; John Wiley & Sons: Hoboken, NJ, USA, 2007; pp. 166–182.

23. Cooper, R.; Dragar, C.; Elliot, K.; Fitton, J.H.; Godwin, J.; Thompson, K. GFS, a preparation of Tasmanian Undaria pinnatifida is associated with healing and inhibition of reactivation of herpes. BMC Complement. Altern. Med. 2002, 2, 11–17

24. Prokofjeva, M.M.; Imbs, T.I.; Shevchenko, N.M.; Spirin, P.V.; Horn, S.; Fehse, B.; Zvyagintseva, T.N.; Prassolov, V.S. Fucoidans as potential inhibitors of HIV-1. Mar. Drugs 2013, 11, 3000–3014

25. Kuznetsova, T.; Ivanushko, L.; Persiyanova, E.V.; Shutikova, A.L.; Ermakova, S.P.; Khotimchenko, M.Y.; Besednova, N.N. Evalua-

tion of adjuvant effects of fucoidane from brown seaweed Fucus evanescens and its structural analogues for the strengthening vaccines effectiveness. Biomed. Khim. 2017, 63, 553–558.

26. Li, H.F.; Li, J.; Tang, Y.; Lin, L.; Xie, Z. Fucoidan from Fucus vesiculosus suppresses hepatitis B virus replication by enhancing extracellular signal-regulated kinase activation. Virol. J. 2017, 14, 178

27. MORI N., NAKASONE K., TOMIMORI K. et ISHIKAWA C. - Beneficial effects of fucoidan in patients with chronic hepatitis C virus infection. World Journal of Gastroenterology, 18, p. 2225-2230 (2012).

28. Sinquin C, Colliec-Jouault S. Les polysaccharides marins et leurs applications dans le domaine de la santé. Techniques de l'Ingénieur, 2014, BIO 6 250.

29. Koyanagi, S., Tanigawa, N., Nakagawa, H., Soeda, S. and Shimeno,H. 2003. Oversulfation of fucoidan enhances its anti-angiogenic and antitumor activities. Biochemical Pharmacology, 65, 173-179.

30. Choi E.M. et al., Immunomodulating activity of arabinogalactan and fucoidan in vitro, J. Med. Food, 2005 Winter, 8(4): 446-53

31. Irhimeh, M.R.; Fitton, J.H.; Lowenthal, R.M. Fucoidan ingestion increases the expression of CXCR4 on human CD34+ cells. Exp. Hematol. 2007, 35, 989–994.

32. Shan, X.D.; Liu, X.; Hao, J.J.; Cai, C.; Fan, F.; Dun, Y.L.; Zhao, X.L.; Liu, X.X.; Li, C.X.; Yu, G.L. In vitro and in vivo hypoglycemic effects of brown algal fucoidans. Int. J. Biol. Macromol. 2016, 82, 249–255

33. Yang,W.Z.; Yu, X.F.; Zhang, Q.B.; Lu, Q.J.;Wang, J.; Cui,W.T.; Zheng,Y.Y.;Wang, X.M.; Luo, D.L. Attenuation of streptozotocin-induced diabetic retinopathy with low molecular weight fucoidan via inhibition of vascular endothelial growth factor. Exp. Eye Res. 2013, 115, 96–105

34. Chen, Q.; Liu, M.; Zhang, P.; Fan, S.; Huang, J.; Yu, S.; Zhang, C.; Li, H. Fucoidan and galacto-oligosaccharides ameliorate high-fat diet-induced dyslipidemia in rats by modulating the gut microbiota and bile acid metabolism. Nutrition 2019, 65, 50–59

35. Li, S.; Li, J.; Mao, G.;Wu, T.; Hu, Y.; Ye, X.; Tian, D.; Linhardt, R.J.; Chen, S. A fucoidan from sea cucumber Pearsonothuria graeffei with well-repeated structure alleviates gut microbiota dysbiosis and metabolic syndromes in HFD-fed mice. Food Funct. 2018, 9, 5371–5380

36. Juffrie, M.; Rosalina, I.; Rosalina, A.; Damayanti, W.; Djumhana, A.; Ahmad, H. The efficacy of fucoidan on gastric ulcer. Indones. J. Biotechnol. 2006, 11, 908–913

37. Lutay, N.; Nilsson, I.; Wadstrom, T.; Ljungh, A. Effect of heparin, fucoidan and other polysaccharides on adhesion of enterohepatic Helicobacter species to murine macrophage. Appl. Biochem. Biotechnol. 2010, 164, 1–9.

38. Zhang, Q.; Li, Z.; Xu, Z.; Niu, X.; Zhang, H. Effects of fucoidan on chronic renal failure in rats. Planta Med. 2003, 69, 537–541.

39. Veena, C.K.; Josephine, A.; Preetha, S.P.; Varalakshmi, P. Beneficial role of sulfated polysaccharides from edible seaweed Fucus vesiculosus in experimental hyperoxaluria. Food Chem. 2007, 100, 1552–1559.

40. Pickard Joseph M. and Chervonsky Alexander V. Intestinal Fucose as a Mediator of Host-Microbe Symbiosis. J Immunol 2015; 194:5588-5593

41. Chung, H.J.; Jeun, J.; Houng, S.J.; Jun, H.J.; Kweon, D.K.; Lee, S.J. Toxicological evaluation of fucoidan from Undaria pinnatifida in vitro and in vivo. Phytother. Res. 2010, 24, 1078–1083

42. Li, N.; Zhang, Q.; Song, J. Toxicological evaluation of fucoidan extracted from Laminaria japonica in wistar rats. Food Chem. Toxicol. 2005, 43, 421–426

43. Myers, S.P.; O'Connor, J.; Fitton, J.H.; Brooks, L.; Rolfe, M.; Connellan, P.; Wohlmuth, H.; Cheras, P.A.; Morris, C. A combined phase I and II open label study on the effects of a seaweed extract nutrient complex on osteoarthritis. Biologics 2010, 4, 33–44.

44. Irhimeh, M.R.; Fitton, J.H.; Lowenthal, R.M. Fucoidan ingestion increases the expression of CXCR4 on human CD34+ cells. Exp. Hematol. 2007, 35, 989–994.

45. Irhimeh, M.R.; Fitton, J.H.; Lowenthal, R.M.; Kongtawelert, P. A quantitative method to detect fucoidan in human plasma using a novel antibody. Methods Find Exp. Clin. Pharmacol. 2005, 27, 705–710.

Gingembre

1. Butin A., Le gingembre : de son utilisation ancestrale à un avenir prometteur. Thèse de Pharmacie, Université de Lorraine, 2017. Disponible et consulté le 04/08/2020 sur hal.univ-lorraine.fr /hal-01932085

2. Foine A., Les Zingiberaceae en phytothérapie : l'exemple du gingembre. Thèse de Pharmacie, Université de Lille 2, 2017. Disponible et consulté le 04/08/2020 sur pepite-depot.univ-lille2.fr

3. Perotto C. L'utilisation des plantes et de leurs principes actifs dans le traitement de la douleur à travers le monde. Thèse de Pharmacie. Université de Limoges, 2013.Disponible et consulté le 04/08/2020 sur aurore.unilim.fr

4. Teuscher E., Anton R. et Lobstein A., Plantes aromatiques. Epices, aromates, condiments et huiles essentielles. Lavoisier, 2005

5. Moon, Y.; Lee, H.; Lee, S. Inhibitory effects of three monoterpenes from ginger essential oil on growth and aflatoxin production of Aspergillus flavus and their gene regulation in aflatoxin biosynthesis. Appl. Biol. Chem. 2018, 61, 243–250.

6. Awan, U.A.; Ali, S.; Shahnawaz, A.M.; Shafique, I.; Zafar, A.; Khan, M.A.R.; Ghous, T.; Saleem, A.; Andleeb, S. Biological activities of Allium sativum and Zingiber officinale extracts on clinically important bacterial pathogens, their phytochemical and FT-IR spectroscopic analysis. Pak. J. Pharm. Sci. 2017, 30, 729–745.

7. Mao Q-Q et al., Bioactive Compounds and Bioactivities of Ginger (Zingiber officinale Roscoe). Foods 2019, 8, 185; doi:10.3390/foods8060185

8. Buhner S.H., Herbal antivirals – Naturals remedies for emerging and resistant viral infections, 2013, Storey publishing

9. Chang, J.S., Wang, K.C., Yeh, C.F., Shieh, D.E. and Chiang, L.C. Fresh ginger (Zingiber officinale) has anti-viral activity against human respiratory syncytial virus in human respiratory tract cell lines. J Ethnopharmacol. Janvier 2013. 145(1). P.146-51. DOI: 10.1016/j.jep.2012.10.043.

10. Denyer CV., Jackson P., Loakes DM., Ellis MR., Young DA., Isolation of antirhinoviral sesquiterpenes from ginger (Zingiber officinale).J Nat Prod. Mai 1994. 57(5). P.658-62.

11. Kalra M., Khatak M., Khatak S. Cold and Flu : conventional vs botanical and nutritional therapy, international journal of drug development and research, janvier mars 2011, 3(1). P. 314-327.

12. Zaman, S.U., Mirje, M.M. and Ramabhimaiah, S. 'Evaluation of the antiulcerogenic effect of Zingiber officinale (Ginger) root in rats'. Int J Curr Microbiol App Sci (2014) 3(1): 347-354

13. Schnitzler P., Koch C., Reichling J. American Society for Microbiology. Susceptibility of Drug-Resistant Clinical Herpes Simplex Virus Type 1 Strains to Essential Oils of Ginger, Thyme, Hyssop, and Sandalwood . Antimicrobial agents and chemotherapy.

Mai 2007. Vol. 51. P. 1859–1862 No. 5, DOI10.1128/AAC.00426-06.

14. Koch C, Reichling J, Schneele J, Schnitzler P. Inhibitory effect of essential oils against herpes simplex virus type 2. Phytomedicine. 2008, 15 (1-2), pp 71-78.

15. Kaushik S., Jangra G., Kundu V., Yadav J.P., Kaushik S. Anti-viral activity of Zingiber officinale (Ginger) ingredients against the Chikungunya virus. Virus disease. 2020 May 5 :1-7

16. Abdel-Moneim, A.; Morsy, B.M.; Mahmoud, A.M.; Abo-Seif, M.A.; Zanaty, M.I. Beneficial therapeutic effects of Nigella sativa and/or Zingiber officinale in HCV patients in Egypt. Excli J. 2013, 12, 943–955

17. Buhner S.H., Herbal antibiotics – Naturals alternatives for treating drug-resistant bacteria, 2012, Storey publishing

18. Chakotiya, A.S.; Tanwar, A.; Narula, A.; Sharma, R.K. Zingiber officinale: Its antibacterial activity on Pseudomonas aeruginosa and mode of action evaluated by flow cytometry. Microb. Pathogenesis. 2017, 107, 254–260

19. Kumar L, Chhibber S, Harjai K. Zingerone inhibit biofilm formation and improve antibiofilm efficacy of ciprofloxacin against Pseudomonas aeruginosa PAO1. Fitoterapia. 2013, 73 (8).

20. Kumar L, Chhibber S, Harjai K. Structural alterations in Pseudomonas aeruginosa by zingerone contribute to enhanced susceptibility to antibiotics, serum and phagocytes. Life Science. 2014, 117 (1), pp 24-32.

21. Hasan, S.; Danishuddin, M.; Khan, A.U. Inhibitory effect of Zingiber officinale towards Streptococcus mutans virulence and caries development: in vitro and in vivo studies. BMC Microbiol. 2015, 15, 1.

22. Park M., Bae J., Lee DS. Antibacterial activity of [10]-gingerol and [12]- gingerol isolated from ginger rhizome against periodontal bacteria. Novembre 2008. Phytotherapy research journal 22(11). P. 1446–1449. DOI:10.1002/ptr.2473

23. Revati S, Bipin C, Chitra P, Minakshi B. In vitro antibacterial activity of seven Indian spices against high level gentamicin resistant strains of enterococci. Archives of Medical Science. 2015, 11 (4), pp 863-868.

24. Gull I, Saeed M, Shaukat H, Aslam SM, Samra ZQ, Athar AM. Inhibitory effect of Allium sativum and Zingiber officinale extracts on clinically important drug resistant pathogenic bacteria. Annals of Clinical Microbilogy and Antimicrobials. 2012, 11 (8).

25. Nerilo, S.B.; Rocha, G.H.O.; Tomoike, C.; Mossini, S.A.G.; Grespan, R.; Mikcha, J.M.G.; Machinski, M., Jr. Antifungal properties and inhibitory effects upon aflatoxin production by Zingiber officinale essential oil in Aspergillus flavus. Int. J. Food Sci. Tech. 2016, 51, 286–292

26. Giriraju A, Yunus GY. Assessment of antimicrobial potential of 10% ginger extract against Streptococcus mutans, Candida albicans, and Enterococcus faecalis: an in vitro study. Indian Journal of Dental Research. 2013, 24 (4), pp 397-400.

27. Takahashi M, Inouye S, Abe S. Anti-Candida and radical scavenging activities of essential oils and oleoresins of Zingiber officinale Roscoe and essential oils of other plants belonging to the family Zingiberaceae. Drug Discover Therapy. 2011, 5 (5), pp 238-245

28. Lee J-H et al., Antibiofilm and Anti-virulence Activities of 6-Gingerol and 6-Shogaol Against Candida albicans Due to Hyphal Inhibition. Frontiers in Cellular and Infection Microbiology. August 2018, Volume 8, Article 299

29. Zaman, S.U., Mirje, M.M. and Ramabhimaiah, S. 'Evaluation of the antiulcerogenic effect of Zingiber officinale (Ginger) root in rats'. Int J Curr Microbiol App Sci (2014) 3(1): 347-354

30. Yamahara J., Miki K., Chisaka T., Sawada T., Fujimura H., Tomimatsu T., Nakano K., Nohara T. Cholagogic effect of ginger and its active constituents. Ethnopharmacol. Mai 1985. 13(2). P 217-25.

31. Bhandari U, Sharma JN, Zafar R. The protective action of ethanolic ginger (Zingiber officinale) extract in cholesterol fed rabbits. Journal of Ethnopharmacology. 1998, 61 (2), pp 167-171

32. Tabibi H, Imani H, Atabak S, Najafi I, Hedayati M, Rahmani L. Effects of Ginger on Serum Lipids and Lipoproteins in Peritoneal Dialysis Patients: A Randomized Controlled Trial. Peritoneal Dialysis International. 2016, 36 (2), pp 140-145

33. Lei L, Liu Y, Wang X, Jiao R, Ma KY, Li YM, Wang L, Man SW, Sang S, Huang Y, Chen ZY. Plasma cholesterol-lowering activity of gingerol- and shogaol-enriched extract is mediated by increasing sterol excretion. Journal of Agricultural and Food Chemistry. 2014, 62 (43), pp 10515-10521.

34. Yamahara J., Mochizuki M., Huang Q.R., Matsuda H., Fujimura H. The antiulcer effect in rats of ginger constituents. Journal of Ethnopharmacology. 1988. 23(2–3). P.299–304

35. Haniadka R, Saldanha E, Sunita V, Palatty PL, Fayad R, Baliga MS. A review of the gastroprotective effects of ginger (Zingiber officinale Roscoe). Food ans Function. 2013, 4 (6), pp 845-855.

36. Escop. The Scientific Foundation for Herbal Medicinal Products. 2ème Edition. Thieme Ed. 2009. 306 p.

37. Siddaraju MN, Dharmesh SM. Inhibition of gastric H+, K+-ATPase and Helicobacter pylori growth by phenolic antioxidants of Zingiber officinale. Molecular Nutrition and Food Research. 2007, 51 (3), pp 324-332.

38. Attari V.E. et al., The Gastro-protective Effect of Ginger (Zingiber officinale Roscoe) in Helicobacter pylori Positive Functional Dyspepsia. Adv Pharm Bull, 2019, 9(2), 321-324

39. Mowrey, D.B and Clayson, D.E. Motion sickness, ginger and psychophysics. The Lancet. 1982, 1(8273). P 665-667

40. Schmid R., Schick T., Steffen R., Tschopp A.,TWilk T. Comparison of Seven Commonly Used Agents for Prophylaxis of Seasickness . Journal of travel Medicine, vol 1, n°4. 1994. P 203-206.

41. European medicines agency. Assessment report on Zingiber officinale Roscoe, rhizoma. [En ligne]. 27 mars 2012. [cité le 14 décembre 2016]. 49 P. Disponible: http://www.ema.europa.eu/docs/en_GB/document_library/Herbal_- _HMPC_assessment_report/2012/06/WC500128140.pdf

42. Borrelli F, Capasso R, Aviello G, et al. Effectiveness and safety of ginger in the treatment of pregnancy-induced nausea and vomiting. Obstet Gynecol 2005; 105. P 849-856.

43. Eurekasanté, «Gingembre,» Vidal, 6 Aout 2012. [En ligne]. Disponible: http://www.eurekasante.fr/parapharmacie/phytotherapie-plantes/gingembre-zingiberofficinalis.html. [Consulté le 12/08/2020].

44. Arslan et al. Oral intake of ginger for chemotherapy-induced nausea and vomiting among women with breast cancer. Clin J Oncol Nurs. 2015 Oct;19(5):E92-7.

45. Marx, W., McCarthy, A., Ried, K., McKavanagh, D., Vitetta, L., et al. The effect of a standardized ginger extract on chemotherapy-induced nausea-related quality of life in patients undergoing moderately or highly emetogenic chemotherapy: a double blind, randomized, placebo controlled trial, 2017, Nutrients, 9(8), 867.

46. Saneei Totmaj, A., Emamat, H., Jarrahi, F., & Zarrati, M. . The effect of ginger (Zingiber officinale) on chemotherapy-induced nausea and vomiting in breast cancer patients: A systematic literature review of randomized controlled trials. Phytotherapy Research. 2019 Aug;33(8):1957-1965

47. Yeh, H.; Chuang, C.; Chen, H.; Wan, C.; Chen, T.; Lin, L. Bioactive components analysis of two various gingers (Zingiber officinale Roscoe) and antioxidant effect of ginger extracts. LWT-Food Sci. Technol. 2014, 55,329–334.

48. Li, S.; Li, S.; Gan, R.; Song, F.; Kuang, L.; Li, H. Antioxidant capacities and total phenolic contents of infusions from 223 medicinal plants. Ind. Crop. Prod. 2013, 51, 289–298

49. P. R. S. Adel and J. Prakash, "Chemical composition and antioxidant properties of ginger root (Zingiber officinale)," Journal of Medicinal Plants Research, vol. 4, no. 24, pp. 2674–2679, 2010.

50. Hosseinzadeh, A.; Juybari, K.B.; Fatemi, M.J.; Kamarul, T.; Bagheri, A.; Tekiyehmaroof, N.; Sharifi, A.M. Protective effect of ginger (Zingiber officinale Roscoe) extract against oxidative stress and mitochondrial apoptosis induced by interleukin-1 beta in cultured chondrocytes. Cells Tissues Organs 2017, 204, 241–250.

51. R. B. van Breemen, Y. Tao, and W. Li, "Cyclooxygenase-2 inhibitors in ginger (Zingiber officinale)," Fitoterapia, vol. 82, no. 1, pp. 38–43, 2011.

52. Ho SC, Chang KS, Lin CC. Anti-neuroinflammatory capacity of fresh ginger is attributed mainly to 10-gingerol. Food Chemistry. 2013, 141 (3), pp 3183-3191

53. Singletary, K. Ginger- An overview of health benefits. Nutrition Today, 45, 171- 183. Juillet 2010. DOI :10.1097/NT.0b013e3181ed3543

54. 54/ Bartels EM, Folmer VN, Bliddal H, Altman RD, Juhl C, Tarp S, Zhang W, Christensen R. Efficacy and safety of ginger in osteoarthritis patients: a meta-analysis of randomized placebo-controlled trials. Osteoarthritis Cartilage. 2015, 23 (1), pp 13-21.

55. Zhang, M.; Viennois, E.; Prasad, M.; Zhang, Y.;Wang, L.; Zhang, Z.; Han, M.K.; Xiao, B.; Xu, C.; Srinivasan, S.; et al. Edible ginger-derived nanoparticles: A novel therapeutic approach for the prevention and treatment of inflammatory bowel disease and colitis-associated cancer. Biomaterials 2016, 101, 321–340

56. Nicoll R. et Henein M., Ginger (Zingiber officinale Roscoe) : A hot remedy for cardio-

vascular disease ? International Journal of Cardiology, 2009, Vol. 131 (3), 408-409

57. Sugimoto K. et al., Hyperthermic effect of Ginger (Zingiber officinale) extract-containing beverage on peripheal skin surface temperature in women, Evidence-Based Complementary and Alternative Medicine, Vol. 2018, Article ID 3207623, 8 pages

58. Fuhrman B, Rosenblat M, Hayek T, Coleman R, Aviram M. Ginger extract consumption reduces plasma cholesterol, inhibits LDL oxidation and attenuates development of atherosclerosis in atherosclerotic, apolipoprotein E-deficient mice. J Nutr. 2000;130(5):1124–31

59. Bhandari U, Sharma J. N, Zafar R. The protective action of ethanolic ginger (Zingiber officinale) extract in cholesterol fed rabbits. J Ethnopharmacol. 1998;61(2):167–71

60. Tabihi H. et al., Effects of ginger on serum lipides and lipoproteins in peritoneal dialysis patients : a randomized controlled trial. Peritoneal Dialysis International. 2016, 36 (2), 140-145

61. Alizadeh-Navaei R, Roozbeh F, Saravi M, Pouramir M, Jalali F, Moghadamnia A. A. Investigation of the effect of ginger on the lipid levels. A double blind controlled clinical trial. Saudi Med J. 2008;29(9):1280–4.

62. Arablou, T.; Aryaeian, N.; Valizadeh, M.; Sharifi, F.; Hosseini, A.; Djalali, M. The effect of ginger consumption on glycemic status, lipid profile and some inflammatory markers in patients with type 2 diabetes mellitus. Int. J. Food Sci. Nutr. 2014, 65, 515–520

63. Fang-yan Huang, MD*, Ting Deng, MD, Lian-xin Meng, MD, Xin-ling Ma, MD, Dietary ginger as a traditional therapy for blood sugar control in patients with type 2 diabetes mellitus . A systematic review and meta-analysis. Medicine (2019) 98:13

64. Jeong, C., Bode, A.M., Pugliese, A., Cho, Y., Kim, H., Shim, J. Li, H., Jiang, H. and Dong, Z. '[6]-Gingerol Suppresses Colon Cancer Growth by Targeting Leukotriene A4 Hydrolase'. Cancer Res. 2009; 69.

65. Karna, P., Chagani, S., Gundala, S.R., Rida, P.C., Asif, G., Sharma, V., Gupta, M. V. and Aneja, R. 'Benefits of whole ginger extract in prostate cancer'. British Journal of Nutrition. 2012, Vol.107(4).

66. Rhode J., Fogors S. et al., Ginger inhibits cell growth and modulates angiogenic factors in ovarian cancer cells. BMC Complement Altern Med, 2007, Dec 20 ;7(1) :44

67. Ishiguro K., Ando T. et al., Ginger ingredients reduce viability of gastric cancer cells via distinct mechanisms. Biochem Biophys Res Commun. 2007, oct 12 ; 362(1) :218-23

68. Mao Q-Q, Xu X-Y et al., Bioactive Compounds and Bioactivities of Ginger (Zingiber offcinale Roscoe). Foods 2019, 8, 185

69. Mustafa, T. and Srivastava, K.C. 'Ginger (Zingiber officinale) in migraine headache'. Journal of Ethnopharmacology. 1990, 29(3),267-273

70. Kawamoto, Y.; Ueno, Y.; Nakahashi, E.; Obayashi, M.; Sugihara, K.; Qiao, S.; Iida, M.; Kumasaka, M.Y.; Yajima, I.; Goto, Y.; et al. Prevention of allergic rhinitis by ginger and the molecular basis of immunosuppression by 6-gingerol through T cell inactivation. J. Nutr. Biochem. 2016, 27, 112–122.

71. Bordia A, Verma SK, Srivastava KC. Effect of ginger (Zingiber officinale Rosc.) and fenugreek (Trigonella foenumgraecum L.) on blood lipids, blood sugar and platelet aggregation in patients with coronary artery disease. Prostaglandins Leukot Essent Fatty Acids. 1997; 56(5):379–84

72. Marx W, McKavanagh D, McCarthy AL, Bird R, Ried K, Chan A, et al. (2015) The Effect of Ginger (Zingiber officinale) on Platelet Aggregation: A Systematic Literature Review. PLoS ONE 10(10): e0141119. doi:10.1371/journal.pone.0141119

73. Levita J. et al., Pharmacokinetics of 10-gingerol and 6-shogaol in the plasma of healthy subjects treated with red ginger (Zingiber officinale var. Rubrum) suspension. BIOMEDICAL REPORTS, 2018, 9: 474-482

74. Iswaibah Mustafa, Nyuk Ling Chin , Sharida Fakurazi and Arulselvan Palanisamy, Comparison of Phytochemicals, Antioxidant and Anti-Inflammatory Properties of Sun-, Oven- and Freeze-Dried Ginger Extracts. Foods 2019, 8, 456

75. Akhani SP, Vishwakarma SL, Goyal RK. Anti-diabetic activity of Zingiber officinale in streptozotocin induced type I diabetic rats. J Pharm Pharmaco 2004; 56,101-5.

76. Li, Y., Tran, V.H., Duke, C. and Roufogalis, B.D. Preventive and Protective Properties of Zingiber officinale (Ginger) in Diabetes Mellitus, Diabetic Complications, and Associated Lipid and Other Metabolic Disorders: A Brief Review. Evid Based Complement Alternat Med. 2012

Hydroxytyrosol

1. Peyrol J., 2017, HYDROXYTYROSOL ET EFFETS SANTÉ : Nouvelles voies d'action via ses métabolites glucurono-conjugués ; Thèse - Médecine humaine et pathologie. Université d'Avignon.

2. Karković Marković A. et al., Hydroxytyrosol, Tyrosol and Derivatives and Their Potential Effects on Human Health ; Molecules 2019, 24, 2001

3. Rigacci, S.; Stefani, M. Nutraceutical Properties of Olive Oil Polyphenols. An Itinerary from Cultured Cells through Animal Models to Humans. Int. J. Mol. Cell. Med. 2016, 17, 843–871.

4. Cicerale, S.; Lucas, L.; Keast, R. Antimicrobial, antioxidant and anti-inflammatory phenolic activities in extra virgin olive oil. Curr. Opin. Biotech. 2012, 23, 129–1

5. Fabiani, R. Anti-cancer properties of olive oil secoiridoid phenols: A systematic review of in vivo studies. Food Funct. 2016, 7, 4145–4159.

6. Owen, R. W., W. Mier, A. Giacosa, W. E. Hull, B. Spiegelhalder, et H. Bartsch. « Phenolic Compounds and Squalene in Olive Oils: The Concentration and Antioxidant Potential of Total Phenols, Simple Phenols, Secoiridoids, Lignans and Squalene ». Food and Chemical Toxicology: An International Journal Published for the British Industrial Biological Research Association 2000, 38 (8): 647-59.

7. Marsilio V. et al., Phenolic compounds change during California-style ripe olive processing. Food chemistry 74 (1) :55-60

8. Weichselbaum E. and Buttriss J. L., Polyphenols in the diet, British Nutrition Foundation Nutrition Bulletin, 2010,35, 157–164

9. Bertin E., Les polyphénols, des actions bien au-delà du resvératrol et des effets anti-oxydants ! Cahiers de nutrition et de diététique (2014) 49, 139—140

10. Amiot M.-J., Riollet C., Landrier J.-F., Polyphénols et syndrome métabolique. Médecine des maladies Métaboliques - Novembre 2009 - Vol. 3 - N°5, 476-82

11. AOUIDI F., Etude et valorisation des feuilles d'olivier Olea europea dans l'industrie agro-alimentaire, 2012, Thèse en Génie biologique

12. Hercberg S, Czernichow S, Galan P. Antioxidant vitamins and minerals in prevention of cancers: lessons from the SU.VI.MAX study. Br J Nutr 2006;96(Suppl. 1):S28—30.

13. Pérez-Jiménez J, Fezeu L, Touvier M, Arnault N, Manach C, Herc-berg S, Galan P, Scalbert A. Dietary intake of 337 polyphenols in French adults. Am J Clin Nutr 2011;93(6):1220—8.

14. Kesse-Guyot E, Fezeu L, Andreeva VA, Touvier M, Scalbert A, Hercberg S, Galan P. Total and specific polyphenol intakes in midlife are associated with cognitive function measured 13 years later. J Nutr 2012;142(1):76—83.

15. Fleurentin J., Du bon usage des plantes qui soignent, 2016, Editions Ouest-France

16. Obied H.K., Bedgood Jr D.R., Prenzier P.D., Robards K. Chemical screening of olive biophenol extracts by hyphenated liquid chromatography. Analytica Chimica Acta; (2007a) ; 603: 176-189

17. Lee-Huang S., Zhang L., Huang P.L., Chang Y.T. Anti-HIV activity of olive leaf extract (OLE) and modulation of host cell gene expression by HIV-1 infection and OLE treatment. Biochem Biophys Res Commun; 2003 ; 307: 1029-1037.

18. Raederstorff D., Wang-schmidt Y., Wertz K. Use of hydroxytyrosol as anti-aging agent. DSM IP Assets BV; 2010 ; 20p

19. Fabiani R., De Bartolomeo A., Rosignoli P., Servili M., Montedoro G. F., Morozzi G. Cancer chemoprevention by hydroxytyrosol isolated from virgin olive oil through G1 cell cycle arrest and apop-tosis. European Journal of Cancer Prevention; 2002 ; 11: 351-358.

20. Rocha J., Borges N., Pinho O. Table olives and health: a review. Journal of Nutritional Science (2020), vol. 9, 57, page 1 of 16

21. Borjan D. et al., Microbiological and Antioxidant Activity of Phenolic Compounds in Olive Leaf Extract, Molecules 2020, 25, 5946;

22. Sahin, S.; Bilgin, M.; Dramur, M.U. Investigation of oleuropein content in olive leaf extract obtained by supercritical fluid extraction and Soxhlet methods. Sep. Sci. Technol. 2011, 46, 1829–1837.

23. Mohammadi, A.; Jafari, S.M.; Esfanjani, A.F.; Akhavan, S. Application of nano-encapsulated olive leaf extract in controlling the oxidative stability of soybean oil. Food Chem. 2016, 190, 513–519.

24. EFSA. Scientific Opinion on the substantiation of health claims related to polyphenols in olive and protection of LDL particles from oxidative damage (ID 1333, 1638, 1639, 1696, 2865), maintenance of normal blood HDL cholesterol concentrations (ID 1639), maintenance of normal blood pressure (ID 3781), "anti-inflammatory properties" (ID 1882), "contributes to the upper respiratory tract health" (ID 3468), "can help to maintain a normal function of gastrointestinal tract" (3779), and "contributes to body defences against external agents" (ID 3467) pursuant to Article 13(1) of Regulation (EC) No 1924/2006. Available online: https://www.efsa.europa.eu/en/efsajournal/pub/2033 (accessed on 5 April 2019).

25. Romani A., Ieri F., Urciuoli S., Noce A., Marrone G., Neiani C. et Bernini R., Health Effects of Phenolic Compounds Found in Extra-Virgin Olive Oil, By-Products, and Leaf of Olea europaea L. Nutrients 2019, 11, 1776;

26. Fernández-Mar M.I. et al., Bioactive compounds in wine: Resveratrol, hydroxytyrosol and melatonin: A review. Food Chemistry 130 (2012) 797–813

27. D'Angelo, S., Manna, C., Migliardi, V., Mazzoni, O., Morrica, P., Capasso, G., et al. (2001). Pharmacokinetics and metabolism of hydroxytyrosol, a natural antioxidant from olive oil. Drug Metabolism and Disposition, 29(11), 1492–1498.

28. López de las Hazas, Maria-Carmen, Laura Rubió, Aristotelis Kotronoulas, Rafael de la Torre, Rosa Solà, et Maria-José Motilva. 2015. « Dose Effect on the Uptake and Accumulation of Hydroxytyrosol and Its Metabolites in Target Tissues in Rats ». Molecular Nutrition & Food Research 59 (7): 1395-99

29. Peyrol J., Riva C. et Amiot MJ, Hydroxytyrosol in the Prevention of the Metabolic Syndrome and Related Disorders. Nutrients 2017, 9 (3) : 306;

30. Curtay J.-P., Nutrithérapie, Bases scientifiques et pratique médicale. Testez éditions, 2016, Tome 2, p 392

31. Jemai, H., Bouaziz, M., Fki, I., El Feki, A., & Sayadi, S. (2008). Hypolipidimic and antioxidant activities of oleuropein and its hydrolysis derivative-rich extracts from Chemlali olive leaves. Chemico-Biological Interactions, 176(2- 3), 88-98.

32. Zrelli, Houda, Mieko Matsuoka, Shiho Kitazaki, Mokhtar Zarrouk, et Hitoshi Miyazaki. 2011. « Hydroxytyrosol Reduces Intracellular Reactive Oxygen Species Levels in Vascular Endothelial Cells by Upregulating Catalase Expression through the AMPK-FOXO3a Pathway ». European Journal of Pharmacology 660 (2-3): 275-82.

33. Goya, Luis, Raquel Mateos, et Laura Bravo. 2007. « Effect of the Olive Oil Phenol Hydroxytyrosol on Human Hepatoma HepG2 Cells. Protection against Oxidative Stress Induced by Tert-Butylhydroperoxide ». European Journal of Nutrition 46 (2): 70-78.

34. Rolfe DF, Brown GC (1997). Cellular energy utilization and molecular origin of standard metabolic rate in mammals. Physiol Rev 77(3): 731-758.

35. Ksenzenko M, Vygodina TV, Berka V, Ruuge EK, Konstantinov AA. Cytochrome oxidase-catalyzed superoxide generation from hydrogen peroxide. FEBS Lett 1992;297:63-6.

36. Beyer RE. The participation of coenzyme Q in free radical production and antioxidation. Free Radic Biol Med 1990;8:545-65.

37. Chaussenot A., Rötig A., Paquis-Flucklinger V., Progrès dans les pathologies mitochondriales. STDI FrameMaker noir, 2011, p69-89 (consulté le 30/12/2021 sur https://extranet.chu-nice.fr)

38. Liu, Zhongbo, Lijuan Sun, Lu Zhu, Xu Jia, Xuesen Li, Haiqun Jia, Ying Wang, Peter Weber, Jiangang Long, et Jiankang Liu. 2007. « Hydroxytyrosol Protects Retinal Pigment Epithelial Cells from Acrolein-Induced Oxidative Stress and Mitochondrial Dysfunction ». Journal of Neurochemistry 103 (6): 2690-700.

39. Zhu, Lu, Zhongbo Liu, Zhihui Feng, Jiejie Hao, Weili Shen, Xuesen Li, Lijuan Sun, et al. 2010. « Hydroxytyrosol Protects against Oxidative Damage by Simultaneous Activation of Mitochondrial Biogenesis and Phase II Detoxifying Enzyme Systems in Retinal Pigment Epithelial Cells ». The Journal of Nutritional Biochemistry 21 (11): 1089-98

40. Dossier INSERM athérosclérose. Disponible : https://www.inserm.fr/dossier/atherosclerose/ (consulté le 11/01/2022)

41. Schwingshackl L. et al., Monounsaturated fatty acids, oliv oil and health status : a systematic review and meta-analysis of cohort studies, Lipids health Dis., 2014, 13 : 154

42. Rietjens, S.J.; Bast, A.; Haenen, G.R.M.M. New insights into controversies on the antioxidant potential of the olive oil antioxidant hydroxytyrosol. J. Agric. Food Chem. 2007, 55, 7609-7614.

43. Berrougui, H.; Ikhlef, S.; Khalil, A. Extra Virgin Olive Oil Polyphenols Promote Choles-

terol Efflux and Improve HDL Functionality. Evid.-based Complement. Evidence-Based Complementary and Alternative Medicine Vol 2015, Article ID 208062, 9 pages

44. Dell'Agli, M., Maschi, O., Galli, G. V., Fagnani, R., Dal Cero, E., Caruso, D., et al. (2008). Inhibition of platelet aggregation by olive oil phenols via cAMP– phosphodiesterase. British Journal of Nutrition, 99(5), 945–951.

45. González-Santiago, M., Martín-Bautista, E., Carrero, J. J., Fonollá, J., Baró, L., Bartolomé, M. V., et al. (2006). One-month administration of hydroxytyrosol, a phenolic antioxidant present in olive oil, to hyperlipemic rabbits improves blood lipid profile, antioxidant status and reduces atherosclerosis development. Atherosclerosis, 188(1), 35–42.

46. Poudyal, Hemant, Nikolaos Lemonakis, Panagiotis Efentakis, Evangelos Gikas, Maria Halabalaki, Ioanna Andreadou, Leandros Skaltsounis, et Lindsay Brown. 2016. « Hydroxytyrosol Ameliorates Metabolic, Cardiovascular and Liver Changes in a Rat Model of Diet-Induced Metabolic Syndrome: Pharmacological and Metabolism-Based Investigation ». Pharmacological Research 117 (décembre): 32-45.

47. Fitó, M., Cladellas, M., de la Torre, R., Marti, J., Muñoz, D., Schröder, H., et al. (2008). Anti-inflammatory effect of virgin olive oil in stable coronary disease patients: A randomized, crossover, controlled trial. European Journal of Clinical Nutrition, 62(4), 570–574.

48. Esposito, K.; Marfella, R.; Ciotola, M.; Di Palo, C.; Giugliano, F.; Giugliano, G.; D'Armiento, M.; D'Andrea, F.; Giugliano, D. Effect of a mediterranean-style diet on endothelial dysfunction and markers of vascular inflammation in the metabolic syndrome: A randomized trial. JAMA 2004, 292, 1440–1446

49. Ruano, J.; Lopez-Miranda, J.; Fuentes, F.; Moreno, J.A.; Bellido, C.; Perez-Martinez, P.; Lozano, A.; Gómez, P.; Jiménez, Y.; Pérez Jiménez, F. Phenolic content of virgin olive oil improves ischemic reactive hyperemia in hypercholesterolemic patients. J. Am. Coll. Cardiol. 2005, 46, 1864–1868.

50. Valls, R.-M.; Farràs, M.; Suárez, M.; Fernández-Castillejo, S.; Fitó, M.; Konstantinidou, V.; Fuentes, F.; López-Miranda, J.; Giralt, M.; Covas, M.-I.; et al. Effects of functional olive oil enriched with its own phenolic compounds on endothelial function in hypertensive patients. A randomised controlled trial. Food Chem. 2015, 167, 30–35.

51. Rubio-Senent F., de Roos B., Duthie G., Fernandez-Bolanos J. and Rodriguez-Gutierrez G. Inhibitory and synergistic effects of natural olive phenols on human platelet aggregation and lipid peroxydation of microsomes from Vitamine E-deficient rats, Eur J Nutr, 2014

52. Gonzalez-Correa, J.A.; Navas, M.D.; Munoz-Marin, J.; Trujillo, M.; Fernandez-Bolanos, J.; Pedro de la Cruz, J. Effects of hydroxytyrosol and hydroxytyrosol acetate administration to rats on platelet function compared to acetylsalicylic acid. J. Agric. Food Chem. 2008, 56, 7872–7876.

53. Berr, C., Portet, F., Carriere, I., Akbaraly, T. N., Feart, C., Gourlet, V., et al. (2009). Olive oil and cognition: Results from the three-city study. Dementia and Geriatric Cognitive Disorders, 28(4), 357–364.

54. Scarmeas, N., Stern, Y., Tang, M. X., Mayeux, R., & Luchsinger, J. A. (2006). Mediterranean

diet and risk for Alzheimer's disease. Annals of Neurology, 59(6), 912–921

55. Daccache A. et al., Oleuropeins and derivatives from olives as Tau aggregation inhibitors. Neurochem Int. 2011, 58 (6) :700-7

56. Rodriguez-Morato, J.; Xicota, L.; Fito, M.; Farre, M.; Dierssen, M.; de la Torre, R. Potential Role of Olive Oil Phenolic Compounds in the Prevention of Neurodegenerative Diseases. Molecules 2015, 20, 4655–4680.

57. Karković Marković A., Torić J., Barbarić M. and Jakobuš ć Brala C. Hydroxytyrosol, Tyrosol and Derivatives and Their Potential Effects on Human Health. Molecules 2019, 24, 2001

58. Zheng, A.; Li, H.; Cao, K.; Xu, J.; Zou, X.; Li, Y.; Chen, C.; Liu, J.; Feng, Z. Maternal hydroxytyrosol administration improves neurogenesis and cognitive function in prenatally stressed offspring. J. Nutr. Biochem. 2015, 26, 190–199

59. Davinelli, S.; Maes, M.; Corbi, G.; Zarrelli, A.; Willcox, D.C.; Scapagnini, G. Dietary phytochemicals and neuroinflammaging: From mechanistic insights to translational challenges. Immun. Ageing 2016, 13, 16.

60. Psaltopoulou TH. Et al., Olive oil intake is inversely related to cancer prevalence : a systematic review and a meta-analysis of 13800 patients and 23340 controls in 19 observational studies, Lipids Health Dis., 2011, 10 :127

61. Marx, J. (2004). Cancer research. Inflammation and cancer: The link grows stronger. Science, 306(5698), 966–968.

62. Fortes, Carolina, Javier A. García-Vilas, Ana R. Quesada, et Miguel Ángel Medina. 2012. « Evaluation of the anti-angiogenic potential of hydroxytyrosol and tyrosol, two bioactive phenolic compounds of extra virgin olive oil, in endothelial cell cultures ». Food Chemistry 134 (1): 134-140

63. Cornwell, D. G., & Jiyan, M. (2008). Nutritional benefit of olive oil: The biological effects of hydroxytyrosol and its arylating quinone adducts. Journal of Agricultural and Food Chemistry, 56(19), 8774–8786

64. Lamy, Sylvie, Amira Ouanouki, Richard Béliveau, et Richard R. Desrosiers. 2014. « Olive Oil Compounds Inhibit Vascular Endothelial Growth Factor Receptor-2 Phosphorylation ». Experimental Cell Research 322 (1): 89-98.

65. Granados-Principal S. at al., Hydroxytyrosol inhibits growth and cell proliferation and promotes high expression of sfrp4 in rat mammary tumours, 2011, Mol Nut Food Res 55 Suppl 1 :S117-26

66. Cruz-Lozano M. et al., Hydroxytyrosol inhibits cancer stem cells and the metastatic capacity of triple-negative breast cancer cell lines by the simultaneous targeting of epithelial-to-mesenchymal transition, Wnt/β-catenin and TGFβ signaling pathways., European Journal of Nutrition volume, 2019, 58, pages 3207–3219

67. https://addon.life/fr/2021/08/18/for-which-cancer-types-should-i-avoid-hydroxytyrosol-supplement/ (consulté le 11/02/2022).

68. Caturla N., Perez-Fons L., Estepa A. et Micol V., Differential effects of oleuropein, a biophenol from olea europea, on anionic and zwiterionic phospholipid model membranes. Chem Phys Lipids, 2005, 137, 2-17

69. Medina, E., de Castro, A., Romero, C., & Brenes, M. (2006). Comparison of the concen-

trations of phenolic compounds in olive oils and other plant oils: Correlation with antimicrobial activity. Journal of Agricultural and Food Chemistry, 54(14), 4954–4961

70. Bisignano, G.; Tomaino, A.; Lo Cascio, R.; Crisafi, G.; Uccella, N.; Saija, A. On the in-vitro antimicrobial activity of oleuropein and hydroxytyrosol. J. Pharm. Pharmacol. 1999, 51, 971–974.

71. Medina, E.; De Castro, A.; Romero, C.; Brenes, M. Comparison of the concentrations of phenolic compounds in olive oils and other plant oils: Correlation with antimicrobial activity. J. Agric. Food Chem. 2006, 54, 4954–4961.

72. Sogawa, K.; Kobayashi, M.; Suzuki, J.; Sanda, A.; Kodera, Y.; Fukuyama, M. Inhibitory Activity of Hydroxytyrosol against Streptolysin O-Induced Hemolysis. Biocontrol Sci 2018, 23, 77–80.

73. Eilami, O.; Oliverio, M.; Hosseinian, S.; Motlagh, A.H.; Naghmachi, M. Antimicrobial Effects of Hydroxytyrosol Extracted From Olive Leaves, on Propionibacterium Acnes. World Family Medicine 2017, 15, 187–191

74. Furneri, P.M.; Piperno, A.; Sajia, A.; Bisignano, G. Antimycoplasmal activity of hydroxytyrosol. Antimicrob Agents Chemother. 2004, 48, 4892–4894

75. Brenes, M., Medina, E., Romero, C., & de Castro, A. (2007). Antimicrobial activity of olive oil. Agro Food Industry Hi-Tech, 18, 6–8.

76. Bedoya, L.M.; Beltran, M.; Obregon-Calderon, P.; Garcia-Perez, J.; de la Torre, H.E.; Gonzalez, N.; Perez- Olmeda, M.; Aunon, D.; Capa, L.; Gomez-Acebo, E.; et al. Hydroxytyrosol: A new class of microbicide displaying broad anti-HIV-1 activity. Aids 2016, 30, 2767–2776.

77. Yamada, K.; Ogawa, H.; Hara, A.; Yoshida, Y.; Yonezawa, Y.; Karibe, K.; Nghia, V.B.; Yoshimura, H.; Yamamoto, Y.; Yamada, M.; et al. Mechanism of the antiviral effect of hydroxytyrosol on influenza virus appears to involve morphological change of the virus. Antiviral Resear. 2009, 83, 35–44.

78. Cerkez Ergoren M. et al., A pilot study on the preventative potential of alphacyclodextrin and hydroxytyrosol against SARS-CoV-2 transmission., Acta Biomed 2020; Vol. 91, Supplement 13

79. Yamada K, Ogawa H, Hara A, et al. Mechanism of the antiviral effect of hydroxytyrosol on influenza virus appears to involve morphological change of the virus. Antiviral Res 2009; 83(1): 35-44

80. Ramírez-Expósito MJ, Martínez-Martos JM. Anti-inflammatory and antitumor effects of hydroxytyrosol but not oleuropein on experimental glioma in vivo. A putative role for the renin-angiotensin system. Biomedicines 2018; 6(1): 11

81. Hu B, Huang S, Yin L. The cytokine storm and COVID-19. J Med Virol 2020; 10

82. Carmen Crespo, M.; Tome-Carneiro, J.; Pintado, C.; Davalos, A.; Visioli, F.; Burgos-Ramos, E.; Hydroxytyrosol restores proper insulin signaling in an astrocytic model of Alzheimer's disease. Biofactors 2017, 43, 540–548

83. Reyes, J.J.; Villanueva, B.; Lopez-Villodres, J.A.; De La Cruz, J.P.; Romero, L.; Rodriguez-Perez, M.D.; Rodriguez-Gutierrez, G.; Fernandez-Bolanos, J.; Gonzalez-Correa, J.A. Neuroprotective Effect of Hydroxytyrosol in

Experimental Diabetes Mellitus. J. Agric. Food Chem. 2017, 65, 4378–4383

84. Suribabu, R.; Pindiprolu, S.S.S.; Talluri, S.V.; Chintamaneni, P.; Samidala, N. Protective Effects of Hydroxytyrosol from Diabetic Peripheral Neuropathy in Rodents: Implications of Antioxidant and Anti- Inflammatory Effects. Lat. Amer. J. Pharm. 2017, 36, 373–379

85. Parkinson, L.; Cicerale, S. The Health Benefiting Mechanisms of Virgin Olive Oil Phenolic Compounds. Molecules 2016, 21, 1734–1746

86. Angeles Rosillo, M.; Sanchez-Hidalgo, M.; Castejon, M.L.; Montoya, T.; Gonzalez-Benjumea, A.; Fernandez-Bolanos, J.G.; Alarcon-de-la-Lastra, C. Extra-virgin olive oil phenols hydroxytyrosol and hydroxytyrosol acetate, down-regulate the production of mediators involved in joint erosion in human synovial cells. J. Funct. Food 2017, 36, 27–33.

87. Cetrullo, S.; D'Adamo, S.; Guidotti, S.; Borzi, R.M.; Flamigni, F. Hydroxytyrosol prevents chondrocyte death under oxidative stress by inducing autophagy through sirtuin 1-dependent and –independent mechanisms. Biochim. Biophys. Acta-Gen. Subj. 2016, 1860, 1181–1191.

88. Hagiwara, K.; Goto, T.; Araki, M.; Miyazaki, H.; Hagiwara H., Olive polyphenol hydroxytyrosol prevents bone loss. Eur J Pharmacol. 2011 Jul 15;662(1-3):78-84

89. Sánchez-Fidalgo, S.; Villegas, I.; Aparicio-Soto, M.; Cárdeno, A.; Rosillo, Ma.Á.; González-Benjumea, A.; Marset, A.; López, Ó.; Maya, I.; Fernández-Bolaños, J.G.; et al. Effects of dietary virgin olive oil polyphenols: Hydroxytyrosyl acetate and 3,4-dihydroxyphenylglycol on DSS-induced acute colitis in mice. J. Nutr. Biochem. 2015, 26, 513–520

90. Visioli, F.; Galli, C.; Bornet, F.; Mattei, A.; Patelli, R.; Galli, G.; Caruso, D. Olive oil phenolics are dose-dependently absorbed in humans. FEBS Lett. 2000, 468, 159–160

91. Miró-Casas, E., M.-I. Covas, M. Fitó, M. Farré-Albadalejo, J. Marrugat, et R. de la Torre. 2003. « Tyrosol and Hydroxytyrosol Are Absorbed from Moderate and Sustained Doses of Virgin Olive Oil in Humans ». European Journal of Clinical Nutrition 57 (1): 186-90.

92. Karkovic Markovic, A.; Toric, J.; Barbaric, M.; Jakobusic Brala, C. Hydroxytyrosol, Tyrosol and Derivatives and Their Potential Effects on Human Health. Molecules 2019, 24, 2001

93. Aponte, M.; Ungaro, F.; d'Angelo, I.; De Caro, C.; Russo, R.; Blaiotta, G.; Dal Piaz, F.; Calignano, A.; Miro, A. Improving in vivo conversion of oleuropein into hydroxytyrosol by oral granules containing probiotic Lactobacillus plantarum 299v and an Olea europaea standardized extract. Int. J. Pharm. 2018, 543, 73–82.

94. Auñon-Calles, D.; Giordano, E.; Bohnenberger, S.; Visioli, F. Hydroxytyrosol is not genotoxic in vitro. Pharmacol. Res. 2013, 74, 87–93.

95. D'Angelo, S.; Manna, C.; Migliardi, V.; Mazzoni, O.; Morrica, P.; Capasso, G.; Pontoni, G.; Galletti, P.; Zappia, V. Pharmacokinetics and metabolism of hydroxytyrosol, a natural antioxidant from olive oil. Drug Metab. Dispos. 2001, 29, 1492–1498

96. Auñon-Calles, D.; Canut, L.; Visioli, F. Toxicological evaluation of pure hydroxytyrosol. Food Chem. Toxicol. 2013, 55, 498–504

Propolis

1. Ueda T., Inden M., Shirai K. et al., "The effects of Brazilian green propolis that contains flavonols against mutant copperzinc superoxide dismutase-mediated toxicity," Scientific Reports, vol. 7, no. 1, pp. 1–11, 2017

2. Mota da Silva L et al., Propolis and Its Potential to Treat Gastrointestinal Disorders, Evidence-Based Complementary and Alternative Medicine Volume 2018, Article ID 2035820, 12 pages

3. Baudel M., L'apithérapie, Thèse pour le diplôme d'état de docteur en pharmacie, 2017.

4. Pietta PG, Gardana C, Pietta AM, Analytical methods for quality control of propolis, Fitoterapia, 2002;73(suppl1):S7-S20

5. Cuvillier A. Miel, Propolis, Gelée royale : les abeilles alliés de notre système immunitaire, Thèse pour le diplôme d'état de docteur en pharmacie, 2015.

6. El Housseini N. Intérêts et applications cliniques de la propolis en médecine bucco-dentaire, Thèse pour le diplôme d'état de docteur en chirurgie dentaire, 2013

7. Hwu Y-J et Lin F-Y, Effectiveness of Propolis on Oral Health: A Meta-Analysis, The Journal of Nursing Research . 2014 Dec;22(4):221-9

8. Sforcin José M, Biological Properties and Therapeutic Applications of Propolis, Phytother. Res. 30: 894–905 (2016)

9. Cornara L. et al., Therapeutic Properties of Bioactive Compounds from Different Honeybee Products, Frontiers in Pharmacology, June 2017 I Volume 8 I Article 412

10. Thèse du professeur LAVIE P. Les substances antibactériennes dans la colonie d'abeilles (Apis Mellifica L.) 1960.

11. Ghedira K., Goetz P., Lejeune R. Propolis. Phytothérapie Springer, April 2009, Volume 7, p 100-105

12. Scazzocchio F, D'aurai FD, Allessandrini D, Pantanella F. Multifactorial aspects of anti microbial activity of propolis. Microbiol Res. 2006;161(4):327-33

13. Orsi R, et al. Propolis: anti-staphylococcus aureus activity and synergim with antimicrobial drugs. Mem Inst Oswaldo Cruz. 2005; 100(5):563-566.

14. Nostro A et al., Effect of combining extracts (from propolis or Zingiber officinale) with clarithromycin on Helicobacter pylori. Phytother Res. 2006 Mar;20(3):187-90

15. Schnitzler P, Neuner A, Nolkemper S, Zundel C, Nowack H, Sensch KH, Reichling J. Antiviral activity and mode of action of propolis extracts and selected compounds. Phytother Res. 2010 Jan; 24(supl):S20-8.

16. Nolkemper S, Reichling J, Sensch KH, Schnitzler P. Mechanism of herpes simples virus type 2 suppression by propolis extracts. Phytomedicine. 2010 Feb; 17(2):132-8.

17. Schimuzu T, Hino A, Tsutsumi A et al., Anti-influenza virus activity of propolis in vitro

and its efficacy against influenza infection in mice, Antivir Chem Chemother, 2008;19(1):7-3

18. Vynograd N, Vynograd I, Sosnowski Z. A comparative multi-center study of the efficacity of propolis, acyclovir and placebo in treatment of genital herpes (HSV). Phytomedicine. 2000; 7(1):1-6.

19. Burke TR Jr1, Fesen MR, Mazumder A, Wang J, Carothers AM, Grunberger D, Driscoll J, Kohn K, Pommier Y. Hydroxylated aromatic inhibitors of HIV-1 integrase. J Med Chem. 1995 Oct;38(21):4171-4178

20. Gekker G et al., Anti HIV-1 activity of propolis in CD4 + lymphocyte and microglial cellcultures. J Ethnopharmacol 2005;102(2):158-163

21. Zhang, T., Li, Y., Lai, J. P., Douglas, S. D., Metzger, D. S., O'Brien, C. P., et al. (2003). Alcohol potentiates hepatitis C virus replicon expression. Hepatology 38, 57–65. doi: 10.1053/jhep.2003.50295

22. Dobrowski JW, Vohora SB, Sharma K et al., Antibacterial, antifungal, antiamoebic, anti-inflammatory and antipyretic studies on propolis bee products. J Ethnopharmacol 1991; 35(1):77-82

23. Martin RS, Pereira ES, Lima SM, Senna MI, Mesquita RA, Santos VR. Effect of commercial ethanol propolis extract on the in vitro growth of Candida albicans collected from HIV-seropositive and HIV-Seronegative Brazilian patients with oral candidiasis. J Oral Sci. 2002 Mar; 44(1):41-8.

24. Veiga Flavia F. et al., Propolis Extract for Onychomycosis Topical Treatment: From Bench to Clinic, Frontiers in Microbiology. April 2018 | Volume 9 | Article 779. doi: 10.3389/fmicb.2018.00779

25. Henshaw, F. R., Bolton, T., Nube, V., Hood, A., Veldhoen, D., Pfrunder, L., et al. Topical application of the bee hive protectant propolis is well tolerated and improves human diabetic foot ulcer healing in a prospective feasibility study. J. Diabetes Complications 2014; 28, 850–857. doi: 10.1016/j.jdiacomp.2014. 07.012

26. Abu-Seida, A. M. Effect of propolis on experimental cutaneous wound healing in dogs. Vet. Med. Int. 2015:672643. doi: 10.1155/2015/672643

27. Gregory SR, Piccolo N, Piccolo MT, Piccolo MS, Heggers JP. Comparison of propolis skin cream to silver sulfadiazine: a naturopathic alternative to antibiotics in treatment of minor burns. J Altern Complement Med. 2002 Feb;8(1):77-83.

28. Ghisalberti EI. Propolis; a review. Bee world 1979;60(2):59-84

29. Banskota AH et al., Antiproliferative activity of the Netherlands propolis and its active principles in cancers cell lines. J Etnopharmacol. 2002; 80(1): 67-73

30. Russo A et al., Chilean propolis: antioxidant activity and antiproliferative action in human tumor cell lines. Life Sci 2004;76:545-558

31. Wu J. et al. Caffeic acid phenethyl ester (CAPE), derived from a honeybee product propolis, exhibits a diversity of anti-tumor effects in pre-clinical models of human breast cancer. Cancer Lett. 2011 Sep 1;308(1):43-53

32. Chen CN., Hsiao CJ., Lee SS., Guh JH., Chiang PC., Huang CC. Huang WJ. (2011)

Chemical modification and anticancer effect of prenylated flavanones from Taiwanese propolis Nat. Prod. Res. 2012;26(2):116-24.doi: 10.1080/14786419.2010.535146. Epub 2011 Jul 27

33. Apimondia - standing commission of apitherapy (2001) Traité d'Apithérapie, La médecine par les abeilles [cédérom] v.1.01 PC-Mac Produit par Api-Ar International SA Ŕ Brussels. 2001 ISBN : 2-9600270-0-0

34. Nakajima Y., Tsuruma K., Shimazawa M., Mishima S., Hara H. (2009) Comparison of bee products based on assays of antioxydant capacities BMC Complementary Altern. Med. 26;9:4

35. Boyanova L, Derejian S, Koumanova R, Katsarov N, Gergova G, Mitov I, Nikolov R, Krastev Z. Inhibition of Helicobacter pylori growth in vitro by Bulgarian propolis: preliminary report.J Med Microbiol. 2003 May; 52(Pt 5):417-9.

36. Benderli Cihan Y., Deniz K. (2011) Effect of propolis against radiation-induced oral mucositis in rats Kulak Burun Bogaz Ihtis Derg. 21(1):32-41

37. Suzuki I, Hayashi I, Takaki T, Groveman DS, Fujimiya Y. Antitumor and anticytopenic effects of aqueous extracts of propolis in combination with chemotherapeutic agents. Cancer Biother Radiopharm. 2002 Oct;17(5):553-62.

38. Takagi Y, Choi IS, Yamashita T, Nakamura T, Suzuki I, Hasegawa T, Oshima M, Gu YH. Immune activation and radioprotection by propolis. Am J Chin Med. 2005;33(2):231-40.

39. Lahouel M et Fillastre JP. Role of the flavonoids in the prevention of haematotoxicity due to chemotherapeutic agents. Haema 2004;7:313-320

40. Ranfaing J. et al. Propolis potentiates the effect of cranberry (Vaccinium macrocarpon) against the virulence of uropathogenic Escherichia coli. Scientific Reports | 2018 Jul 16;8(1):10706

41. Chaurasiya ND, Ibrahim MA, Muhammad I, Walker LA, Tekwani BL. Monoamine oxidase inhibitory constituents of propolis: kinetics and mechanism of inhibition of recombinant human MAO-A and MAO-B. Molecules 2014; 19(11): 18936-52

Rhodiola rosea

1. Osbaldeston T.A, Wood R.P.A, Dioscorides-De Materia Medica, Being an Herbal with Many Other Medicinal Materials Written in Greek in the First Century of the Common Era, 2000, Editions Ibidis

2. Astier J.F., La rhodiole : les secrets du meilleur anti-stress enfin dévoilés, 2010, Edité par Natura Mundi (disponible et consulté le 01-06-2020 sur le site : www.rhodiola-naturamundi.com)

3. Brown R.P., Gerbarg P. L et Ramazanov Z., Rhodiola rosea: A Phytomedicinal Overview, HerbalGram. 2002; 56:40-52 American Botanical Council

4. Donnadieu C., Rhodiola rosea et son intérêt en tant que plante adaptogène chez le sportif, Thèse de pharmacie – Université de Nantes 2017, Disponible et consulté le 08/06/2020 sur archiv.bu.univ-nantes.fr

5. Alm T., Ethnobotany of Rhodiola rosea (Crassulaceae) in Norway. SIDA. Contrib. Bot. 2002, 21, 321-344.

6. Sparschuch, H., 1775. Pharmacopoae Svecia, Holmia, p. 39.

7. Halldorsson, B., 1783. Grasnytjar. Stein A.F., Copenhagen, (reprinted In Akureyri 1983, pp. 241–242).

8. Panossian A. et Wikman G., Effects of Adaptogens on the Central Nervous System and the Molecular Mechanisms Associated with Their Stress—Protective Activity, Pharmaceuticals 2010, 3, 188-224

9. Panossian A., Wikman G. et Sarris J., Rosenroot (Rhodiola rosea): Traditional use, chemical composition, pharmacology and clinical efficacy, Phytomedicine 17 (2010) 481–493

10. Rohloff, J., 2002.Volatiles from rhizomes of Rhodiola rosea L. Phytochemistry 59, 655–661.

11. Booker A. et al., The authenticity and quality of Rhodiola rosea products, Phytomedicine 23 (2016) 754–762

12. Zhang B, Wang Y, Li H, Xiong R, Zhao Z, Chu X, et al. (2016). Neuroprotective effects of salidroside through PI3K/Akt pathway activation in Alzheimer's disease models. Drug Des Devel Ther, 10: 1335-1343

13. Cao LL, Du GH, Wang MW (2005). Effect of salidroside on mitochondria injury induced by sodium azide. Yao Xue Xue Bao, 40: 700-704

14. Chen QG, Zeng YS, Qu ZQ, Tang JY, Qin YJ, Chung P, et al. (2009). The effects of Rhodiola rosea extract on 5-HT level, cell proliferation and quantity of neurons at cerebral hippocampus of depressive rats. Phytomedicine, 16: 830-838

15. Rodriguez J. Etude des effets de Rhodiola rosea sur les capacités physiques, le stress et la fatigue chez le rat et les humains, Mémoire, 2014, Université de Montpellier I

16. Darbinyan V., Kteyan A., Panossian A., Gabrielian E., Wikman G., Wagner H. Rhodiola rosea in stress induced fatigue--a double blind cross-over study of a standardized extract SHR-5 with a repeated low-dose

regimen on the mental performance of healthy physicians during night duty. Phytomedicine Int J Phytother Phytopharm. 7 (2000) : 365-71.

17. Olsson E. M., von Schéele B., Panossian A. G. A randomised, double-blind, placebo controlled, parallel-group study of the standardised extract shr-5 of the roots of Rhodiola rosea in the treatment of subjects with stress-related fatigue. Planta Med. 75 (2009): 105-12.

18. Spasov A. A., Wikman G. K., Mandrikov V. B., Mironova I. A., Neumoin V. V. A doubleblind, placebo-controlled pilot study of the stimulating and adaptogenic effect of Rhodiola rosea SHR-5 extract on the fatigue of students caused by stress during an examination period with a repeated lowdose regimen. Phytomedicine Int J Phytother Phytopharm.7 (2000) : 85-9.

19. Schutgens F.W.G. et al., The influence of adaptogens on ultraweak biophoton emission : a pilot-experiment. Phytother. Res. 2009 ;23, 1103-1108

20. Gupta V, Lahiri SS, Sultana S, Tulsawani RK, Kumar R. Antioxidative effect of Rhodiola imbricata root extract in rats during cold, hypoxia and restraint (C-H-R) exposure and post-stress recovery. Food Chemical Toxicol 2010;48:1019-25

21. Stancheva, S.L. , Mosharrof, A. , 1987. Effect of the extract of Rhodiola rosea L. on the content of the brain biogenic monoamines. Med. Physiol. CR Acad. Bulg. Sci. 40, 85–87

22. KELLY G.S., Rhodiola rosea: a possible plant adaptogen. Alternative Medecine Review. Juin 2001. 293-302

23. Amsterdam J.D. et Panossian A.G., Rhodiola rosea L. as a putative botanical antidepressant, Phytomedicine 23 (2016) 770–783

24. Petkov V.D. et al. Effects of alcohol aqueous extract from Rhodiola rosea L. roots on learning and memory. Acta physiologica pharmacologia Bulgaria. 1986. 3-16.

25. Ma G, Zheng Q, Xu M, Zhou X, Lu L, Li Z and Zheng G (2018) Rhodiola rosea L. Improves Learning and Memory Function: Preclinical Evidence and Possible Mechanisms. Front. Pharmacol. 9:1415. doi: 10.3389/fphar.2018.01415

26. Liu MW, Su MX, Zhang W, Zhang LM, Wang YH, Qian CY. Rhodiola rosea suppresses thymus T-lymphocyte apoptosis by downregulating tumor necrosis factor-α-induced protein 8-like-2 in septic rats. Int J Mol Med. 2015; 36:386–98. DOI: 10.3892/ijmm.2015.2241 [PubMed: 26063084]

27. Lu L, Yuan J, Zhang S. Rejuvenating activity of salidroside (SDS): dietary intake of SDS enhances the immune response of aged rats. Age (Dordr). 2013; 35:637–46. DOI: 10.1007/s11357-012-9394-x

28. Malinowski M, Mazurkiewicz M. The effect of Rhodiola quadrifida extracts on cellular immunity in mice and rats. Pol J Vet Sci 2008;11:105-11

29. Jeong HJ, Ryu YB, Park SJ, Kim JH, Kwon HJ, Park KH et al. Neuraminidase inhibitory activities of flavonols isolated from Rhodiola rosea roots and their in vitro anti-influenza viral activities. Bio org Med Chem (2009) 17:6816–23. doi:10.1016/j.bmc.2009.08.036

30. WangH, DingY, ZhouJ, SunX, Wang S. The in vitro and in vivo antiviral effects of salidro-

side from Rhodiola rosea L. against coxsackie virus B3. Phytomedicine (2009) 16:146–55. doi:10.1016/j.phymed.2008.07.013

31. Diwaker D, MishraKP, Ganju L,Singh SB. Rhodiola inhibits dengue virus multiplication by inducing innate immune response genes RIG-I,MDA5 and ISG in human monocytes. Arch Virol (2014) 159:1975–86.

32. Ahmed M, Henson DA, Sanderson MC, Nieman DC, Zubeldia JM and Shanely RA. Rhodiola rosea exerts antiviral activity in athletes following a competitive marathon race. Front Nutr. 2015 Jul 31;2:24.

33. Buhner S.H., Herbal antivirals – Naturals remedies for emerging and resistant viral infections, 2013, Storey publishing

34. Tang Y, Vater C, Jacobi A, Liebers C, Zou X, Stiehler M (2014). Salidroside exerts angiogenic and cytoprotective effects on human bone marrow-derived endothelial progenitor cells via Akt/mTOR/p70S6K and MAPK signalling pathways. Br J Pharmacol, 171: 2440-2456.

35. Tan CB, Gao M, Xu WR, Yang XY, Zhu XM, Du GH (2009). Protective effects of salidroside on endothelial cell apoptosis induced by cobalt chloride. Biol Pharm Bull, 32: 1359-1363

36. Wei Zhuang, Lifeng Yue, Xiaofang Dang, Fei Chen, Yuewen Gong, Xiaolan Lin, Yumin Luo, Rosenroot (Rhodiola): Potential Applications in Aging-related Diseases, Aging and disease, 2019 Volume 10, Number 1 ;134-146

37. Zhang J, Liu A, Hou R, Zhang J, Jia X, Jiang W, et al. (2009). Salidroside protects cardiomyocyte against hypoxia-induced death: a HIF-1alpha-activated and VEGF-mediated pathway. Eur J Pharmacol, 607: 6-14.

38. Maslova LV, Kondrat'ev B, Maslov LN, Lishmanov Iu B. The cardioprotective and antiadrenergic activity of an extract of Rhodiola rosea in stress. Eksp Klin Farmakol 1994;57:61-3

39. Lishmanov Iu B, Naumova AV, Afanas'ev SA, Maslov LN. Contribution of the opioid system to realization of inotropic effects of Rhodiola rosea extracts in ischemic and reperfusion heart damage in vitro. Eksp Klin Farmakol 1997;60:34-6.

40. Kwon YI, Jang HD, Shetty K (2006). Evaluation of Rhodiola crenulata and Rhodiola rosea for management of type II diabetes and hypertension. Asia Pac J Clin Nutr, 15: 425-432.

41. Hua Zhang, Wei-sheng Shen, Chun-heng Gao, Li-chun Deng and Dong Shen, Protective Effects of Salidroside on Epirubicin-Induced Early Left Ventricular Regional Systolic Dysfunction in Patients with Breast Cancer, Drugs R D 2012; 12 (2): 101-106

42. Abidov, M., Grachev, S., Seifulla, R.D., et al., 2004. Extract of Rhodiola rosea radix reduces the level of C-reactive protein and creatinine kinase in the blood. Bulletin of Experimental Biology and Medicine 138 (1), 63–64.

43. De Bock, K., Eijnde, B.O., Ramaekers, M., et al., 2004. Acute Rhodiola rosea intake can improve endurance exercise performance. International Journal of Sport Nutrition & Exercise Metabolism 14 (3), 298–307.

44. Spasov, A.A., Wikman, G.K., Mandrikov, V.B., et al., 2000a. A double-blind, placebo controlled pilot study of the stimulating and adaptogenic effect of Rhodiola rosea SHR-5 extract on the fatigue of students caused by stress during an examination period with a

repeated low-dose regimen. Phytomedicine 7, 85–8

45. Spasov, A.A., Mandrikov, V.B., Mironova, I.A., 2000b. The effect of Dhodaxonon psycho-physiologic and physical adaptation of students to the academic load. Experimental and Clinical Pharmacology 63 (1), 76–78.

46. Wing, S.L., Askew, E.W., Luetkemeier, M.J., et al., 2003. Lack of effect of Rhodiola or oxygenated water supplementation on hypoxemia and oxidative stress. Wilderness and Environmental Medicine 14 (1), 9–16.

47. Schutgents, F.W.G., Neogi, P., can Wijk, E.P.A., van Wijk, R., Wikman, G., Wiegant, F.A.C., 2009. The influence of adaptogens on ultraweak biophoton emission: a pilot-experiment. Phytotherapy Research 23, 1103–1108.

48. Walker, T.B., Altobelli, S.A., Caprihan, A., et al., 2007. Failure of Rhodiola rosea to alter skeletal muscle phosphate kinetics in trained men. Metabolism: Clinical & Experimental 56 (8), 1111–1117.

49. Liu Z, Li X, Simoneau AR, Jafari M, Zi X (2012). Rhodiola rosea extracts and salidroside decrease the growth of bladder cancer cell lines via inhibition of the mTOR pathway and induction of autophagy. Mol Carcinog, 51: 257-267.

50. Wang J, Li JZ, Lu AX, Zhang KF, Li BJ (2014). Anticancer effect of salidroside on A549 lung cancer cells through inhibition of oxidative stress and phospho-p38 expression. Oncol Lett, 7: 1159-1164.

51. Sun C, Wang Z, Zheng Q, Zhang H (2012). Salidroside inhibits migration and invasion of human fibrosarcoma HT1080 cells. Phytomedicine, 19: 355-363

52. Cai Z, Li W, Wang H, Yan W, Zhou Y, Wang G, et al. (2012). Antitumor effects of a purified polysaccharide from Rhodiola rosea and its action mechanism. Carbohydr Polym, 90: 296-300

53. BARNES J., ANDERSON L., PHILLIPSON J.D. – Herbal medicines. Third Edition. Pharmaceutical press. 2007. 710 pages

54. IAREMII I.N., GRIGOR'EVA N.F. – Hepatoprotective properties of liquid extract of Rhodiola rosea. Eksp Klinich Farmacol. 2002. 293-302.

55. Wu YL, Lian LH, Jiang YZ, Nan JX. Hepatoprotective effects of salidroside on fulminant hepatic failure induced by Dgalactosamine and lipopolysaccharide in mice. J Pharm Pharmacol 2009;61:1375-82

56. Kwon YI, Jang HD, Shetty K (2006). Evaluation of Rhodiola crenulata and Rhodiola rosea for management of type II diabetes and hypertension. Asia Pac J Clin Nutr, 15: 425-432

57. Bawa AS, Khanum F. Anti-inflammatory activity of Rhodiola roseae"a second-generation adaptogen. Phytother Res 2009;23:1099-102

58. Abidov M, Grachev S, Seifulla RD, Ziegenfuss TN. Extract of Rhodiola rosea radix reduces the level of C-reactive protein and creatinine kinase in the blood. Bull Exp Biol Med 2004;138-4

59. Gupta A, Kumar R, Upadhyay NK, Pal K, Kumar R, Sawhney RC. Effects of Rhodiola imbricata on dermal wound healing. Planta Med 2007:73774-7

60. Coenye T, Brackman G, Rigole P, De Witte E, Honraet K, Rossel B, Nelis HJ. Eradication of Propionibacterium acnes acnes biofilms by

plant extracts and putative identification of icariin, resveratrol and salidroside as active compounds. Phytomedicine 2012;19:409-12

61. Chiang H-M, Chen H-C, Wu C-S, Wu P-Y,Wen K-C, Rhodiola plants: Chemistry and biological activity, Journal of food and drug analysis 23 (2015) 359-369

62. Jafari M, Felgner JS, Bussel II , Hutchili T, Khodayari B, Rose MR, Vince-Cruz C, Mueller LD. Rhodiola: a promising anti-aging Chinese herb. Rejuvenation Res 2007 Dec;10(4):587-602

63. Zhuang W., et al, Rosenroot (Rhodiola): Potential Applications in Aging-related Diseases, Aging and Disease, volume 10, number 1 ;134-146

64. Archambault M., Etude moléculaire des populations de Rhodiola rosea L. du Nunavik (Québec, Canada), Mémoire 2009, Université de Montréal

65. Scott, M., Leduc, R.I., Burt, AJ., Marles, R.J., Arnason, J.T., et Foster, B.C. 2006. The Inhibition of Human Cytochrome P450 by Ethanol Extracts of North American Botanicals. Pharmaceutical Biology 44(5): 315-327.

66. Forstrønen Thu O.K. , Spigset O. et Bent Hellum B., Noncompetitive inhibition of human CYP2C9 in vitro by a commercial Rhodiola rosea product, Pharma Res Per, 5(4), 2017, e00324

67. Woroń J. et Siwek M., Unwanted effects of psychotropic drug interactions with medicinal products and diet supplements containing plant extracts, Psychiatr. Pol. 2018; 52(6): 983-996

68. Peschela W., Alfred Kumpb A., Horváthc A. et Csupor D., Age and harvest season affect the phenylpropenoid content incultivated European Rhodiola rosea L, Industrial Crops and Products 83 (2016) 787–802

69. Mougin N., L'ORPIN ROSE (Rhodiola rosea): DE SON UTILISATION TRADITIONNELLE VERS UN AVENIR THERAPEUTIQUE, Thèse de Pharmacie – Université Henri Poincaré-Nancy 1, 2011, Disponible et consulté le 08/06/2020 sur https://hal.univ-lorraine.fr

Spiruline et algue Klamath

1. Cruchot H., La spiruline, bilan et perspectives, 353 p. Thèse 2008 [consulté le : 21/08/2019] disponible sur : http://lagrandcour.chez.com/images/these_pharma_franche_comte.pdf

2. Manet A. La spiruline : indications thérapeutiques, risques sanitaires et conseils à l'officine. 116p. Thèse 2016. [consulté le : 21/08/2019] disponible sur: https://dumas.ccsd.cnrs.fr/dumas-01346709/document

3. SGUERA S., Spirulina platensis et ses constituants intérêts nutritionnels et activités thérapeutiques. 176p. Thèse 2008. [consulté le : 21/08/2019] disponible sur: https://hal.univ-lorraine.fr/hal-01732214/document

4. Dupire J., La spiruline un superaliment, Guy Trédaniel éditeur, 2011. 151p

5. Charpy L, Langlade MJ, Vicente N, Riva A, eds. International Symposium on cyanobactéria for Health, Science and Development [en ligne]. CICSSD (2004) ; 3-6 mai 2004 ; Ile des Embiez, Var, France. Institut Océanographique Paul Ricard ; 2005. 192 pp. c2005. [consulté le : 21/08/2019]. Disponible sur : http://horizon.documentation.ird.fr/exl-doc/pleins_textes/doc34-08/010035381.pdf

6. Doumenge F, Durand-Chastel H, Toulemont A. Spiruline, algue de vie/ Spirulina, algae of life. Bulletin de l'Institut Océanographique de Monaco ; numéro spécial 12. Monaco : Musée Océanograhique ; 1993.

7. Delpeuch F., Joseph A. et Cavelier C. Consommation alimentaire et apport nutritionnel des algues bleues (Oscillatoris platensis) chez quelques populations du Kanem (Tchad). Annales de la Nutrition et de l'Alimentation. 1975; 29: p. 497-515.

8. Sautier C. and Tremolieres J. Food value of spirulina in humans. Annales de la Nutrition et de l'Alimentation. 1976; 30: p. 517-534.

9. Michka, Falquet J. La spiruline, l'homme et la planète. Genève: Georg; 2005.202p

10. CEVA [consulté le : 24/08/2019] disponible sur : https://www.ceva-algues.com/wp-content/uploads/2019/01/FN-Spirulina.pdf

11. Falquet J., Hurni J.-P, Spiruline Aspects Nutritionnels, Antenna Technologies, 2006. [consulté le : 21/08/2019]. Disponible sur : https://www.antenna-france.org//wp-content/uploads/2014/06/spiruline-aspects-nutritionnels.pdf

12. Gabriela Gutiérrez-Salmeán, Luis Fabila-Castillo and Germán Chamorro-Cevallos, Nutritional and toxicological aspects of Spirulina (Arthrospira), Nutr Hosp. 2015;32(1):34-40

13. Hug C., Von der Weid D., La spiruline dans la lutte contre la malnutrition – Bilan et perspectives, 2011. [consulté le : 08/09/2019]. Disponible sur : https://www.antenna.ch/wp-content/uploads/2017/04/Spiruline-Bilan-et-perspectives.pdf

14. Qureshi M.A. Spirulina platensis exposures enhances macrophage phagocytic function in cats. Immunopharmacology and Immunotoxicology. 1996; 18: p. 457-463.

15. Hayashi T, Hayashi K, Maedaa M, Kojima I. Calcium spirulan, an inhibitor of enveloped virus replication, from a blue green alga Spirulina platensis. J Nat Prod. 1996 ; 59 : 83-87.

16. Hayashi K, Hayashi T, Kojima I. A natural sulfated polysaccharide, calcium spirulan, isolated from Spirulina platensis : in vitro and ex vivo evaluation of anti-Herpes simplex virus and antihuman immunodeficiency virus activities. AIDS Research and Human Retroviruses. 1996 ; 12 : 1463-71.

17. Zhang HQ, Lin AP, Sun Y, Deng YM. Chemo- and radio-protective effects of polysaccharide of Spirulina platensis on hemopoietic system of mice and dogs. Acta Pharmacol Sin. 2001 Dec;22(12):1121-4.

18. Patel S, Goyal A. Current and prospective insights on food and pharmaceutical applications of spirulina. Curr. Trends Biotechnol. 2013, Pharm. p.681-95.

19. Khan Z, Bhadouria P, Bisen PS. Nutritional and therapeutic potential of Spirulina. Curr Pharm Biotech 2005; 6: 373-9.

20. Qian Liu, Yinghong Huang, Ronghua Zhang, Tiange Cai, and Yu Cai, Medical Application of Spirulina platensis Derived C-Phycocyanin. Evidence-Based Complementary and Alternative Medicine Volume 2016, Article ID 7803846, 14 pages.

21. M. M. A. Hussein,H. A. Ali, and M. M. Ahmed, "Ameliorative effects of phycocyanin against gibberellic acid induced hepatotoxicity," Pesticide Biochemistry and Physiology, vol. 119, no. 1,pp. 28–32, 2015.

22. S. D. S. Murthy and P. Mohanty, "Mercury induces alteration of energy transfer in phycobilisome by selectively affecting the pigment protein, phycocyanin, in the cyanobacterium, Spirulina platensis," Plant and Cell Physiology, vol. 32, no. 2, pp. 231–237, 1991

23. M. K. Saini and S.N. Sanyal, "Cell cycle regulation and apoptotic cell death in experimental colon carcinogenesis: intervening with cyclooxygenase-2 inhibitors,"Nutrition and Cancer, vol. 67, no. 4, pp. 620–636, 2015.

24. R. E. Cian, R. L´opez-Posadas, S. R. Drago, F. S. de Medina, and O. Mart´ınez-Augustin, "Immunomodulatory properties of the protein fraction from Phorphyra columbina," Journal of Agricultural and Food Chemistry, vol. 60, no. 33, pp. 8146–8154, 2012.

25. J. H. Li, Z. H. Tai, S. Q. Zeng, and S. J. Yang, "Study on properties of phycocyanin of Spirulina maxima," Journal of Naijing University (Natural Science), no. 1, pp. 61–65, 1996.

26. S. K.Min, J. S. Park, L. Luo et al., "Assessment of C-phycocyanin effect on astrocytes-mediated neuroprotection against oxidative brain injury using 2D and 3D astrocyte tissue model," Scientific Reports, vol. 5, Article ID14418, 2015.

27. V. Rimbau, A. Camins, C. Romay, R. Gonz´alez, and M. Pall`as, "Protective effects of C-phycocyanin against kainic acidinduced neuronal damage in rat hippocampus," Neuroscience Letters, vol. 276, no. 2, pp. 75–78, 1999.

28. B. B. Vadiraja, N. W. Gaikwad, and K. M. Madyastha, "Hepatoprotective effect of C-phycocyanin: protection for carbon tetrachloride and R-(+)-pulegone-mediated hepatotoxicty in rats," Biochemical and Biophysical Research Communications, vol. 249, no. 2, pp. 428–431, 1998.

29. J. Zheng, T. Inoguchi, S. Sasaki et al., "Phycocyanin and phycocyanobilin from spirulina platensis protect against diabetic nephropathy by inhibiting oxidative stress," American Journal of Physiology—Regulatory Integrative and Comparative Physiology, vol. 304, no. 2, pp. R110–R120, 2013.

30. B. Li, X.-M. Chu, Y.-J. Xu, F. Yang, C.-Y. Lv, and S.-M. Nie, "CD59 underlines the antiatherosclerotic effects of Cphycocyanin on mice," BioMed Research International, vol. 2013, Article ID 729413, 15 pages, 2013

31. R. P. Kumari, J. Sivakumar, B. Thankappan, and K. Anbarasu, "C-phycocyanin modulates selenite-induced cataractogenesis in rats," Biological Trace Element Research, vol. 151, no. 1, pp. 59– 67, 2013.

32. C. W. Zhang, S. Q. Zeng, Y. Z. Zhang et al., "Effect of the C phycocyanin on the formation of mouse granulocyte monocyte progenitor cells," Chinese Journal of Marine Drugs, no. 4,pp. 25– 28, 1996

33. W. M. Peng, S. T. Shang, Y. L. Fu, and G. Q. Liu, "Properties of phycobili-proteins from Spirulina platensis," Journal of China Agricultural University, vol. 4, no. Z1, pp. 35–38, 1999.

34. C. Romay and R.Gonzalez, "Phycocyanin is an antioxidant protector of human erythrocytes against lysis by peroxyl radicals," Journal of Pharmacy and Pharmacology, vol. 52, no. 4, pp. 367– 368, 2000.

35. L. F. Song, B. Liu, Y. Zhao, J. Z. Tian, and S. Qin, "Chronic toxicity study of Phycocyanin on Sprague Dawley rats," China Medical Herald, vol. 9, no. 33, pp. 15–21, 2012.

36. Ollier A., Utilisation des algues dans les compléments alimentaires : usages et justifications scientifiques, Thèse 2017. [consultée le : 21/08/2019] disponible sur: https://dumas.ccsd.cnrs.fr]

37. Serban M-C, Sahebkar A, Dragan S, Stoichescu-Hogea G, Ursoniu S, Andrica F, et al. A systematic review and meta-analysis of the impact of Spirulina supplementation on plasma lipid concentrations. Clin Nutr.2016;35(4):842-51

38. Parikh P, Mani U, Iyer U. Role of Spirulina in the Control of Glycemia and Lipidemia in Type 2 Diabetes Mellitus. J Med Food. 2001;4(4):193-9.

39. Lee EH, Park J-E, Choi Y-J, Huh K-B, Kim W-Y. A randomized study to establish the effects of spirulina in type 2 diabetes mellitus patients. Nutr Res Pract. 2008;2(4):295-300.

40. Marcel A-K, Ekali LG, Eugene S, Arnold OE, Sandrine ED, von der Weid D, et al. The effect of Spirulina platensis versus soybean on insulin resistance in HIV-infected patients: a randomized pilot study. Nutrients.2011;3(7):712-24

41. Mazokopakis EE, Starakis IK, Papadomanolaki MG, Mavroeidi NG, Ganotakis ES. The hypolipidaemic effects of Spirulina (Arthrospira platensis) supplementation in a Cretan population: a prospective study. J Sci Food Agric.2014;94(3):432-7.

42. Torres-Duran PV, Ferreira-Hermosillo A, Juarez-Oropeza MA. Antihyperlipemic and antihypertensive effects of Spirulina maxima in an open sample of Mexican population: a preliminary report. Lipids Health Dis.2007;6:33

43. Juárez-Oropeza MA, Mascher D, Torres-Durán PV, Farias JM, Paredes-Carbajal MC. Effects of dietary Spirulina on vascular reactivity. J Med Food. 2009;12(1):15-20.

44. Baicus C, Baicus A. (2007) Spirulina did not ameliorate idiopathic chronic fatigue in four N-of-1 randomized controlled trials. Phytother Res. 21 : 570-3.

45. Selmi C, Leung PS, Fischer L, German B, Yang C-Y, Kenny TP, et al. The effects of Spirulina on anemia and immune function in senior citizens. Cell Mol Immunol. 2011 May;8(3):248-54.

46. Thaakur SR, Pushpakumari B. Influence of spirulina on the phenytoin induced haematological changes. Anc Sci Life. janv 2007;26(3):9-15.

47. Ngo-Matip M-E, Pieme CA, Azabji-Kenfack M, Moukette BM, Korosky E, Stefanini P, et al. Impact of daily supplementation of Spirulina platensis on the immune system of naïve HIV-1 patients in Cameroon: a 12-months single blind, randomized, multicenter trial. Nutr J.2015;14(5)

48. Goulambasse Tessine Raza, , La spiruline : activités thérapeutiques et son intérêt dans la lutte contre la malnutrition à Madagascar, 135p, 353 p. Thèse 2018 [consulté le : 21/09/2019] disponible sur : https://pepite-depot.univ-lille2.fr › nuxeo › site › esupversions

49. Halidou Doudou M.et al., Supplémentation en spiruline dans le cadre de la réhabilitation nutritionnelle : revue systématique. Revue d'Epidémiologie et de Santé Publique 56 (2008) 425–431

50. Nielsen CH, Balachandran P, Christensen O, Pugh ND, Tamta H, Sufka KJ, et al. Enhancement of natural killer cell activity in healthy subjects by Immulina®, a Spirulina extract enriched for Brauntype lipoproteins. Planta Med. 2010;76(16):1802-8.

51. Park HJ, Lee YJ et coll. A randomized double-blind, placebo-controlled study to establish the effects of spirulina in elderly Koreans. Ann Nutr Metab.2008 ; 52 : 322-8

52. Tang G, Suter PM. Vitamin A, nutrition, and health values of algae: Spirulina, Chlorella, and Dunaliella. J Pharm Nutr Sci. 2011

53. 53/Kalafati M, Jamurtas AZ. Ergogenic and antioxidant effects of spirulina supplementation in humans. Med sci sports exerc. 2010, 42: 142-51

54. Lu H-K, Hsieh C-C, Hsu J-J, Yang Y-K, Chou H-N. Preventive effects of Spirulina platensis on skeletal muscle damage under exercise-induced oxidative stress. Eur J Appl Physiol.2006;98(2):220-6.

55. Sandhu J, Shenoy S. Efficacy of Spirulina Supplementation on Isometric Strength and Isometric Endurance of Quadriceps in Trained and Untrained Individuals – a comparative study. Ibnosina J Med Biomed Sci.2009;2(2):79-86.

56. Misbahuddin M, Islam AZMM, Khandker S, Ifthaker-Al-Mahmud null, Islam N, Anjumanara null. Efficacy of spirulina extract plus zinc in patients of chronic arsenic poisoning: a randomized placebocontrolled study. Clin Toxicol Phila Pa. 2006;44(2):135-41.

57. Saini MK, Sanyal SN. Targeting angiogenic pathway for chemoprevention of experimental colon cancer using C-phycocyanin as cyclooxygenase-2 inhibitor. Biochem Cell Biol Biochim. 2014 ; 92 :206-18.

58. Ismail MF, Ali DA, Fernando A, et coll. Chemoprevention of rat liver toxicity and carcinogenesis by Spirulina. Int J Biol Sci. 2009 ; 5 :377-87.

59. Dagnelie PC, van Staveren WA, van den BH. Vitamin B12 from algae appears not to be bioavailable. Am J Clin Nutr 1991; 53: 695-7.

60. 60/Herbert V, Drivas G. Spirulina and vitamin B12. JAMA 1982; 248: 3096-7.

61. Herbert V. Nutrition science as a continually unfolding story: the folate and vitamin B12 paradigm. Am J Clin Nutr 1987; 46: 387-402.

62. Vicat J-P, Jean-Claude Doumnang Mbaigane J-C, Bellion Y., Teneurs en éléments majeurs et traces de spirulines (Arthrospira platensis) originaires de France, du Tchad, du Togo, du Niger, du Mali, du Burkina-Faso et de République centrafricaine. C. R. Biologies 337 (2014) 44–52

63. Avis de l'Anses relatif aux « risques liés à la consommation de compléments alimentaires contenant de la spiruline » (Saisine n° 2014-SA-0096 du 4/08/2017)

64. Drapeau C., Le pouvoir insoupçonné des cellules souches, 2010, Les Editions de l'Homme, 245 p

65. Jensen G.S., Hart A., Zaske L.A. et al. Mobilization of human CD34+ CD133+ and CD34+ CD133- stem cells in vivo by consumption of an extract from Aphanizomenon flos aquae-related to modulation of CXCR4 expression by an L-selectin ligand. Cardiovasc. Revasc. Med., 8 (2007):189-202

66. Jensen, G.J. et al., Consumption of Aphanizomenon Flos Aquae Has Rapid Effects on the Circulation and Function of Immune Cells in Humans, in Journal of American Nutraceutical Association (JANA , Vol.2, n°3), Jan. 2000

67. Hart AN, Zaske LA, Patterson KM, Drapeau C, Jensen GS. Natural killer cell activation and modulation of chemokine receptor profile in vitro by an extract from the cyanophyta Aphanizomenon flos-aquae. J Med Food 10(3) 2007:435-41.

68. Pugh N, Pasco DS. Characterization of human monocyte activation by a water soluble preparation of Aphanizomenon flos-aquae. Phytomedicine vol.8 (6):445-53.

69. Cremonte M., Sisti D., Maraucci I.,Giribone S., Colombo E., Luigi Rocchi MB., Scoglio S. The Effect of Experimental Supplementation with the Klamath Algae Extract Klamin on Attention-Deficit/Hyperactivity Disorder. J Med Food. 2017 Dec;20(12):1233-1239

70. Sandgruber, Fabian A et al. "Variability in Macro- and Micronutrients of 15 Commercially Available Microalgae Powders." Marine Drugs. 2021 May 27;19(6):310

Notions de « bio-amplificateurs ou amplificateurs de biodisponibilité » à base de plantes

1. Peterson B., Weyers M. , Steenekamp J.H., Steyn J.D., Gouws C. et Hamman J.H. Drug Bioavailability Enhancing Agents of Natural Origin (Bioenhancers) that Modulate Drug Membrane Permeation and Pre-Systemic Metab. Pharmaceutics 2019, 11, 33;

2. Vaishnavi K. Chivte, Shailee V. Tiwari, Anna Pratima G.Nikalge. BIOENHANCERS: A BRIEF REVIEW. Adv J Pharm Life sci Res, 2017 5;2:1-18

3. Ajazuddin , Amit Alexander, Azra Qureshi, Leena Kumari, Pramudita Vaishnav, Mukesh Sharma, Swarnlata Saraf, Shailendra Saraf. Role of herbal bioactives as a potential bioavailability enhancer for Active Pharmaceutical Ingredients. Fitoterapia 97 (2014) 1–14

4. Kritika Kesarwani et Rajiv Gupta. Bioavailability enhancers of herbal origin: An overview. Asian Pac J Trop Biomed 2013; 3(4): 253-266

5. Colalto Cristiano, Herbal interactions on absorption of drugs: Mechanisms of action and clinical risk assessment. Pharmacological Research 62 (2010) 207–227

6. Navin Atal, K. L. Bedi, Bioenhancers: Revolutionary concept to market. Journal of Ayurveda & Integrative Medicine | April 2010 | Vol 1 | Issue 2

Table des matières

Printed in Great Britain
by Amazon

37767046R00178